Gewidmet allen Naturfreunden und

Gesundheitsinteressenten Menschen

Lin Cong

Lyrisches Wandern

Wege zum ganzheitlichen Wohlbefinden

© tao.de in J. Kamphausen Mediengruppe GmbH, Bielefeld

2. Auflage (2015)

Autor: Lin Cong
Umschlaggestaltung, Illustration: Lin Cong
Umschlagfoto: Lin Cong
Lektorat, Korrektorat: Günter Wagner, Martha Posch

Printed in Germany

Verlag: tao.de in J. Kamphausen Mediengruppe GmbH, Bielefeld, www.tao.de, eMail: info@tao.de

Bibliografische Information der Deutschen Nationalbibliothek: Die Deutsche Nationalbibliothek verzeichnet diese Publikation in der Deutschen Nationalbibliografie; detaillierte bibliografische Daten sind im Internet über http://dnb.d-nb.de abrufbar.

ISBN Paperback: 978-3-95802-364-2
ISBN e-Book: 978-3-95802-366-6

Danksagung

Es gibt viele Menschen, die mitgeholfen haben, um dieses Werk entstehen zu lassen.

Mein Dank geht daher an meine Frau Jing Cui. Beim gemeinsamen Wandern durch die schöne Natur Österreichs wurde ich zum Schreiben inspiriert. Ihre Bilder ergänzen und veranschaulichen meine Gedanken optisch wunderbar.

Dr. Elisabeth Schrattenholz und Frau Elisabeth Bruckner halfen mir bei der sprachlichen Verbesserung der Gedichte und Text-Übersetzung.

Besonderer Dank ergeht aber an Mag. Günter Wagner. Er gab mir viele nützliche Tipps, half mir bei der Erläuterung der vielen tiefsinnigen Weisheiten der chinesischen Lebensphilosophie und sorgte dafür, dass diese für Sie werter Leser/ werte Leserin verständlich und gut lesbar wurden.

Inhaltsverzeichnis

Vorwort

Die Harmonie zwischen Natur und Mensch ist für die grundlegendsten psychosomatischen Vorgänge unseres Lebens von erheblicher Bedeutung, aber auch ein wichtiges Thema für psychosomatische Gesundheit, Umweltschutz und Stabilität der gesellschaftlichen Entwicklung. Die psychosomatische Gesundheit oder das Wohlbefinden kann nur dann wirklich erreicht und gewährleistet werden, wenn man seine Psyche und Physis durch Harmonie zwischen Natur und Mensch ganzheitlich gefördert hat. Es gibt zwar heutzutage viele Methoden, um Gesundheit zu verbessern, aber die meisten davon haben nur eine kurzfristige und oberflächliche Wirkung, weil das zentrale Problem damit nicht gelöst werden kann.

Das zentrale Problem der psychosomatischen Gesundheit liegt weder im Mangel am „Qi" (chin. 气), noch in qualitativ schlechter Ernährung, sondern in der Disharmonie von Psyche und Physis und den zahlreichen psychosomatischen Störungen. Mangelnde Informationen, Erkenntnisse und Erfahrungen über die Zusammenarbeit von Psyche und Physis sind ebenso Gründe dafür, dass wir von vielen gesundheitlichen Problemen loskommen, wie mangelnde Harmonie zwischen Natur und Mensch.

Glücklicherweise haben sich die chinesischen Weisen, Gelehrten und Mediziner seit abertausend Jahren mit dem Thema intensiv beschäftigt. Die tiefsinnige chinesische Lebensphilosophie, die harmonieorientierte chinesische Psychologie, die bildhaft schöne Natur in Berg-Wasser-Gedichten aus der Tang-Dynastie und viele erfolgreiche praktische Erfahrungen sind uns überliefert worden. Das ist ein wertvoller und kostbarer Schatz für uns. Die Berg-Wasser-Gedichte beinhalten viele Erfahrungen und Erlebnisse der Dichter über die Harmonie zwischen Natur und Mensch sowie Psyche und Physis. Diese veranschaulichen uns einen harmonieorientierten Lebensweg und eine ästhetische Lebensphilosophie. Daher wird sie als eine besondere dichterische Literatur gepriesen. Wird solch schöne Naturlyrik gelesen, spürt man sofort den tiefen künstlerischen Gehalt und erhält eine aufschlussreiche Erleuchtung über den wahren Sinn des Lebens. Was ist der wahre Sinn des Lebens? Worauf bezieht er sich? Was hat diese Frage mit unserer Gesundheit zu tun? Was bedeutet ganzheitliches Wohlbefinden? Schon die Weisen, Gelehrten und Mediziner im alten China haben sich für solche Fragen interessiert. Sie haben nicht nur diese richtig beantwortet, sondern auch den harmonieorientierten Lebensweg gefunden, den Zugang zum ganzheitlichen Wohlbefinden geschafft und ein sinnvolles und glückliches Leben geführt, etc. Wenn Sie mehr davon erfahren möchten, lesen sie bitte weiter.

Die zweite Auflage

Lyrisches Wandern ist eine neue Bezeichnung für uns moderne Menschen, aber inhaltlich ist es uns schon in unserem Tiefsten bekannt. Denn Wandern war seit Anbeginn der Menschheit eine bekannte Aktivität in der Natur. Zudem verleiht Lyrik allezeit eine gefühlvolle und gemütliche Stimmung. Diese, durch die schöne Natur angeregte positive Stimmung, ist wirklich ein Balsam für unsere ausgetrocknete Seele. In der zweiten Auflage dieses Buches sind das ausführliche Inhaltsverzeichnis sowie das neue Layout mit Kapitel-Titel in der Kopfzeile zu finden. Außerdem habe ich detaillierte Bildbeschreibungen mit Ortsangaben und ein Register hinzugefügt. Ich hoffe, dass die Leser darüber noch mehr Freude haben.

1. Gedicht drückt das Lebensziel aus

Jede(r) von uns hat individuelle Wünsche, eigenen Geschmack, eigenen Lebensstil und persönliche Bedürfnisse, etc. Aber das Leben aller Menschen hat nur ein gemeinsames Ziel, und zwar die Harmonie von Psyche und Physis. Bedauerlicherweise sind wir in den meisten Fällen von dem Lebensziel abgewichen, haben sogar ein harmoniewidriges Leben geführt. Das führt zu den meisten psychischen Störungen und psychosomatischen Krankheiten und bildet die grundlegende Ursache der Gesundheitsprobleme. Hingegen, wenn jemand es schafft, seine individuellen Wünsche und persönlichen Bedürfnisse mit dem Lebensziel organisch abzustimmen, kann man die Harmonisierung von Psyche und Physis wieder herstellen. Dieser Mensch befindet sich dann in einem ausgezeichneten körperlichen und seelischen Zustand und ist ganz glücklich und zufrieden.

1.1 Lebensziel

Was ist ein Lebensziel eigentlich? Was bedeutet das? Was hat dies mit unserer Psyche bzw. psychosomatischen Gesundheit zu tun? Das haben wir bis heute nicht wirklich begriffen. Vor allem wir moderne Menschen haben uns über Inhaltliche, gedankliche sowie geschichtliche Details dieses hochinteressanten Themas nicht gründlich und nicht detailliert informiert. Geschweige denn eine Abstimmung dieses Lebensziels mit unserem individuellen Leben geschafft. Genau diese unzureichenden Kenntnisse und die dementsprechend mangelhafte Ausführung machen uns viele Probleme. Gerade deshalb treten trotz heutiger großer Fortschritte in der Wissenschaft und

Medizin neue Erkrankungen wellenhaft auf und können nicht wirklich beseitigt werden. Warum tauchen immer weitere neue Krankheiten auf? Warum ist der Gesundheitszustand nicht wirklich so gut wie er sein sollte - trotz eines viel besser organisierten Gesundheitswesens auf der Welt? Die Antwort ist klar: Weil wir moderne Menschen das wichtigste Thema des Lebens, nämlich die Harmonie von Psyche und Physis übersehen haben! Das Lebensziel (chin.志) wurde im ersten chinesischen Wörterbuch „Erklärung und Deutung der Schriftzeichen" als „Wunschtraum des Herzens"[1] definiert. Nach Ansicht von Weisen und Dichtern ist das Wunschbild sowohl die bewusste Bemühung zur Harmonisierung von Psyche und Physis, als auch das erfolgreiche Ergebnis zum Erreichen der psychosomatischen Gesundheit. Durch dieses zweckvolle Bestreben schafft man es, sein Leben gesund, glücklich und sinnvoll zu führen. Das Bemerkenswerte an dem Lebensziel ist, dass es in erster Linie ein praktisches Verfahren oder ein Weg ist, den man damit zielbewusst und konsequent Schritt für Schritt setzen und erreichen kann.

Alle Menschen haben einen eigenen Wunschtraum, wie z.B. ein materiell sorgenfreies Leben, ein großes Haus mit Garten, einen attraktiven Ehepartner, einen gut verdienenden Job, eine schöne Karriere, etc. Allerdings weiß kaum jemand, dass diese materiell orientierten Träume nicht dem „Herz des Lebens" entsprechen. Weil das Herz, damit ist die psychische Aktivität des Hirns gemeint, aus drei Ebenen besteht und zwar:

a) Psychische Beschäftigungen, etwa Gedanken des Neo-Kortikalsystems (Mensch-Hirn)

b) Psychische Vorgänge, etwa unsere Gefühlswelt des Sub-Kortikalsystems (Natur-Hirn)

---

[1], übersetzt und zitiert nach dem alten und ersten chinesischen Wörterbuch „Erklärung und Deutung der Schriftzeichen".

c) Psychische Aktionen, etwa das Bauchgefühl oder andere Instinkte aus dem Organsystem (Organ-Hirn)

Das echte Lebensziel bzw. der anzustrebende Wunschtraum des Herzens bezieht sich hauptsächlich auf das Natur-Hirn und die angekoppelten naturgemäßen psychosomatischen Vorgänge. Und unterscheidet sich daher nahezu komplett von jenen Zielen, die der Großteil der Menschen anstrebt.

1.2 Weise und Dichter

Die psychischen Vorgänge des Natur-Hirns sind deswegen so lebenswichtig, weil sie einerseits alle somatischen (d.h. körperlichen und organischen) Funktionen veranlassen, andererseits die psychischen Fähigkeiten des Mensch-Hirns unterstützend verstärken. Darüber hinaus bauen sie das Innenleben bzw. die Gefühlswelt auf, erfüllen diese mit Sinn und daraus entsteht der wahre Sinn des Lebens. Bedauerlicherweise wurden das Natur-Hirn und dessen psychische Vorgänge seit der Entwicklung der Zivilisation stark in den Hintergrund gedrängt. Damit ist es inaktiv geworden, weil das Mensch-Hirn die Kommandoposition übernahm. Wir Menschen haben die Natur verlassen und die menschliche Gesellschaft aufgebaut. Das macht(e) natürlich unserer Psyche große Probleme. Diese Probleme wurden bereits von chinesischen Weisen und Dichter im alten China bemerkt und als für den Staat wichtige Angelegenheiten besprochen, weil man bereits damals die negativen Auswirkungen erkannte.
Im alten China haben schon viele Weisen und Dichter die Harmonie von Psyche und Physis eingehend dargestellt. Weise Personen wie Laozi und Zhuangzi haben schon damals ihre rationalen Erkenntnisse zum Thema harmonieorientierter Lebensweg und dessen Bedeutung

dargelegt. Dichter haben ihre Gefühle über diese Harmonie und das ganzheitliche Wohlbefinden in Versen ausgedrückt. Anders gesagt, wurde im alten China über die Harmonie von Psyche und Physis in Form von rationaler und sinnlich erfahrbarer Art und Weise komplementär dargestellt. Für viele Menschen sind ausgedrückte Gefühle in Gedichtform leichter nachvollziehbar. Deshalb haben die Dichter die Gedichtform ausgewählt, um einen leichten Zugang zum Thema zu schaffen.

China ist das Land der Gedichte. Die erste Gedichtsammlung „Buch der Lieder" (chin. 诗经) erschien bereits vor 2500 Jahren. Darin wurden 305 Gedichte über vielfältige Lebensinhalte aller sozialen Schichten vom Anfang der westlichen Zhou-Dynastie (1100-770 v. Chr.) bis zur Mitte der Frühlings- und Herbstperiode (770 - 476 v. Chr.) aufgezeichnet. In den folgenden Dynastien gibt es eine Unmenge von Liedern, Lyrik und Gedichten. Wo liegt der Unterschied zu westlichen epischen und lyrischen Gedichten oder Kirchenliedern? Chinesische Gedichte drücken ein eigenes Gefühl oder ihre Erwartung auf ein harmonisches Leben oder ihr Wunschbild mit starken Aussagen aus. Westliche Gedichte erzählen eine Geschichte in unterhaltsamer Weise oder möchten Ehrfurcht vor jemandem erwecken.

Bereits im Werk „Zuo Biographie" (chin. 左传. geschrieben etwa zwischen 556-451 v. Chr.) wurde schon definiert: „Das Gedicht dient dazu, das Lebensziel auszudrücken". Im Werk „Buch über Geschichte der chinesischen Urzeit (chin. 尚书)" wurden die Aufgaben des Gedichtes, Liedes, Tons und der Melodie wie folgt interpretiert: „Das Gedicht drückt das Lebensziel aus, das Lied trägt Lyrik vor, der Ton entspricht dem Gesang und die Melodie harmonisiert den Ton"[2]. Zu der Beziehung zwischen Gedicht und Lebensziel wurde im Werk „Großes Vorwort des Mao-Gedichts" (chin. 毛诗大序. geschrieben in

[2], Übersetzt und zitiert nach dem alten chinesischen Buch „Buch über Geschichte der chinesischen Urzeit".

etwa 221-206 v. Chr.) folgendes erklärt: „Der Dichter möchte sein Lebensziel beschreiben. Dieses liegt in seinem Herzen und das Gedicht ist ein Bericht darüber. Wenn jemand von seinem Gefühl berührt wird, dann spricht er es aus."[3] So sind Gefühl und Lebensziel die beiden Hauptinhalte chinesischer Gedichte.

1.3 Wurzel des Lebens stärken

Das Prinzip der chinesischen Gedichte ist also, das Lebensziel durch ein Gedicht zu formulieren. Unter dem Begriff „Lebensziel" verstehen die Weisen und Mediziner im alten China ein Lebenskonzept, das in einem engen Zusammenhang mit dem wichtigen Funktionssystem des Lebens steht. An dem sind grundlegende psychosomatische Vorgänge beteiligt, die körperliche und seelische Aktivitäten betreffen. Diese Vorgänge haben existentielle Auswirkungen auf alle Menschen. Das „Lebensziel" wird in der traditionellen chinesischen Medizin der Niere[4] zugeordnet und als Wurzel des Lebens betrachtet. Und zwar deshalb, weil sowohl Wachstum und Entwicklung von Gehirn und Knochenmark als auch die Funktionen von Thalamus, Hypothalamus, Rückenmark und Fortpflanzungs-System mit dem Funktionssystem der chinesischen Niere zusammen hängen.

Die chinesischen Weisen haben das innere Gefühl der zugrundeliegenden psychosomatischen Aktivitäten deutlich gespürt und sich deshalb immer besonders gewünscht, ihre Lebensaktivitäten harmonieorientiert fortzusetzen, um dadurch die Wurzel des Lebens zu

---

[3], Übersetzt und zitiert nach dem alten chinesischen Buch „Großes Vorwort des Mao-Gedichts".

[4], Niere ist eines der fünf Zang-Organe in der traditionellen chinesischen Medizin. Die Organe in der TCM sind zwar namentlich mit den schulmedizinischen Begriffen identisch, aber inhaltlich ganz unterschiedlich. Jedes Organ in der TCM integriert viele funktionell gekoppelte Gewebe, Sinnesorgane, Emotionen und psychische Aktivitäten.

stärken. Das war ihr Antrieb, um einerseits nach diesem inneren Gefühl eine ideale soziale Umgebung in einer harmonischen Gesellschaft anzustreben. Andererseits wurde die Entfaltung der harmonischen Lebensaktivitäten konsequent vorangetrieben, um das ganzheitliche Wohlbefinden zu erreichen. Darauf basiert dann die politische Idee[5] „zuerst sich körperlich und geistig zu vervollkommnen. Dann die Familie in Ordnung zu bringen. Danach das Land gut zu verwalten. Schließlich leben die Menschen in der ganzen Welt friedlich miteinander zusammen".

Die chinesischen Weisen haben das Lebensziel und diese politische Idee mehrere tausend Jahre in die Tat umgesetzt und die vielfältige chinesische Kultur geschaffen. Die Dichter und Intellektuellen waren sehr von dieser ausgeprägten Lebensphilosophie und lebensbewussten Kultur beeinflusst. Durch deren Vorbild haben sich auch andere Personen mit besonderen seelischen Charakteren entwickelt: Sie standen z.B. mit dem Dao in Einklang, verhielten sich moralisch, waren menschenfreundlich und kunstsinnig, ließen sich nicht durch Reichtum und Ansehen verführen und beugten sich keiner Gewalt.

1.4 Warum ist das Wunderwerk so anfällig?

Das Lebensziel entspricht nicht dem, was wir gerne haben, sondern dem, was sich das innere Leben gerne wünscht. Was meinten die chinesischen Weisen damit? Der Wunsch unseres Lebens trachtet nach einem sehr tiefen Lebensgefühl und Lebensbewusstsein. Als menschliche Wesen atmen wir, essen und trinken wir, bewegen uns, lieben, verdienen und denken, etc. Das ist zwar notwendig, ent-

---

5, Diese politische Idee stammt aus der ersten Phase der Konfuzianischen Schule (eine ideologische Schule, die während der „Frühlings- und Herbstperiode" und der „Periode der Streitenden Reiche", ca. zwischen 770-221 v. Chr. entwickelt wurde).

spricht aber nicht dem, was unser Leben unbedingt möchte. Viele Leute haben wahrscheinlich nie darüber nachgedacht und wissen daher nicht, dass unser Leben einen eigenen Willen und eigene Bedürfnisse hat. Wir Menschen sind einerseits ohne Zweifel die kompliziertesten Wesen unseres Planeten und können als Wunderwerke bezeichnet werden. Andererseits sind wir von der Geburt bis zum Tod vielen Störungen und Krankheiten unterworfen. Warum ist dieses Wunderwerk so schwach und anfällig? Weil wir die Wurzel des Lebens nicht verstärkt haben, den Bedarf unseres Lebens nicht berücksichtigt, den Wunsch unseres Lebens nicht erfüllt, die grundlegendsten seelischen und körperlichen Aktivitäten nicht bewusst durchgeführt und das Lebensziel immer noch nicht begriffen haben. Deswegen haben wir das wichtigste Thema des Lebens und zwar die Harmonie von Psyche und Physis übersehen!

Die Wurzel des vitalen Lebens und unserer beglückenden Psyche wächst in der Natur. Daher zielen die Weisen darauf ab, die naturgemäßen psychosomatischen Vorgänge zu aktivieren.

1.5 Wertvolle Kategorie

Die Berg-Wasser-Gedichte sind eine wertvolle Kategorie über die Harmonie von Psyche und Physis durch Abstimmung mit Natur innerhalb der chinesischen Gedichte. Sie entstanden in der "Östlichen Jin-Dynastie" (317 - 420 n. Chr.). Sie haben sich während der "Südlichen und Nördlichen Dynastie" (420 – 581 n. Chr.) weiter verbreitet und während der Tang-Dynastie (618 – 907 n. Chr.) einen geistigen Höhepunkt erreicht. Die Gelehrten und die Beamtenschaft während der „Nördlichen Dynastie" sprachen eingehend über die Lebensphilosophie vom Zhuangzi. Im Werk „Zhuangzi. Ein Wanderer namens Wissen geht nach Norden" steht:

„Weisen stehen immer im Einklang mit der Natur und beschädigen nichts. Da sie weder Belebtes noch Unbelebtes geschädigt haben, sind sie weder in Psyche noch Physis gestört. Nur wenn die Natur nicht zerstört wird, ist die Menschheit mit der Natur im Einklang. Die Berge, Wälder, Bäche und Felder beglücken mich mit ihrer schönen Landschaft. Obwohl diese Freude über die Natur noch nicht vorbei ist, spüre ich Bedrücktheit über die Menschenwelt. Ich kann dieses aufkommende Gefühl der Bedrücktheit nicht aufhalten und vorbeigehende Freude nicht zum Bleiben auffordern. (Bemerkung des Autors: Aber immerhin gibt es die schöne Natur und ich erfreue mich an ihr). *Es ist traurig, dass viele Leute nur materiell denkende Menschen sind und gegen die innere harmonische Lebensaktivität unterwegs sind."* [6]

Derartige Aussagen finden wir oft im Werk „Zhuangzi" und sie haben die damaligen Gelehrten und Dichter stark beeinflusst. Das Leben im Einklang mit der Natur zu führen hat eine ganz besondere Wechselwirkung zwischen Mensch und Natur zum Ziel. Daraus ergeben sich viele Einsichten über den wahren Sinn und das Ziel des Lebens.

1.6 Hilfe zur Förderung unseres Wohlbefindens

Die Berg-Wasser-Gedichte aus der Tang-Dynastie (618 – 907 n. Chr.) haben sowohl mengenmäßig, als auch inhalts- und kunstmäßig das Niveau früherer Dynastien weiter gesteigert. Im Werk „Gesamte Gedichte in Tang-Dynastie" (全唐诗) wurden mehr als 2200 Dichter und 48900 Gedichte aufgezeichnet. Viele davon sind „Berg-Wasser-Gedichte". Die Dichter der Tang-Dynastie wussten, dass schöne Berge, Bergseen und Bergbäche in der Natur die idealen Botschaften für

---

[6], Übersetzt und zitiert aus dem Werk „Zhuang Zi. Ein Wanderer namens Wissen geht nach Norden"

unsere Psyche sind. Daher waren sie von der Natur tief beeindruckt und gingen selbst regelmäßig wandern, um die Bedeutung der Natur für das Leben selbst zu erleben. Die Dichter haben am eigenen Körper die Harmonie zwischen Natur und Mensch deutlich gespürt und ihre seelische Sehnsucht mit zahlreichen schönen Versen ausgedrückt. Darin haben sie uns den wahren Sinn des Lebens klar beschrieben und das Lebensziel ausführlich interpretiert.

Besonders möchte ich hervorheben, dass uns die Dichter damit eine praktische Anwendung mit viel Erfahrung aufgezeigt haben, die uns auch heute noch hilft, unsere grundlegendsten psychischen und körperlichen Vorgänge effektiv zu aktivieren und damit die Wurzel des Lebens zu stärken. Das ist eine wertvolle Hilfe zur Förderung unserer Gesundheit. Denn gesundheitliche Maßnahmen wie z.B. sich von Bio-Lebensmittel zu ernähren, sich zu entspannen, Sport zu treiben und seine Lebensweise umzustellen, etc. sind nur für unsere peripheren Systeme nützlich. Solche Maßnahmen können sich nur auf unseren Körper günstig auswirken. Kaum Auswirkungen gibt es für die seelische Verarmung und die vielen psychosomatischen Störungen unserer Zeit.

Daher ist es notwendig, auf das Wesentliche der chinesischen Kultur und deren Lebensphilosophie einzugehen und effektive Maßnahmen gegen die seelische Verarmung und psychosomatischen Probleme zu ergreifen. Nur so können wir das Wohlbefinden wirklich erreichen. Die Berg-Wasser-Gedichte sind nicht nur ausgezeichnete literarische Werke, sondern auch aktivierendes Aufbaumittel für die Vitalität unserer Seele. Noch wichtiger: sie ist ein wertvoller Teil der chinesischen Psychologie, die bis jetzt noch unbekannt ist.

1.7 Vers in Prosa-Dichtung übersetzen

Die Berg-Wasser-Gedichte aus der Tang-Dynastie sind unmöglich wortgetreu oder gereimt zu übersetzen. Weil das rhythmische Schema des Verses und das Metrum des Gedichts selbst sowie die wunderschönen wörtlichen Formulierungen dadurch verloren gehen würden. Aber ohne Übersetzung können wir moderne Menschen sie kaum verstehen, weil Sinn und Bedeutung verborgen blieben. Ich habe lange darüber nachgedacht und einen Mittelweg gefunden. Ich versuche, jeden Vers in Prosa-Dichtung sinngemäß zu übersetzen und so zu interpretieren, wie es den Gedanken des Künstlers und der dahinter stehenden Lebensphilosophie am besten entspricht. Damit sollte der Inhalt der Übersetzung dichterisch so gut wie möglich erhalten bleiben und leicht zu verstehen sein. Ich hoffe, dass das Lesen dieser Gedichte Freude macht und die Leser sie daher genießen werden.

Allerdings reicht es noch nicht, deren Sinn alleine mittels der Prosa-Dichtung zu begreifen, da mit diesen Gedichten einerseits viele angenehme Empfindungen der wunderbaren Natur verbunden sind. Diese aber andererseits auch rational verarbeitete Gedanken enthalten. Daher ist es notwendig, diese Gedankendichtungen mit den modernen Erkenntnissen der Medizin zu interpretieren. Die psychosomatische Leistung ist also, in den Sinneseindrücken der schönen Natur integriert und schafft so eine Verbindung von dichterischer Kunst und wissenschaftlichen Inhalten.

2. Ein geruhsames und zufriedenes Leben

Um das Ziel des Wohlbefindens zu erreichen, ist es ganz wesentlich, das Innenleben mit Behagen und Frieden zu erfüllen. Das Innenleben bzw. die Gefühle und Gemütslage des Menschen ist die wichtigste Basis zum Erreichen des Wohlbefindens. Bei vielen Menschen wurde diese Grundlage durch einseitige zivilisatorische Beschäftigungen geschwächt oder sogar ruiniert. Die negativen Folgen sind verschiedene psychische Probleme. Um uns einen Weg zum geruhsamen Leben zu zeigen, hat der Dichter Chu Guangyi vor uns sein eigenes Innenleben ausgebreitet:

Ode an das Bergbächlein 咏山泉

Von Dichter Chu Guangyi 储光義

山中有流水， *Es kommt ein murmelndes Bächlein vom Berg.*
借问不知名。 *Aber niemand weiß, wie es heißt, wenn die Leute fragen.*
映地为天色， *Wenn es langsamer fließt, spiegeln sich der blaue Himmel und die weißen Wolken wider.*
飞空作雨声。 *Die Felsenklippe hinunter stürzt es als Nieselregen und plätschert dann fort.*
转来深涧满， *Es umrundet den Fuß des Berges und füllt die tiefe Schlucht.*
分出小池平。 *In der Senke reihen sich mehrere Seen wie auf einer Perlenschnur aneinander.*
恬澹无人见， *Obwohl niemand seine Ruhe und seinen Frieden kennt,*
年年长自清。 *ist es wie vor Zeiten Jahr für Jahr sorglos und hell.*

Was ist eigentlich ein geruhsames und zufriedenes Leben? Darunter verstehen wir moderne Menschen ein Alltagsleben ohne Eile und Aufregung oder ein angenehmes materielles Leben. Darüber haben die Dichter aus der Tang-Dynastie eine andere Ansicht. In diesem Gedicht hat uns der Dichter Chu Guangyi den Inhalt des geruhsamen und zufriedenen Lebens durch eine lyrische Beschreibung über die Aktivitäten des Bergbächleins veranschaulicht.

Ein geruhsames und zufriedenes Leben steht in einem engen Zusammenhang mit Harmonie zwischen Natur und Mensch. Wenn man sein Leben aktiv mit der Natur in Einklang bringen kann, lebt man friedlich und glücklich. Falls nicht, ist von einem geruhsamen und zufriedenen Leben keine Rede. Diese von Frieden erfüllte Geruhsamkeit ist ein vitaler und rhythmischer innerer psychosomatischer Vorgang, der aber von äußerem Druck oder gesellschaftlichen Störungen beeinflusst wird. Wichtige Voraussetzung für diese Geruhsamkeit ist, dass man Druck, Stress und allen negativen Einflüssen und Störungen bewusst aus dem Wege geht, um die inneren psychosomatischen Vorgänge zu stärken.

Was sind die schlimmsten negativen Einflüsse und Störungen, die wir unbedingt vermeiden sollen? Dichter Chu Guangyi hat uns diese Frage am Anfang seines Gedichts mit zwei Versen beantwortet:

„Es kommt ein murmelndes Bächlein vom Berg.
Aber niemand weiß, wie es heißt, wenn die Leute fragen."

Heutzutage leben fast alle modernen Menschen unter Stress und haben enormen beruflichen Druck. Auch innerhalb der Familie sind wir mit Beziehungsproblemen und einer Reihe von Konflikten konfrontiert. Wir finden keine innere Ruhe und leben nicht mehr geruhsam. Der Auslöser ist das gesellschaftsorientierte Lebensziel, d.h. das

Wohlstandsdenken. Das führt dazu, dass wir von der naturnahen Lebensweise abweichen und in Folge unsere naturgemäßen psychosomatischen Vorgänge außer Betrieb setzen. Alles, was wir in unserer nächsten Umgebung sehen, sind hektische Betriebsamkeit und überreizte Menschen. Alles, was wir hören, ist ein ununterbrochenes lärmendes Durcheinander, so etwa der Lärm des Verkehrs, unaufhörliche Telefonate, etc. Dieses gesellschaftsorientierte Lebensziel kennt kein Ende.

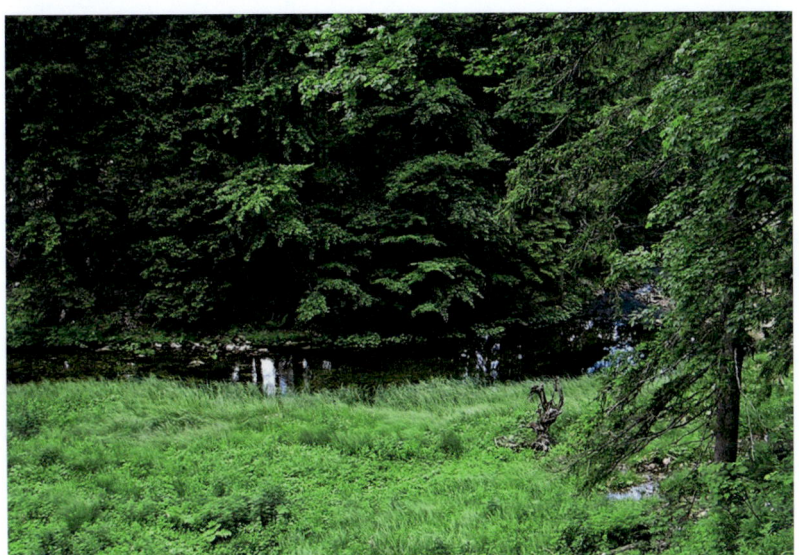

Seebach im Seebachtal beim Lunzersee
Das geruhsame und zufriedene Leben bedeutet, sich aktiv mit der Natur in Einklang zu bringen. Vom Parkplatz beim Lunzersee in Richtung Seehof, vorbei am Schloss, weiter auf der schattigen Forststraße im Seebachtal, erreicht man nach Zirka einer Stunde Wanderung den smaragdfarbigen Mittersee (766m Seehöhe). Geht man weiter am Mittersee und einem schönen Wasserfall vorbei, sieht man den langsam fließenden Seebach. In diesem Moment spürt man den eigenen aktiven Körper, sein eigenes erfrischtes Herz und das ruhig verlaufende Bächlein zugleich. Davon wird das geruhsame und aktive Leben erleuchtet.

2.1 Schwerpunkt von „ich" auf „mein Leben" legen

In den ersten zwei Versen hat uns der Dichter Chu Guangyi darauf hingewiesen, dass das Bächlein namenlos und unbekannt ist. Er meint, genau deswegen kann das Bächlein sein Leben frei, ungezwungen und ungestört führen. Im Gegenteil, die meisten von uns versuchen mit allen Mitteln bekannt oder vielleicht sogar berühmt zu werden, um so viel wie möglich zu verdienen, eine hohe Stellung einzunehmen sowie viel Ruhm und Macht etc. zu haben. Kaum einer weiß, dass das die negativen Ursachen sind, die die Harmonie unserer inneren Lebensaktivitäten stören. Viele Leute wissen nicht, dass die Begriffe „ich/wir" und „mein/unser Leben" zwei miteinander verbundene, aber dennoch ganz unterschiedliche sind. Beide haben eine eigene Bedeutung. Das heißt, wenn jemand sagt oder denkt: „Ich will etwas haben oder tun", bedeutet dies in Wirklichkeit nur einen Vorgang innerhalb des Neokortex und ist somit meistens mit gesellschaftlichen Angelegenheiten verbunden, um den Wunsch oder die Begierde des Neokortex, nämlich des Gesellschafts-Hirns, zu erfüllen. Dieser Vorgang ist noch weit entfernt von dem Ziel des Lebens selbst, nämlich die inneren psychosomatischen Vorgänge zu aktivieren.

Das Leben hat seine eigenen inneren, naturgemäßen psychosomatischen Vorgänge, die sich seit undenklichen Zeiten zusammen mit der Natur entwickelt haben. Zum Beispiel: Das subkortikale System (Natur-Hirn), der Biorhythmus, der Instinkt des angeborenen Selbst-Schutz-Bewusstseins, die unbedingten Reflexe, das autorhythmische Schlagen des Herzens, die Frequenz der Atmung und die regelmäßigen peristaltischen Bewegungen des Magen-Darmtrakts, die regelmäßige Ausschüttung der Hormone, etc. Diese sind die fundamentalen psychosomatischen Vorgänge und die funktionelle Basis unseres

Daseins. Leider werden sie aber durch die Anpassung an die Sozialisation und die weitere Entwicklung sowie Überaktivität des Neokortex immer mehr vom Bewusstsein ausgeblendet. Das bedeutet, dass wir moderne Menschen die eigenen inneren psychosomatischen Vorgänge kaum bemerken. Zum Beispiel: wir bemerken nicht, was sich das Innenleben wirklich wünscht, wie unsere inneren psychosomatischen Vorgänge ablaufen, und was überhaupt die innere Lebensaktivität ist, etc. Kurz gesagt, wir haben das Gefühl des inneren Lebens allmählich verlernt. Dafür ist verantwortlich, dass wir das „ich/wir" in den Vordergrund gestellt haben, anstatt „mein/unser Leben" zu berücksichtigen.

„Ich/wir" möchte(n) bekannt und vielleicht sogar berühmt werden, bedeutet, dass wir uns nur auf die gesellschaftlichen Angelegenheiten konzentrieren und alle Kräfte daran setzen, eine gewisse Leistung zu erbringen und die Anerkennung anderer Leute zu bekommen. Das kann uns natürlich viele geschäftliche Vorteile bringen. Aber selbst wenn man wegen besonderer Merkmale oder Leistungen in der Welt bekannt ist, trägt es gar nicht dazu bei, seine inneren Lebensaktivitäten zu harmonisieren und zu vitalisieren. Genau das Gegenteil ist der Fall: die Zusammenarbeit, das Gleichgewicht, die Stabilität und die Ganzheit vieler innerer psychosomatischer Vorgänge werden dadurch gestört und sogar zerstört, weil das den Regeln und den naturgemäßen Wünschen des inneren Lebens widerspricht. Für uns moderne Menschen ist es am sinnvollsten und wichtigsten, dass unsere eigenen inneren psychosomatischen Vorgänge uns selbst bekannt gemacht werden, damit „mein/unser Leben" in unser Bewusstsein eingeblendet werden kann. Damit dies gelingt, müssen wir mehr über die Harmonie zwischen Natur und Mensch und die Art und Weise des geruhsamen und zufriedenen Lebens erfahren. „Ich/wir" ist nicht ein Begriff für das ganzheitliche Leben, sondern

lediglich ein Vertreter für Neokortex (Mensch-Hirn), welcher hauptsächlich gesellschaftlichen Angelegenheiten zweckdienlich ist. Wir
haben ein dominantes „ich/wir-Bewusstsein", schenken aber dabei
„mein/unser Leben" kaum Aufmerksamkeit.

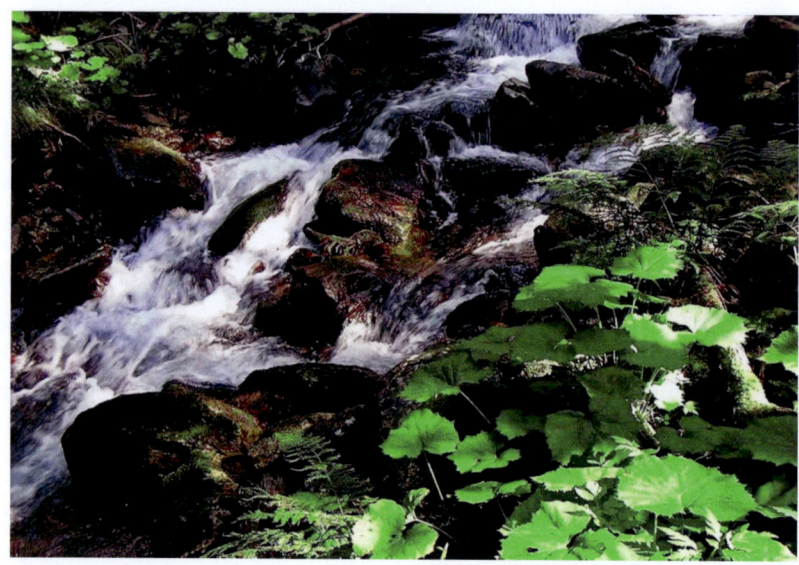

Landschitzbach
Ein namenloses Bächlein fließt geruhsam und behaglich hinunter. Mit dem
Auto erreicht man ca. 10 Minuten nach der Ortsdurchfahrt von Lessach den
letzten Parkplatz auf der Laßhoferalm (1270 m). Von hier geht es bergauf-
wärts zuerst entlang des Lessachbachs und dann des Landschitzbachs in
Richtung Landschitzsee. Auf dem Weg sind überall fröhliche Bächlein mit
wohlklingender Melodie zu hören. Zudem gibt es grüne Pflanzen mit voller
Lebenskraft zu sehen. Das Bächlein plätschert vor sich hin und bringt dabei
aber alle in Schwung. Ebenso wirkt sich die beschriebene Bewegung sowie
das plätschernde Bächlein selbst positiv auf die Flüssigkeitszirkulation in
unserem Körper, auf unsere Seele und auf unsere Organe aus, da diese
durch die naturgemäße Aktivität gefördert und in einen lebhaften Fluss
versetzt werden.

Der Begriff „mein/unser Leben" weist auf die inneren Lebensaktivitäten, die hauptsächlich von unserem Natur- und Organ-Hirn veran-

lasst und gesteuert werden. Wenn wir das Leben nicht bewusst und nicht aktiv mit der Natur im Einklang führen, wird „mein/unser Leben" nicht optimal erhalten und in Folge nicht gesund bleiben. Für uns modernen Menschen ist „mein/unser Leben" die bedeutendste Bezeichnung und der notwendige Wecker zum Aufrütteln des Lebensbewusstsein.

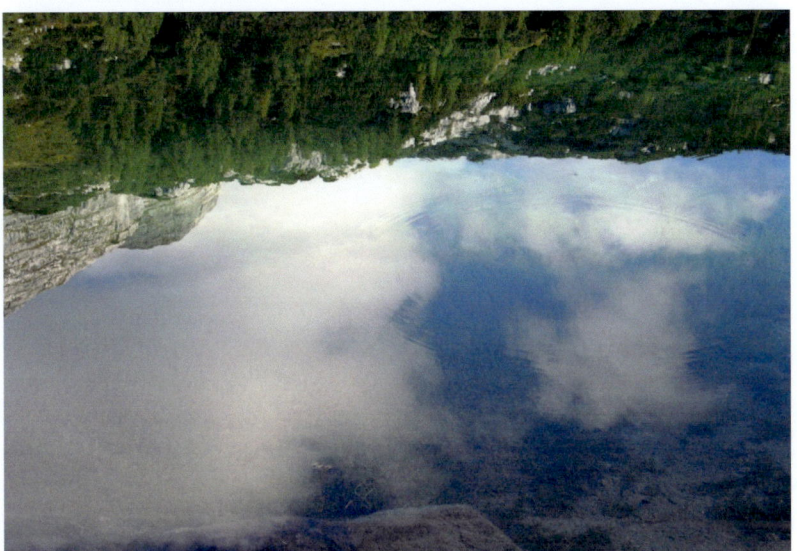

Steirersee in der Tauplitz-Region
Die Spiegelung des blauen Himmels und der weißen Wolken veranschaulicht die Widerspiegelung der schönen Natur im Herzen. Der Steirersee ist ein Juwel in der steirischen Tauplitz-Region und öffnet sich als ein smaragdgrünes Auge zwischen mächtigen Waldhängen. In dieser Widerspiegelung spürt man das mit der Natur verbundene Leben.

2.2 Schönes Vorbild des zufriedenen Lebens

Dichter Chu Guangyi hat in diesem Gedicht über sein Wandern entlang eines gewöhnlichen Baches ausführlich erzählt. In allen Bergen

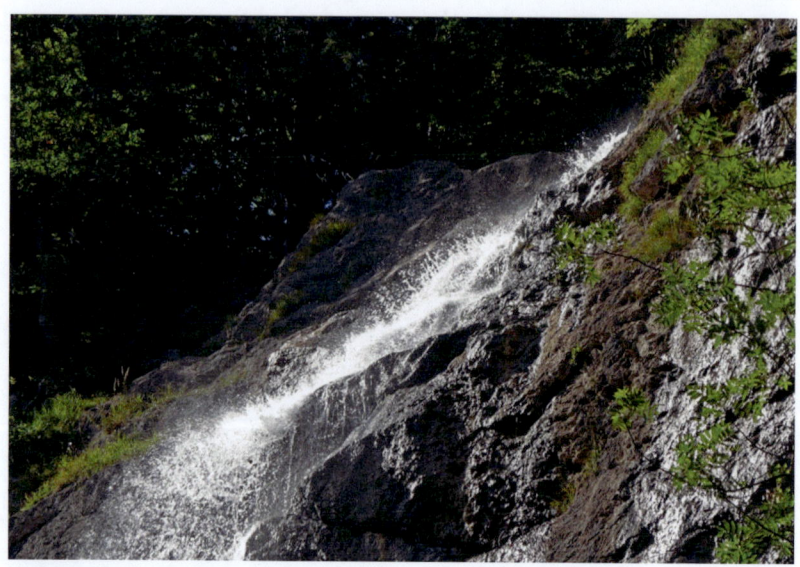

Spraderbach im Hallstätter Echerntal

Nieselregen stürzt fröhlich die Felsklippe hinunter. Der idyllische Malerweg im Hallstätter Echerntal des Salzkammerguts zieht mit seinen landschaftlichen Anziehungskräften zu jeder Jahreszeit Wanderer in seinen Bann. Vor allem der „Schleierfall", der von der Echernwand aus über 100m Höhe den Spraderbach herunter stürzt, streicht mit seinem Nieselregen sanft über unser Gesicht und belebt unsere ausgetrocknete Seele.

gibt es Bäche. Sie hatten früher keine Namen und sind somit für Menschen unbekannt. Deswegen haben Bäche keine Sorgen, keine Störung, keine ärgerlichen Probleme und können sich frei bewegen. Dadurch verläuft ihr Leben störungsfrei.

Lassen Sie uns anschauen, was Dichter Chu Guangyi hier darüber schreibt:

Wenn es langsamer fließt, spiegeln sich der blaue Himmel und die weißen Wolken wider.

Wenn es die Felsenklippe hinunter stürzt, verwandelt es sich fröhlich in Nieselregen.

Wenn es den Fuß des Berges umrundet, füllt es die Tiefe und die Klamm entsteht.

Wenn es über einen eingesunkenen Boden strömt, macht es einen spiegelglatten See.

Es strebt nicht nach einer steilen Karriere und will mit dem Treiben der Welt nichts zu tun haben.

Es will ruhig, behaglich, aktiv und nicht ehrgeizig leben.

Wegen seiner Unbekanntheit ist es wie vor Zeiten Jahr für Jahr immer sauber und sorglos.

Der Dichter Chu Guangyi war von dem geruhsamen Leben des Bachs beeindruckt und kam zu dieser Erkenntnis.

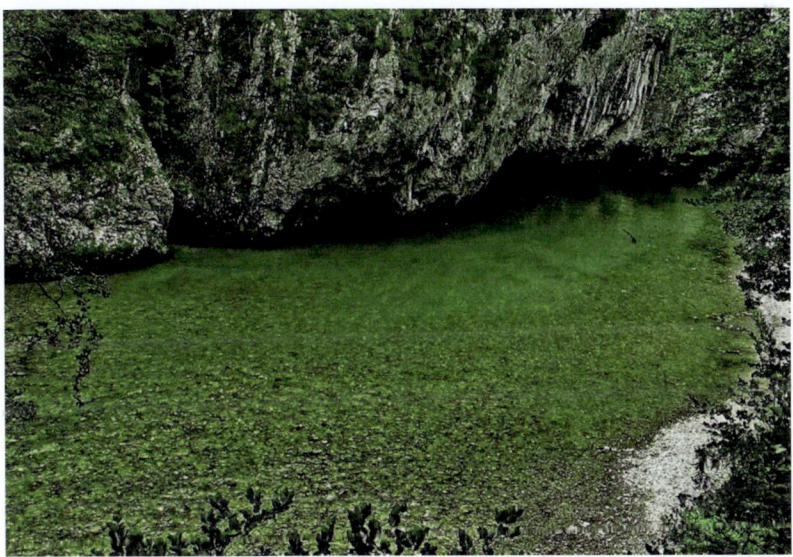

Schwaza im Höllental

Ein grünes Bächlein umrundet den Fuß des Berges und füllt die Tiefe. Die durch das Höllental und Schwarzatal in Niederösterreich fließende Schwaza ist ein beliebter Quellfluss für die WienerInnen. An heißen Tagen ist hier ein Paradies für erholungsuchende, gestresste Naturliebhaber. Das geistig anregende Wasser und der Herz erfrischende Anblicke erinnern uns an erfreuliche Begebenheiten und glückliche Zeiten. Die Natur ist immer die Wiege und die Rehabilitation des Menschen.

2.3 Aus Gedichten das harmonische Leben lernen

Die Berg-Wasser-Gedichte aus der Tang-Dynastie stellen einzigartige sprachliche Kunstwerke der altertümlichen chinesischen Kultur dar. Sie sind nicht nur reine schöne Natur-Lyrik, sondern Meisterwerke, die sich die Harmonie zwischen Natur und Mensch, und die Vermittlung von Lebensphilosophie zur Aufgabe gemacht haben. Die Dichter erfuhren die Schönheit der Natur am eigenen Leib und konnten dann die malerische Landschaft mit herrlichen Versen darstellen, die den Sinn der Harmonie zwischen Natur und Mensch direkt veranschaulichten. Die Berg-Wasser-Gedichte lassen sich nicht auf rein literarische Kunstwerke reduzieren, sondern sind als ungemein ästhetische Schätze zu begreifen. Sie übertreffen die übrige Literatur dank ihrer außerordentlichen Kunstfertigkeit. In diesem höchst ästhetischen Werk beschreiben die Dichter der Tang-Dynastie die schönen Berg-Seen-Bäche-Landschaften so eindringlich und bildhaft, dass vor dem geistigen Auge des Lesers tatsächlich ein Bild entsteht und er zwischen den malerischen Gedichtzeilen die chinesische Lebensphilosophie erkennen kann. Diese Lebensphilosophie vermittelt unmittelbar positive Gefühle, wie Lebensfreude, Glück, Frieden und Ruhe und bewirkt, dass sich der Leser wohl fühlt. Aber noch wichtiger ist, dass man aus diesem Gedicht eine Anleitung für ein harmonisches und sinnvolles Leben erhalten kann.

Jedes Berg-Wasser-Gedicht besteht nur aus ein paar Sätzen, trotzdem bringt es die tiefsten philosophischen Gedanken klar zum Ausdruck. Um den Sinn und Wert des Lebens in Gedichtform zu beschreiben, braucht man eine ausgezeichnete Aufnahmefähigkeit, eine feste kulturelle Grundlage und eine gute Auffassungsgabe für den wahren Sinn des Lebens. Besonders in dieser Hinsicht sind die Dichter in der Tang Dynastie hervorragend. Es wird deutlich, weshalb die Berg-Wasser-Gedichte ein so hohes künstlerisches Niveau haben und für uns noch heute so wertvoll sind.

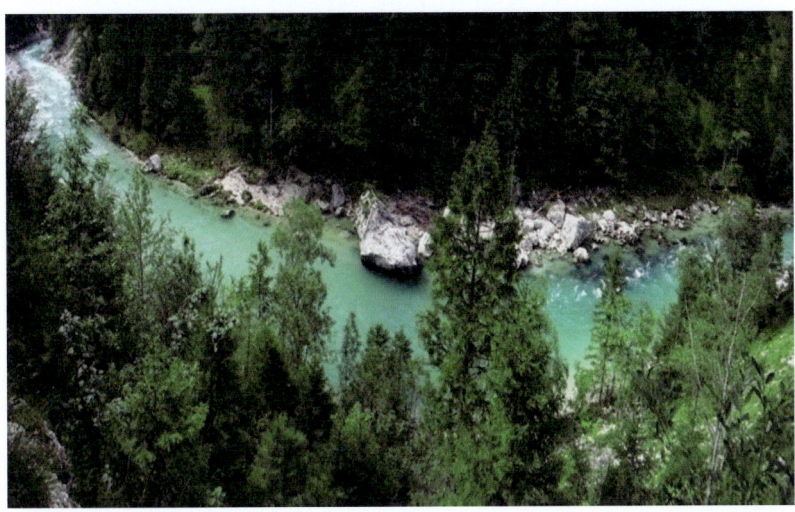

Salza in Wildalpen
Ein reißender Wasserlauf ist ein schönes Beispiel für einen aktiven und schwungvollen Verlauf unseres Lebens. Die schöne Salza entspringt am Traisenberg in Niederösterreich und fließt durch das steirische Naturschutzgebiet Wildalpener Salzatal. Zahlreiche Quellen von kleinen Nebenflüssen der Salza fließen zusammen und ergeben einen 88 km langen brausenden Gebirgsfluss, der bei Großreifling (449 m) in die Enns mündet. Wandert oder fährt man mit dem Rad die Salza entlang, so ist man nicht nur von diesem anziehenden Gewässer beeindruckt, sondern auch die inneren Flüssigkeitszirkulationen werden stark gefördert.

2.4 Dichterische Lebensphilosophie und Psychologie

Die Berg-Wasser-Gedichte der Tang-Dynastie sind mehr als nur schöne Literatur. Sie erfreuen das Auge mit ihrer Landschaftsmalerei und das Herz mit ihren Schilderungen der vielfältigen Erscheinungen in der Natur. Die Dichter haben die chinesische Lebensphilosophie und Psychologie in schöne Verse gebracht, somit sind sie dichterische Lebensphilosophie und Psychologie und können sich auf unsere Seele und psychosomatischen Störungen günstig auswirken.

In diesem Gedicht hat der Dichter Chu Guangyi mit vielen schönen Versen die verschiedenen Aktivitäten des Bächleins dargestellt. Genauer gesagt: der Dichter Chu Guangyi ist in seinem Herzen von den Aktivitäten des Bächleins so tief berührt und beeindruckt, dass seine Augen für ein geruhsames Leben geöffnet werden. Und auch das Gefühl, das tief im Herzen versteckt mit der schönen Natur verbunden ist, ist die Quelle unserer Seele. Die schöne Natur sind die aufschlussreichen Impulse unseres geruhsamen Lebens.

Der blaue Himmel und die weißen Wolken spiegeln sich im langsam und ruhig fließenden Bächlein. Was sagt uns das? Wenn man sich entspannt und Zeit für sich nimmt, und z.B. regelmäßig in die Natur geht, wird man sicher bemerken, dass das strahlende Sonnenlicht und die glänzenden weißen Wolken sich tief im Herzen spiegeln und das Innenleben anstrahlen. Wenn diese aufgenommene schöne Natur, wie z.B. der Sonnenschein, vom Herzen wieder ausstrahlt, wird das Alltagsleben voll Energie und Freude sein.

Das hinunter stürzende Bächlein wandelt sich zu Nieselregen und zeichnet den Regenbogen. Das inspiriert uns mit vielen neuen und originellen Ideen und schafft uns viel Begeisterung für ein sinnvolles Leben.

Das Bächlein umrundet den Fuß des Berges, füllt die Tiefe, die Klamm entsteht, es wird reißend durch Zusammenfließen mit den anderen Flüssen, bis es sich ins Meer ergießt. Ist das nicht das Vorbild eines schwungvollen und leidenschaftlichen Lebens?

Wenn das Bächlein über eingesunkenen Boden strömt, sammelt es sich und macht viele spiegelglatte Bergseen, die wie Perlen auf die Erde gelegt werden. Sie dekorieren die Natur und liefern das kostbare Wasser für Menschen und alle Lebewesen. Diese Vorgänge veranschaulichen das Ziel des Lebens: einen Beitrag sowohl für sich selbst als auch für andere zu leisten.

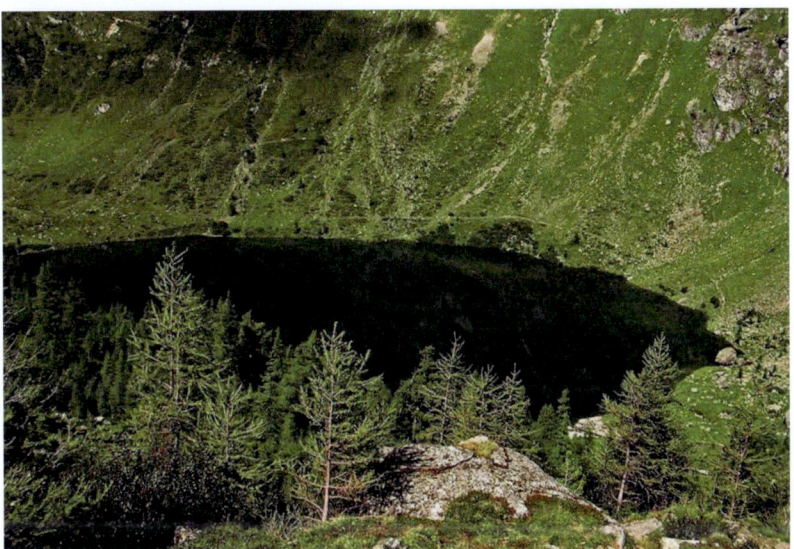

Landschitzseen im Lungauer Lessachtal des Salzburger Landes
Ein spiegelglatter See in einem eingesunkenen Boden ergötzt unsere Augen und beruhigt die Seele. Von der Laßhoferalm (dem letzten Parkplatz) im Lessachtal führt ein wildromantischer Weg taleinwärts durch schattige Wälder zu drei hintereinander liegenden Landschitzseen. Wenn das Wetter passt, sieht man den Herz erfrischenden unteren Landschitzsee, der glatt und klar ist. Man fühlt sich in der Seele so erfüllt, als ob es in der tiefsten Tiefe auch einen solchen spiegelglatten See gäbe. Dichter aus der Tang-Dynastie haben das behagliche, aber auch aktive und betriebsame Leben vereint. Sie waren deshalb sehr glücklich, weil sie bewusst ihr Leben stets im Einklang mit der Natur geführt haben.

Man kann in der schönen Natur bewusst an der Aktivierung des tiefsten Herzens mitwirken. Im Anschluss sollte man dann den wahren Sinn des Lebens während der Interaktion zwischen Schönheit der Natur und Gefühlswelt richtig erfassen, um das Natur-Hirn aufzuladen und die inneren psychosomatischen Vorgänge beleben zu lassen. Das ist der richtige Inhalt und die große Bedeutung des geruhsamen und zufriedenen Lebens.

2.5 Die wichtigste Grundlage für die Gesundheit

Vielen modernen Menschen fehlt weitgehend die direkte Beziehung zur Natur. Dadurch entsteht ein Gefühl seelischer Leere, und in weiterer Folge können sich daraus psychosomatische Krankheiten entwickeln. Heutzutage weiß die Forschung, dass viele psychische Probleme wie z.B. Einsamkeitsgefühl, Antriebslosigkeit, Depression, Lustlosigkeit, Angstzustände, Panikstörungen und Lebensmüdigkeit mit dem Gefühl seelischer Leere zusammenhängen.

In der Medizin ist man sich immer mehr bewusst, dass seelische Störungen in hohem Maß die Ursache für körperliche Beschwerden sind, z.B. für funktionelle Störungen des Magen-Darm-Bereiches und des Hormonstoffwechsels, Störung der vegetativen Nervenfunktion, Herzrhythmusstörungen, Bluthochdruckerkrankungen, Diabetes mellitus, Neurosen und Rückenschmerzen, etc. Durch die aus ihr resultierenden psychosomatischen Störungen ist seelische Verarmung und deren Auswirkungen auf den Körper eine große Bedrohung für unsere Gesundheit.

Wenn diese Probleme nicht gelöst werden, ist die Gesundheit für uns wie ein ungültiger Scheck und kann nicht eingelöst werden. Die chinesischen Weisen hingegen haben früher schon gewusst, dass, wenn man nur die Harmonie zwischen Natur und Mensch, beziehungsweise die Harmonie von Psyche und Physis als wichtigste Grundlage für die Gesundheit schafft, dann werden Seele und Körper sowie Organe in Ordnung sein. Sich in der Natur zu bewegen und wahrzunehmen, ist eine effektive Heilmethode, die seelische Leere aufzufüllen und die psychosomatischen Störungen zu lösen. Diese Wirkung wurde schon durch die Leistung der psychosomatischen Gesundheit bestätigt.

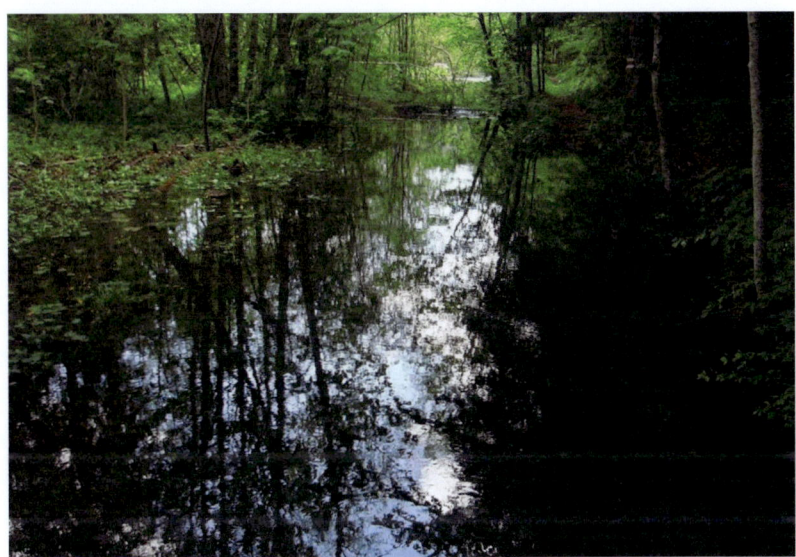

Weissenbach in Kärnten - Stockenboi beim Mößlacherhof
Im Weissenbach spiegeln sich der blaue Himmel und die weißen Wolken. Dies gilt nicht nur für das Bächlein, sondern auch in unserem tiefen Herzen findet sich diese Spiegelung. Der Mößlacherhof im Naturpark Weissensee ist 1,5km vom Weissensee entfernt und ist ein beliebter Ausgangspunkt für zahlreiche Wanderungen. Wenn man von dort den Weissenbach entlang in Richtung des Weissensees wandert, kann man dem die Seele erregenden Anblick nicht entgehen. Man empfindet dabei im tiefsten Innersten ein Wohlgefühl und Ruhe.

Seit alten Zeiten lieben die Leute in China die Natur leidenschaftlich. Man wusste schon sehr früh, dass die Harmonie zwischen Seele und Körper, sowie die Harmonie zwischen Natur und Mensch, die wichtigste Grundlage für die Gesundheit der Menschen darstellt. Vor allem die Gelehrten und Weisen wanderten gern von Ort zu Ort, um sich am Erleben der Berge, der Gewässer, der Pflanzen und Tiere zu erfreuen.

2.6 Im Einklang mit der Natur zu stehen

Wandern ist nicht nur ein Genuss für Seele und Geist, es ist auch wohltuende körperliche Bewegung. Auf schwierigen, holprigen Bergpfaden verbessert sich die Beweglichkeit des Körpers, und wir trainieren Ausdauer. Wir spüren die Schönheit der Berge, die Lebenskraft und Harmonie von Natur und tanken seelische und körperliche Vitalität. Deshalb war für die chinesischen Weisen der Einklang mit der Natur eine grundlegend wichtige Angelegenheit.

Das „IM EINKLANG STEHEN MIT DER NATUR" war und ist keine leere Phrase und keine Theorie. Es ist ein tatsächliches Geschehen und ein Vorgang der Wechselwirkung von Psyche und Physis, beziehungsweise die Interaktion zwischen dem Subkortex (Natur-Hirn) und allen anderen Systemen wie z.B. dem Neokortex (Mensch-Hirn) und dem organischen System.

Über diese Wechselwirkung ist in der modernen Medizin und westlichen Psychologie noch nicht viel geklärt. Man weiß nur ungefähr, dass der Thalamus im Subkortex das Tor des Bewusstseins ist. Aber wie kann man den Subkortex, und vor allem den Thalamus aktivieren, um Psyche und Physis optimal zu koordinieren und zu integrieren? Das weiß kaum jemand. Im Wissen von der Aktivierung des Subkortex sind chinesische Weise abertausend Jahre weit voraus. Sie haben nicht nur die Funktionen des Neokortex (Mensch-Hirn) und Subkortex (Natur-Hirn) erkannt, sondern sind auch in der Aktivierung des Wechselspiels zwischen Rationalität und Wahrnehmung zu Hause.

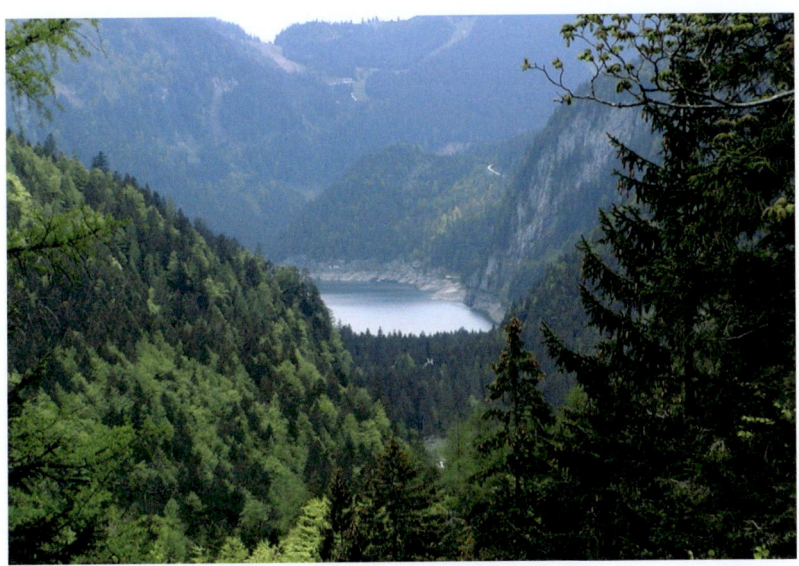

Vorderer Gosausee im Oberösterreichischen Salzkammergut
Ein türkisblauer Bergsee als Dekorationsstück in der Natur liefert kostbares Wasser für uns Menschen. Gosau mit dem Gosausee wird oft als schönster Platz im ganzen Alpenland bezeichnet. Vom vorderen Gosausee geht man auf einem Forstweg mit Lehrpfadtafeln und Blick auf die umliegende Bergkulisse aufwärts in Richtung hinterer Gosausee. Auf dem Rückweg vom hinteren Gosausee sieht man diesen herrlichen Anblick, der wie eine Perle in der Natur eingelegt ist. Wenn wir Menschen ein solches Natur-Juwel in unserem Herz hätten, wären wir glücklich.

2.7 Interaktion von schönen Berg-Seen und Natur-Hirn

Fast alle chinesischen Lebensphilosophien entspringen der Förderung der interaktiven Vorgänge von Psyche und Physis. Sie gehen von drei Hauptarealen des Gehirns aus: dem Natur-Hirn, zuständig für unser Erleben in und mit der Natur, dem Mensch-Hirn, mit dem wir die Regeln unseres Zusammenlebens erfassen, und dem Organ-Hirn, zuständig für alle Funktionen der Organe. Die schöne Berg-Seen Landschaft in der Natur ist eine herrliche und behaglich sinnliche Wahrnehmung für unser Natur-Hirn. Man kann diese Harmonie spendenden, natürlichen Informationen in der materiellen Welt nicht empfangen und auch nicht künstlich erzeugen. Interessant ist, dass diese Harmonie spendenden, natürlichen Informationen nicht im kortikalen zentralen System, nämlich Neokortex, sondern hauptsächlich im subkortikalen zentralen System, vor allem im Thalamus verarbeitet werden. Und zwar dann, wenn sie durch Empfindungsnerven den Thalamus erreichen oder wenn sie uns in der Tiefe unseres Herzens berühren.

Der histologisch sechsschichtige Neokortex ist der phylogenetisch jüngste und damit am höchsten organisierte Anteil der Großhirnrinde und nimmt beim Menschen fast die gesamte Hemisphären-Oberfläche ein. Eine der Aufgaben des Neokortex ist das Empfangen von Botschaften direkt vom Thalamus. Der Thalamus dient dazu, diese Botschaften interpretationsfrei ins Bewusstsein zu bringen. Daneben erhält der Neokortex noch andere Information wie z.B. Symbole, Ideographie, Schriftzeichen, Sitten und Gebräuche, Verhaltensregeln, Moralgesetze, usw. von der Gesellschaft.

2.8 Zusammenarbeit zwischen Sub- und Neokortex

Wenn nur Einfluss von der materiellen Welt vorhanden ist, man sich von der Natur trennt und somit überhaupt nicht im Einklang mit der Natur lebt, dann wird der Neokortex durch die z.B. beruflichen Informationen immer intensiver angeregt und hoch aktiviert. Gleichzeitig nimmt die Fähigkeit des subkortikalen zentralen Systems, die Schönheit der Natur zu verarbeiten, immer mehr ab. Wenn man sich vom Erleben der Natur trennt und z.B. nur berufliche Einflüsse vorhanden sind, führt das zu Störungen der ganzheitlichen Zusammenarbeit zwischen Sub- und Neokortex. Das führt weiter zu Störungen der Regulation des organischen Systems, des vegetativen Nervensystems, des Hormonsystems, der Homöostase. Das ist sehr schädlich für die Basis der Gesundheit.

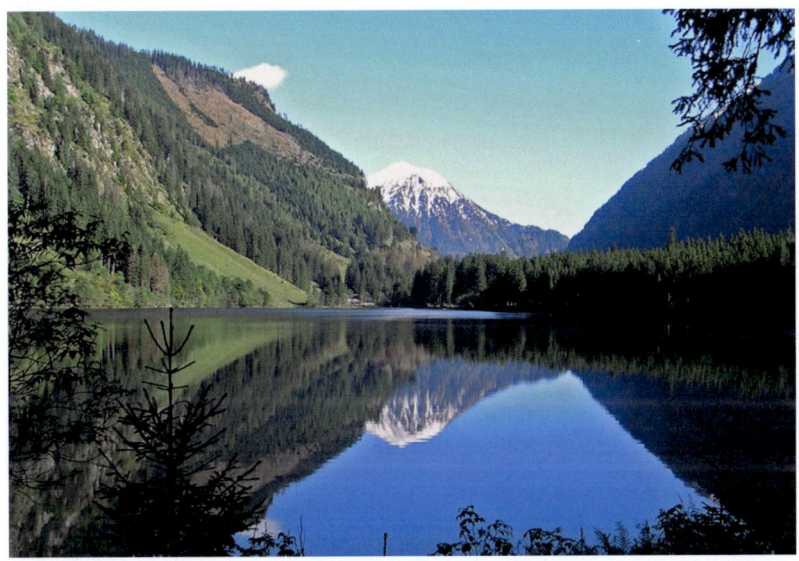

Schwarzensee im Obersteierischen Naturpark Sölktäler
Unser Körper und unsere Seele werden durch diese tief beruhigende Berg-Seen-Landschaft ganzheitlich gereinigt. Nahe dem Talschluss im Kleinsölker Obertal liegt dieser malerische See in den Schladminger Tauern. Von der Breitlahnhütte (letzter Parkplatz) führt eine 3.5km lange abwechslungsreiche und gemütliche Wanderung zum idyllischen Schwarzensee (1150m). Das wunderschöne Naturschauspiel, vor allem deren Wiederspiegelung im Wasser, hat eine starke ästhetische Anziehungskraft, die unser Herz immer wieder beseelen kann.

Vor abertausenden Jahren haben chinesische Weise schon gewusst, dass das Großhirn in zwei Hauptabschnitte eingeteilt ist, nämlich dem Neokortex bzw. Mensch-Hirn und dem Subkortex, auch Dao-Hirn oder Natur-Hirn genannt. Sie haben auch erkannt, dass sich beide Zentralsysteme entgegengesetzt auseinanderentwickelt haben. Das heißt, der Neokortex wird immer aktiver werden, der Subkortex hingegen immer inaktiver. Diese Auseinanderentwicklung beider zentraler Systeme verursacht viele psychische und gesundheitliche Probleme und ist die wichtigste innerliche Ursache für die Entstehung der psychosomatischen Krankheiten. Deshalb hatten sich Gelehrte und Weise im alten China mit diesem Problem intensiv beschäftigt, um die Lösung herauszufinden. Dazu haben sie einen großartigen Beitrag geleistet und zwar: Die rationale Lebensphilosophie für das Mensch-Hirn und die sinnlich erfahrbaren Berg-Wasser-Gedichte für das Natur-Hirn.

2.9 Viele nützliche Ideen zur Harmonisierung

Die Harmonisierung der beiden zentralen Systeme ist das Hauptthema in der chinesischen menschlichen Lebenswissenschaft und der chinesischen Psychologie. Die verschiedenen Schulen aller Denkrichtungen der Vor-Qin-Dynastie bis zur Früh-Han-Dynastie (770 v. Chr. Bis 206 v. Chr.) hatten viele Meinungen darüber dargelegt.
Laozi hat z.B. in seinem Werk „Dao De Jing" seine Einsicht über die Harmonie zwischen Mensch und Natur geäußert und den Begriff „Dao" über die ganzheitlichen Lebensaktivitäten, beziehungsweise die Harmonie von Psyche und Physis vorgelegt. Das ist der Leitstern auf dem Weg, unser Leben zu harmonisieren.
Zhuangzi hat ebenso in seinem Werk "Zhuangzi" den Wert der Harmonisierung und die Umsetzung im Alltag aufgezeigt. Solch wertvol-

le Theorie und Praxis enthalten für uns viele nützliche Ideen über den Weg, unser Leben zu harmonisieren.

Die Zeit der Tang-Dynastie stellt eine glanzvolle Epoche in der chinesischen Geschichte dar, in der Macht und Wirtschaft einen neuerlichen Höhepunkt erreicht haben. Das Land ist geeint worden, die Politik gerecht gewesen und unbestechlich. Wirtschaft und Kultur haben sich hoch entwickelt.

In dieser stabilen Gesellschaft hatten Dichter und Gelehrte mehr Gelegenheit und Freizeit, um in den Bergen zu wandern und eng mit der Natur verbunden zu sein. Sie haben nicht nur die Tradition der Wanderung von Ort zu Ort, um die Schönheiten der Natur zu genießen, weitergeführt, sondern das Wandern als effektive Methode zur Harmonisierung von Mensch und Natur betrachtet und verwendet. Diese Wechselwirkung während der Wanderung war ihnen durchaus bewusst.

Durch diese Art des Wanderns haben die Dichter und Gelehrten in der Tang-Dynastie die positiven Auswirkungen von Bergen und Seen in der Natur am eigenen Leib erlebt und im Herzen gespürt. Über diesen Zusammenhang zwischen Natur und Mensch haben Sie mit schönen Versen erzählt. Diese Dichtungsart wurde als Berg-Wasser-Gedichte bezeichnet und hoch eingeschätzt, weil sie aus der Seele gesprochen haben und auch heute noch sprechen.

2.10 Subkortex ist Zentrum innere Lebensaktivitäten

In der materiellen Welt sind diese natürlichen positiven Auswirkungen im Herzen nie spürbar. Das Erlebnis hat die Erkenntnis des „Dao-Hirns" oder „Natur-Hirns", das von den Weisen im frühen China gekannt wurde, nachgewiesen. Daher wurde „Dao-Hirn" einfach mit dem „Himmel-Erde-Herz", oder dem „Berg-Seen-Herz" von den Dichtern in der Tang-Dynastie bezeichnet. Das bedeutet, sie haben die Interaktion von Natur und Subkortex[7] näher und konkreter kennengelernt, und das subkortikale zentrale System ohne weiteres mit der schönen Berge-Seen-Landschaft verbunden. Das war ein wichtiger Fortschritt in der psychischen Wissenschaft, denn die funktionelle Eigenschaft des Subkortex ist damit klar geworden. Der Subkortex ist das Lebenszentrum, das für Harmonie, Gleichgewicht und Stabilität aller innerlichen Lebensaktivitäten angesehen wird. Seine Funktionen werden am besten durch natürliche Informationen angeregt und belebt.

Früher haben sich chinesische Weise mit der Wechselwirkung zwischen Natur und Subkortex nur innerhalb kurz gefasster Lebensphilosophien auseinandergesetzt. Da diese sehr bündig und tiefsinnig sind, können wir damit nicht so viel anfangen. In den Berg-Wasser-Gedichten dagegen erscheinen die Lebensphilosophien viel lebendiger und sinnlich erfassbarer. Die Dichter haben das eigene körperliche und seelische Erlebnis in der herrlichen Berg-Seen-Landschaft als Gedicht dargestellt, und dabei die Interaktion von Schönheit der Natur und unseren Herzen veranschaulicht. Anstatt einer langatmigen, komplizierten Erklärung von wichtigen Zusammenhängen gibt es nun eine bildhafte Beschreibung, die bei uns automatisch im Verstand eine Vorstellung und damit Verständnis auslöst. Damit wird der eigene Horizont erweitert. So wie man auf einen Berg marschieren muss, um weit und voraus sehen zu können. Dank dieser „psychischer Höhe" können Sie Ihr Leben aufmerksamer, bewusster und intensiver leben, denn der Weg zum ganzheitlichen Wohlbefinden ist nun gut ausgeleuchtet.

7, Subkortex ist eine tiefliegende Struktur im Gehirn, zuständig für innere Aktivitäten des Lebens. Es wurde in China auch als Natur-Hirn bezeichnet. Darüber liegt der Neokortex, die jüngste Region des Gehirns.

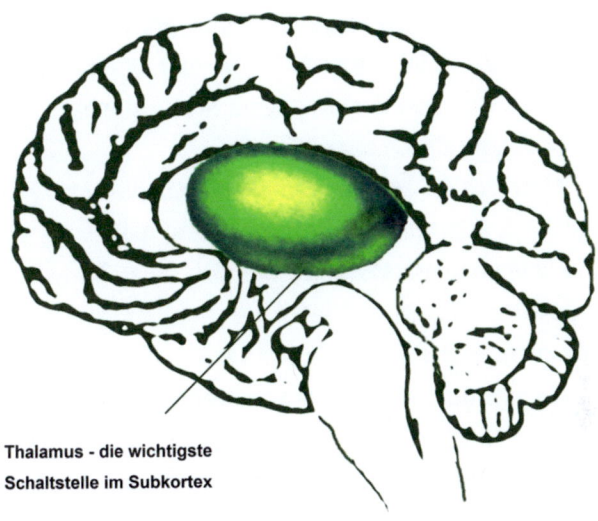

Thalamus - die wichtigste
Schaltstelle im Subkortex

Es passiert ein besonders ästhetischer Umgang mit Psychologie und Lebensphilosophie. Erstaunlich ist es, dass fast alle sinnlichen und rationalen Erkenntnisse über das Leben im alten China durch Aktivitäten und Anstrengungen am eigenen Leib erfahren worden sind, nicht aber im Labor oder durch Forschung an Versuchstieren. Beglückende Beschäftigung mit der Natur bringt uns zur Kenntnis der harmonischen, gegenseitigen und untrennbaren Beziehung zwischen Natur und Mensch. Dichter und Gelehrte schätzten und liebten die Natur mit ihren wundervollen Berg-Seen-Landschaften.

2.11 Natur - Schönheitsempfinden für Seele und Leben

Das Schönheitsempfinden der chinesischen Weisen und Gelehrten ist durch das Naturschauspiel sehr geprägt gewesen. Begeistert von dem Anblick schöner Natur ist ihnen bewusst geworden, dass dieses Schönheitsempfinden für die Seele und das Leben unbedingt notwendig ist. Diese natürliche Szene kann eine großartige Gebirgs- und Seenlandschaft sein, oder auch ein Baum, eine Blume, ein paar Wolken am Himmel, oder ein Bächlein, eine Schlucht, sogar einige Wassertropfen oder gar nur ein paar Blätter.

Ganz zum Unterschied zur westlichen Kultur, die viel Gewicht auf übernatürliche Kräfte wie z.B. Gott legt. Übernatürliche Kräfte sind sicher eine objektive Wirklichkeit, die sich zwar immer auf unser Leben ausgewirkt hat, sie sind jedoch unsichtbar und unfassbar. Da diese Kräfte nicht von unseren Sinnesorganen direkt empfangen und deswegen von uns nur sehr schwer wahrgenommen werden können, sind zur Übertragung bestimmte Mittel der Kommunikation notwendig. Dazu braucht die Religion den Glauben, um an die Kräfte heranzukommen.

Die Leute ergötzen sich an der natürlichen Szene, die nicht nur ein konkretes, stabiles Element ihrer Umgebung darstellt, sondern auch Teil dieser schönen Landschaft ist. Dieser Anblick bedeutet einen sinnlich und seelisch angenehmen Reiz, genauso wie eine harmonische Information für Seele und Körper. Man kann die Aktivität der natürlichen Szene gesamt beobachten und ihr Leben voller Vitalität erfassen und damit die seelische Kraft beleben.

Dichter Chu Guangyi hat beim Ansehen dieses namenlosen Baches viel glückliches und fröhliches Leben gesehen. Er hat z.B. gesehen, wie langsam er fließt, wie sich die weißen Wolken darin spiegeln, und schließlich, wie er tosend die Felsenklippe hinunterstürzt, und so die Tiefen füllt. Genau von diesen unterschiedlichen Aktivitäten, nämlich den langsamen, schnellen, kurvigen und ruhigen, hat Dichter Chu Guangyi geschrieben. Eben davon ist sein Herz tief berührt gewesen und er ist zur Einsicht gelangt.

2.12 Das wichtigste Ziel unseres Lebens

Die Tätigkeit jedes Menschen kann durchaus von der materiellen Welt bedingt sein, doch unsere inneren Lebensaktivitäten sollen unbedingt unbefangen bleiben. Sonst gibt es keine wirkliche Freiheit im Leben, und wir können nicht das ganzheitliche Wohlbefinden erreichen. Die Bewegung des Bächleins dient lediglich seinem eigenen Leben, es will dadurch nicht bekannt und berühmt werden. Deswegen kann es sein unbekümmertes und ruhiges Leben ungestört weiter führen.

Im Gegensatz dazu streben viele Menschen nach Macht, Reichtum, Gewinn und Berühmtheit oder Karriere. Sie verbrauchen ihre eigene Lebenskraft ausschließlich für die materielle Welt und geben ihre wertvolle, natürliche Harmonie preis, um Anerkennung in der Gesellschaft zu erwerben. Dadurch lassen sie ihre Gefühlswelt und innere Harmonie völlig außer Acht, das innere Lebensgefühl kommt abhanden und die Seele wird allmählich leer.

Trotz materiellen Wohlstandes erschöpft sich das geistige Leben des Menschen immer mehr. Zwar kämpft man unentwegt gegen Müdigkeit, Lustlosigkeit und Depression, Burnout, etc. an, doch wird man nicht wirklich fit und weiß auch nicht, warum. Man fühlt sich öfter innerlich unruhig, gestresst, frustriert oder emotional überfordert, aber man kann dem kein Ende setzen.

Die meisten Menschen haben vom Natur-Hirn, nämlich dem subkortikalen Zentrum, keine Ahnung. Sie wissen nicht, dass die schöne Natur und das Natur-Hirn die wichtigste Achse unseres Lebens sind und alle inneren Lebensaktivitäten sich um diese drehen. Alle psychosomatischen Vorgänge werden typischerweise von längsgerichteten funktionellen Systeme veranlasst (vom Kopf zum Körper) und durch bestimmte Reize von unseren Umgebungen in Gang gesetzt.

Zum Beispiel: Das Mensch-Hirn kontrolliert die willkürliche Muskulatur und leitet unser Handeln in der Gesellschaft und im Berufsleben. Antriebe dafür sind alle gesellschaftlichen, wirtschaftlichen, politischen und militärischen Angelegenheiten. Das Mensch-Hirn ist für unsere menschliche Welt und das materielle Leben zuständig. Hingegen werden alle unwillkürlichen Bewegungen, autonome Nervensysteme, organische Funktionen, etc., die von lebenswichtiger Bedeutung für uns sind, vom Natur-Hirn initiiert und gesteuert. Die Wichtigkeit des Natur-Hirns versteht sich hierbei von selbst.

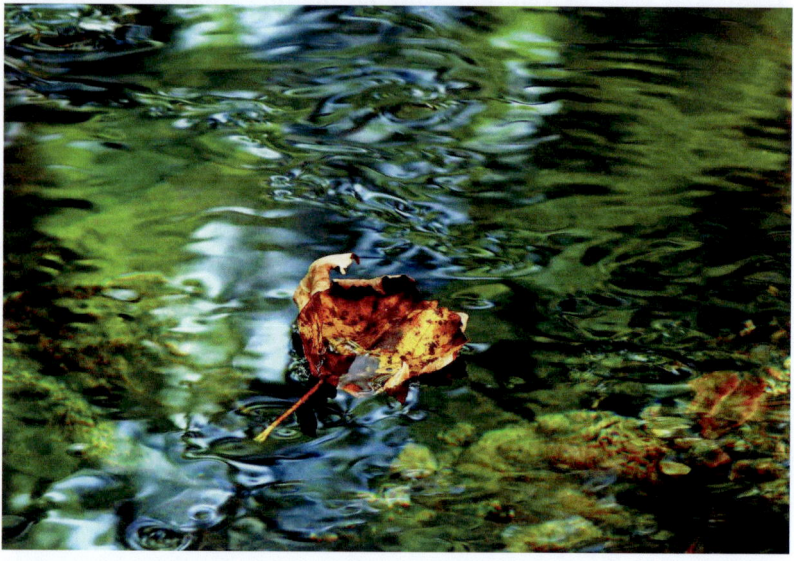

Straneggbach im Almtal

Auch ein ins Bächlein gefallenes Herbstlaub zeigt seine Schönheit. Wenn man im Herbst von Habernau in Richtung Hetzau hinein wandert, wird man vom seichten Straneggbach begleitet. Während 6 Kilometern auf schmaler, kurvenreicher Forststraße, begegnet man immer wieder solchen im Bach schwimmenden Blättern, die sich liebreizend verfärben und nur widerstrebend den Baum verlassen haben. Mit diesem Schönheitsempfinden für unsere Seele und Leben schafft man den Beginn zu mehr Farbe in seinem eigenen Leben.

Die innere Ursache der seelischen Verarmung und vieler psychoso-matischer Störungen liegt darin, dass das Natur-Hirn immer inaktiver geworden und abgebaut worden ist. Wir haben uns von der Natur getrennt und die Bedeutung der naturgemäßen psychosomatischen Aktivitäten total vernachlässigt. Heutzutage reden viele Menschen zwar von Harmonie, aber leider nur oberflächlich.

Die Harmonie entsteht durch ein ausgewogenes Verhältnis zwischen den äußeren, beruflichen Tätigkeiten und den inneren naturgemä-ßen psychosomatischen Vorgängen. Nur wenn beide Seiten im glei-chen Ausmaß behandelt werden, wenn vor allem die inneren natur-gemäßen psychosomatischen Vorgänge unbefangen und störungsfrei verlaufen, dann kann man sagen, dass die Harmonie verwirklicht ist.

Ganz besonders wertvoll an den Berg-Wasser-Gedichten aus der Tang-Dynastie ist, dass sie uns direkt veranschaulicht haben, wie der Dichter durch die Schönheit des Berges und des Gewässers seine eigene innere Lebensaktivität auf natürliche Weise belebt hat.

2.13 Natur-Hirn und ganzheitliches Wohlbefinden

Leidenschaftlich und dichterisch ist der fließende Bach selbst dem Dichter Chu Guangyi vorgekommen. Dadurch kam er nicht nur in einen glückseligen Zustand: dieser hat ihm viele, aufschlussreiche Gedanken über den wahren Sinn des Lebens gebracht. Das Leben im Einklang mit der Natur kann man aus keinem Buch erlernen, man kann es weder durch Meditation noch mit Vorstellungskraft errei-chen. Es ist ein interaktiver und progressiver Prozess, in dem das subkortikale Zentrum ständig in Wechselwirkung mit der Schönheit der Natur steht und in angemessener Form aktiviert wird. Dabei wird das subkortikale Zentrum optimal angeregt. Einerseits werden des-sen Impulse nach oben zur Großhirnrinde (Mensch-Hirn) weitergeleitet, andererseits nach unten durch zahlreiche Assoziationsfasern und Nervenbahnen zum Hypothalamus und den verschiedenen Nervenkernen sowie dem Rückenmark verschaltet. So finden im subkortikalen Zentrum zahlreiche Integrationsvorgänge, sowohl für sensible, als auch für motorische Impulse statt.

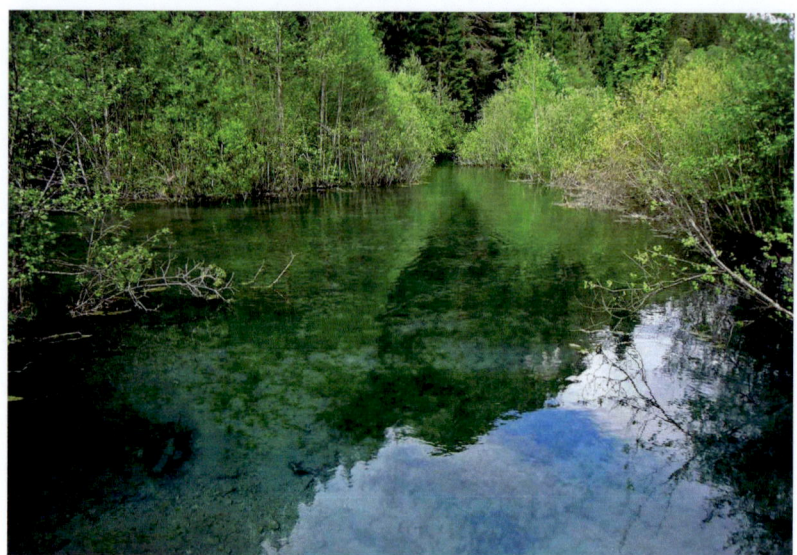

Weissenbach am Ostufer des Weissensees
Die inneren psychosomatischen Vorgänge unseres Lebens sollen auch so störungsfrei ablaufen, wie dieses ruhige Bächlein. Eingebettet im Gebirgszug der Gailtaler Alpen liegt der Weissensee im Südwesten von Kärnten und gehört zu den schönsten Bergseen Europas. Dort findet man 200km markierte Wanderwege in einer Seehöhe von 930 bis 2300 m. Zudem bieten sich die Linienschifffahrt und die Weissensee-Bergbahn als ideale Wanderhilfen an, sodass für jeden abwechslungsreiche naturgemäße Aktivitäten möglich werden. Vom Ostufer des Weissensees fließt der smaragdgrüne Weissenbach durch den Wald. Darin sind jede Menge Fische zu beobachten. Hier ist die Natur besonders ausgleichend und herzstärkend.

Diese Integrationsvorgänge sind die wichtigsten natürlichen Lebensaktivitäten für das Wohlbefinden und bilden die grundlegende Basis der Harmonie von Psyche und Physis. Aber diese Integrationsvorgänge können nur dann störungsfrei verlaufen, wenn man mit der Natur im Einklang ist. Dazu brauchen Menschen das ausdrückliche Lebensbewusstsein und viel praktische Erfahrung. Im harmonischen Leben spürt man die unerschöpfliche geistige Kraft und die Seele ist voll von Lebensgefühl. Die inneren Lebensaktivitäten funktionieren völlig natürlich im Biorhythmus. Das ist es, was die chinesischen Weisen unter „Leben im Einklang mit der Natur" bezeichnet haben. Solche Menschen sind voller Vitalität und Energie, sie finden den Lebenssinn im Privatleben wie in der Arbeit. Sie haben viel Spaß zuzusehen, wie dieser Bach langsamer fließt oder die Felsenklippe hinunterstürzt oder den Fuß des Berges umrundet oder die Tiefen füllt.

Jeder Abschnitt des Lebens dieses Baches ist bildhaft und lebendig geschildert. Der Dichter hat jede Szene seines Laufes dichterisch in viel Lebensphilosophie gefasst. Wir können unsere Seele damit immer erfrischen und unser Schönheitsempfinden kann sich in der Vorstellung unendlich ausdehnen.

2.14 Den wahren Sinn des Lebens wirklich begreifen

Der Sinn bezieht sich normalerweise auf das physiologische Vermögen, einen bestimmten Reiz wahrzunehmen und zu fühlen. Zum Beispiel: Sehen, Hören, Riechen, Tasten und Schmecken. Der wahre Sinn des Lebens ist ein innerer und gefühlmäßiger Bezug für die lebenswichtigen Informationen, die das Leben zur Optimierung und Harmonisierung unbedingt braucht. Hierbei bedeutet das Adjektiv „wahr" den Körper in natura zu verstehen. Anders gesagt, der wahre Sinn des Lebens ist ein in den Tiefen verstecktes, ursprüngliches Vermögen, das uns als Orientierungshilfe für das sinnvolle und gesunde Leben zweckdienlich ist.

Das Sinnesorgan für den wahren Sinn des Lebens ist der Thalamus im Natur-Hirn. Zum Beleben und Erhalten des Thalamus brauchen wir naturgemäße psychosomatische Aktivitäten und adäquate Reize von der schönen Natur. Der Sinn hat einen bestimmten Zweck oder Nutzen: Der Gesichtssinn ist für Sehen und der Hör-Sinn für Hören zuständig. Wenn diese Sinne gestört wurden oder verloren gegangen sind, sind diese Menschen funktionell stark behindert. Ebenfalls gestört ist dann der wahre Sinn des Lebens. Wenn wir ein naturwidriges Leben führen und keine naturgemäßen Aktivitäten unternehmen, wird unser Thalamus funktionell und strukturell schrumpfen. Die negativen Folgen sind offensichtlich: Das Leben wird orientierungslos und schwach, zahlreiche psychosomatische Probleme tauchen auf, etc.

Der wahre Sinn des Lebens ist die besonders wertvolle psychische Fähigkeit und die wichtigste Orientierungshilfe zum Erreichen des ganzheitlichen Wohlbefindens. Ohne diesen sind wir seelisch behindert und verarmt. Viele Begriffe aus der chinesischen Lebensphilosophie stehen in einem engen Zusammenhang, wie z.B. mein/unser Leben, der wahre Sinn des Lebens, das Natur-Hirn, naturgemäße psychosomatische Aktivitäten und schöne Natur, etc. Diese Auffassungen vom ganzheitlichen Wohlbefinden ist wirklich der heilsame und psychische Balsam für uns seelisch verarmte Menschen heutzutage.

Wenn wir das ganzheitliche Wohlbefinden erreichen und mit der Natur im Einklang leben wollen, müssen wir zulassen, dass uns die Schönheit der Natur in der Tiefe unseres Herzens bzw. im Thalamus berührt. Das ist jedoch nicht alles. Das aktivierte Herz muss in einer Wechselwirkung die inneren Lebensaktivitäten fördern. Das passiert, indem wir regelmäßig in die Natur gehen, sie aufmerksam beobachten und bewusst nachspüren. Auf diesem Gebiet haben die Dichter uns ausgezeichnete Anleitungen gegeben. Die Berg-Wasser-Gedichte aus der Tang Dynastie stellen ein wertvolles Kulturerbe dar. Gut ist es, wenn man heutzutage wandern geht, aber noch besser ist es, wenn man während der Wanderung sich mit allen Sinnen auf das Lebensgefühl konzentriert.

„Obwohl niemand seine Ruhe und seinen Frieden kennt, ist es wie vor Zeiten Jahr für Jahr sorglos und hell."

Diese Gedichte von Chu Guangyi sind im Laufe der Wanderung geschrieben worden. Er hat uns dabei genau gezeigt, wie sich dieses namenlose Bächlein so frisch und fröhlich bewegt. Das Bächlein scheint sich an sich selbst zu erfreuen. Auf den Dichter Chu Guangyi ist diese Freude unmittelbar übergegangen und dadurch war es ihm möglich, den wahren Sinn des Lebens tief zu empfinden und zu begreifen.

Wir selbst können so ein schönes Gedicht vielleicht nicht schreiben. Aber das, was Dichter Chu Guangyi beim Schreiben seiner Gedichte empfunden hat, können wir nachempfinden, wenn wir in die schöne Natur gehen. Noch wertvoller ist, wenn wir dem Augenmerk des Dichters folgen und aus den Versen die wunderbare Natur wiederfinden können, womit wir die Harmonie zwischen Natur und Mensch am eigenen Leib zu spüren bekommen.

Es ist eine wichtige Aufgabe für jeden Menschen, sich um sein Leben zu kümmern, um es an die Natur anzupassen. Er muss vor allem den wahren Sinn des Lebens in der Natur wieder finden. Wir moderne Menschen müssen unbedingt und dringend diesen unverzichtbaren Lehrgang nachholen und auffrischen. Nur dann können wir unsere Seele Jahr für Jahr so rein und so aktiv, wie dieses Bächlein es tut, erhalten und die Harmonie von Psyche und Physis erreichen.

Heutzutage streben viele Menschen nach Leistung, Erfolg, Gewinn, Macht, Ruhm, etc. und leben somit in einer hektischen Zeit. Dabei verdirbt man die Freude am eigenen Leben, wird unruhig und unzufrieden und ist nicht mehr stressresistent. Die beste Lösung hierfür ist, das natürliche und geruhsame Leben wieder zu lernen. Wenn man im Einklang mit der Natur steht und darüber in Begeisterung gerät, kehrt die Lebensfreude zurück und dann löst sich Hektik, Zeit- und Termindruck sofort auf.

2.15 Zusammenfassung

Wir Menschen stehen vor der wichtigen Aufgabe, ziemlich unterschiedliche psychosomatische Prozesse, nämlich naturgemäße psychosomatische und zivilisatorisch orientierte Vorgänge, zu koordinieren. Die ersteren bilden die Grundlage des Lebens und werden allgemein als „Leben" bezeichnet. Die letzteren sind speziell und neu für die gesellschaftlichen Angelegenheiten entwickelt worden und werden üblicherweise unter „Ich" vorgestellt.

Der Begriff „Ich" und „mein Leben" sind funktionell ganz anders. „Ich" vertritt das Mensch-Hirn und „mein Leben" bezieht sich auf das Natur-Hirn. Um die psychosomatische Gesundheit bzw. das ganzheitliche Wohlbefinden zu erreichen, muss „Ich" unbedingt eine lebensbewusste Führernatur haben, damit „mein Leben" wieder die Möglichkeit hat, mit der Natur im Einklang zu leben. Um das zu erreichen, ist das lyrische Wandern ein ausgezeichnetes Verfahren zum gesunden, sinnvoll und zufriedenen Leben.

3. Ganzheitliche Wahrnehmung

Ganzheitliche Wahrnehmung ist die ausgeprägte psychische Fähigkeit, mittels des funktionsfähigen Thalamus den wahren Sinn des Lebens zu spüren. Um den Thalamus, dieses bedeutungsvollste Sinnesorgan, zu aktivieren und damit Fähigkeit der ganzheitlichen Wahrnehmung zu stärken, brauchen wir unbedingt die schöne Natur und die Berg-Wasser-Gedichte.

Ein Gedicht als Antwort an Herrn Shi 酬东溪史处士

Von Dichter Meng Guan 孟贯

咫尺东溪路，*Der Weg zum östlichen Bächlein befindet sich in der Nähe.*

年来偶访迟。*Aber ich habe es heuer nur im späten Frühling besucht.*

泉声迷夜雨，*Sein Seufzen ist so angenehm für das Ohr, sogar der pladdernde Regen in der Nacht ist davon fasziniert.*

花片落空枝。*Blütenblätter fallen langsam herunter und daher scheinen die Zweige geräumiger zu sein.*

石径逢僧出，*Auf dem Steinweg am Berg treffe ich oft den heraufkommenden Mönch.*

山床见鹤移。*Ich schiebe mein Bett ständig hin und her, damit ich auch beim Liegen den Kranich sehen kann.*

贫斋有琴酒，*Es gibt das Musikinstrument und den Reiswein in meinem Studierzimmer.*

曾许月圆期。*Ich habe dir versprochen, beim Vollmond mit dir zusammenzukommen und wir reden dann mit Begeisterung über das Erleben der Natur.*

3.1 Vitaler Nektar für unsere ausgetrockneten Seelen

Die Berg-Wasser-Gedichte aus der Tang-Dynastie (618 – 907 n. Chr.) sind wie ein vitaler Nektar für uns, er kann unsere ausgetrockneten Seelen sofort befeuchten und beleben. Sie können wie eine Quelle in der Wüste für durstige Menschen sein oder ein ersehnter Regen nach langer Dürre für die Landwirtschaft. Das Gedicht ist eine lyrische Sprache, die nicht nur mit dem Reime und Rhythmus geschrieben, sondern auch all das bespricht, was das Herz begehrt. In den Berg-Wasser-Gedichten wurden viele lyrische Sinneseindrücke von der schönen Natur aus tiefstem Herzen durch begnadete Dichter künstlerisch zu Papier gebracht. Die dichterischen und klangvollen Verse stellen einerseits bildhaft die herrliche Natur dar und andererseits regen sie das Natur-Hirn durch ganzheitliche Wahrnehmung an.

Dieses Gedicht wurde für einen Gelehrten namens Shi geschrieben, der sein Amt nicht ausüben wollte. Im alten China gab es viele solcher Gelehrte, die zwar sehr gut ausgebildet waren, aber kein Amt bekleiden wollten, weil sie kein Interesse an Karriere und Verdienst hatten. Ihr Feld lieferte genug zum Überleben. Was sie gern gemacht haben, war ihr kulturelles Leben und ihre geistige Welt zu bereichern und die Ausbildung eines guten Charakters zu fördern. Sie wollten keine Karrierestreber sein, die ohne Rücksicht auf andere Menschen selbst Karriere machen. Denn Profitgier hatte sie überhaupt nicht interessiert. Zu diesen Gelehrten pflegten Dichter gute Beziehungen. Die Kommunikation bestand oft aus Gedichten. Darin tauschten sie ihre Gedanken und Erfahrungen über den wahren Sinn des Lebens, das Innenleben, das Naturgefühl, etc. aus. Dieses gemeinsame Streben nach dem beschriebenen Lebensziel baute auf aufrichtige und herzliche Freundschaft auf.

3.2 Höchste Fürsorge

Heutzutage findet man so etwas kaum noch. In den Berg-Wasser-Gedichten steht sehr viel über Lebensfrohsinn und Harmonie zwischen Natur und Mensch. Dichter und Gelehrte hatten großen Anteil an dieser überschwänglichen Lebensfreude und waren in höchster Fürsorge[8] für einander da, mit echten freundschaftlichen, zuneigenden Gefühlen. In unseren modernen zwischenmenschlichen Beziehungen mangelt es uns oft genau an dieser höchsten Fürsorge. Wir können uns zwar stundenlang mit einem Freund am Telefon unterhalten oder mit einem Psychotherapeuten über Probleme sprechen, aber die Herz betreffende Lebensfreude und die Problemlösenden Lebenswege sind fast nirgendwo zu bekommen.

In den Beziehungen zwischen Eltern und Kindern, Mann und Frau, Freunden und Kollegen, usw. fehlt es oft am gegenseitigen Kümmern, sich Verpflichtet fühlen, für einander Einstehen, dem Vermitteln gemeinsamer Einstellungen und Ziele und einer positiven Grundeinstellung dem Leben gegenüber, usw. Diese positiven Grundwerte drohen in der modernen Zeit komplett verloren zu gehen. Durch die alten chinesischen Gedichte können wir viel darüber lernen und davon profitieren. Die Dichter der Tang-Dynastie lebten keineswegs im Paradies, sondern waren ebenso belastet und mussten in der Gesellschaft leben und arbeiten wie wir. Aber in ihrer Seele hatte die volle Schönheit der Natur und ein harmonieorientiertes Lebensbewusstsein viel Raum. Deshalb konnten sie so viel innere Freude mit anderen teilen. Das ist eine der wichtigsten Lektionen der chinesischen Lebensphilosophie.

8, Die höchste Fürsorge bedeutet hier, dass man sich zuerst um die wichtigsten psychosomatischen Vorgänge des eigenen Lebens und dann um die eines Freundes oder anderer Menschen kümmert.

3.3 Zuerst harmonisiert man sein eigenes Leben

„Der Weg zum östlichen Bächlein befindet sich in der Nähe.
Aber ich habe es heuer nur im späten Frühling besucht."

Unter höchster Fürsorge versteht man nicht das normale, persönliche Bemühen um Jemanden, der Hilfe braucht. Sondern es geht weit darüber hinaus. Aber zuerst muss man sein eigenes Leben harmonisieren und das ganzheitliche Wohlbefinden erreichen. Erst mit dieser Erkenntnis und diesen Erfahrungen kann man dann den anderen Menschen besser helfen. Also, um die höchste Fürsorge zu erreichen, ist es nötig, zuerst das eigene Leben zu optimieren und zu harmonisieren. Und erst danach kann man mit dem entsprechenden Eigeninitiativ-Verfahren und den erfolgreich gemachten Erfahrungen anderen Menschen helfen. In obigem Gedicht hat Dichter Meng Guan dem Gelehrten Shi sein Empfinden in Bezug auf das östliche Bächlein und seiner Wanderung berichtet. Diese Art der Vermittlung bzw. des Mitteilens naturbezüglicher Informationen ist ein Bestandteil der höchsten Fürsorge.

Das östliche Bächlein befindet sich in der Nähe seines Zuhauses. Trotz vieler amtlicher Tätigkeiten schafft es Dichter Meng Guan vor dem Ende des Frühlings, sich die Zeit zu nehmen, um das östliche Bächlein zu besuchen. Die Dichter zählten zu der kulturellen und gesellschaftlichen Elite, ebenso die Beamten aller Ebenen in der königlichen Regierung. Ihre Tagesgeschäfte zu erledigen, hat viel Zeit in Anspruch genommen. Trotzdem hat Dichter Meng Guan das östliche Bächlein besucht.

Die effizienteste Maßnahme gegen Burnout, Depressionen und Einsamkeit: Bereichern Sie Ihr kulturelles Leben und Ihre geistige Welt durch Erlebnisse mit der schönen Natur.

Der Frühling ist die beste Jahreszeit, in der sich alle Lebewesen in ihrer höchsten Vitalität darbieten. Eis und Schnee schmelzen langsam und die Flüsschen singen fröhlich. Überall sieht man die neuen, zarten Blätter in den Ästen der Bäume und Sträucher als sichtbare Zeichen der Wiederbelebung der Erde nach dem Winter. Zum Ende des Frühlings ist ein dichtes Gewirr von Astwerk, Zweigen und Blättern gewachsen. Die Natur erscheint schon grün bedeckt. Wenn man diese Zeit verpasst, dann entgeht einem der Anblick der bezaubernden Frühlingslandschaft. Es regt sich viel im späten Frühling, der uns einen ganz besonders faszinierenden Anblick bietet. Dichter Meng Guan hat ein östliches Bächlein in einer regnerischen Nacht besucht.

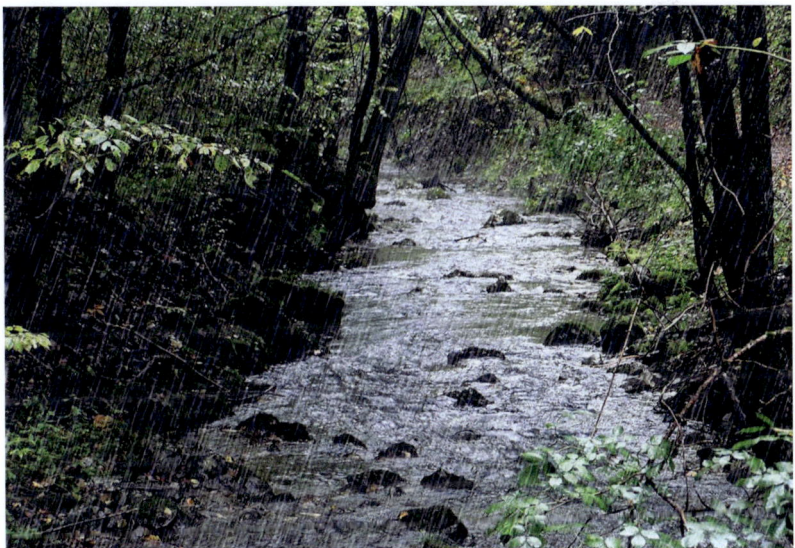

Trefflingbach bei Puchenstuben in Niederösterreich
Der plätschernde Regen ist vom murmelnden Bach fasziniert, wie schön ist dieser Vers im Gedicht. Hierbei kann man eine Wasser-Sinfonie vom Regen und Bach in der Nacht hören. Der Bach spielt einen fließenden Klang mit gurgelnder und murmelnder Melodie und erzählt uns über das erfreuliche und beglückende Leben. Davon ist der Regen so beeindruckt und begeistert.

3.4 Herz für das plätschernde Bächlein

„Sein Seufzen ist so angenehm für das Ohr, sogar der pladdernde Regen in der Nacht ist davon fasziniert."

Angekommen am östlichen Bächlein, ist Dichter Meng Guan von seinem Murmeln in höchstem Maße angetan. Obwohl der Regen auf Felder und Bäume prasselt, hört er das Bächlein fließen, nämlich ein leises und helles Geräusch. Nicht seinem guten Gehör ist es zu verdanken, dass er das Bächlein hört, vielmehr spürt er den Widerhall des Plätscherns in seinem Herzen. Das Plätschern des Bächleins ist dem Dichter Meng Guan sehr vertraut.

Ebenso angenehm ertönt der Regen beim Platschen auf die Felder. Warum neigt sich Dichter Meng Guan dem plätschernden Bach zu? Das hat mehrere Gründe:

Weil die Zirkulation der Hirn-Rückenmarks-Flüssigkeit dadurch optimal gefördert wird.

Weil damit die Funktionen des Subkortex aktiviert und die ganzheitliche Wahrnehmung merklich geschärft wird.

Natürlich klingt die Melodie des Flüsschens auch viel schöner als das Platschen des Regens.

Das ist der Grund, warum die Dichter in der Tang-Dynastie sich besonders in Bergbäche verliebt haben. Hier hat Dichter Meng Guan mit dem Vers „Sein Seufzen ist so angenehm für das Ohr, sogar der pladdernde Regen in der Nacht ist davon fasziniert", den Zusammenhang zwischen seinem eigenen Empfinden und dem des Flüsschens künstlerisch dargestellt. Daran kann man das Lebensbewusstsein von Dichter Meng Guan deutlich erkennen.

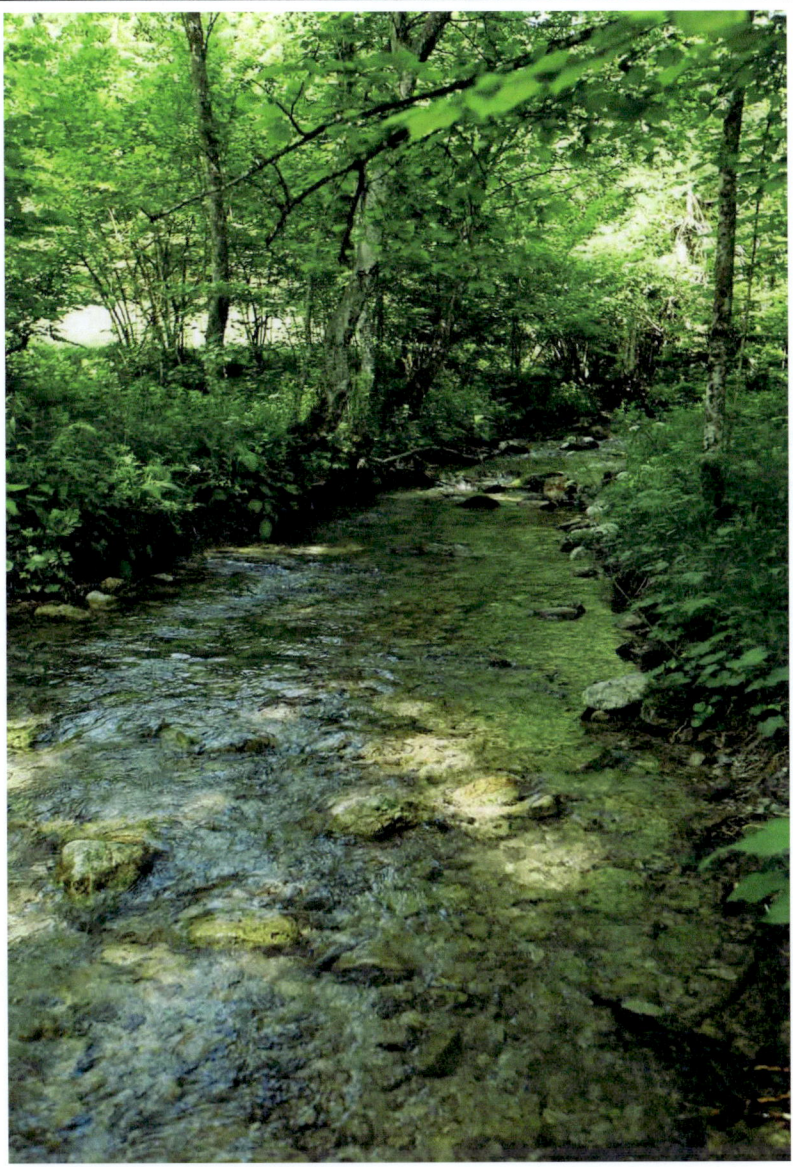

Traisen in Türnitz, Niederösterreich
Ein mit zarten grünen Blättern bedecktes Bächlein schenkt unserem geistigen Auge viel belebenden Sinn und befeuchtet die ausgetrocknete Seele.

3.5 Auf Inneres hören und richtig interpretieren

Es ist gekennzeichnet durch eine volle, weitblickende Denkweise sowie durch integrierende Denkprozesse mit einem guten Gespür und ausgezeichneter ganzheitlicher Wahrnehmung. Mit diesem voll ausgebildeten Lebensbewusstsein kann man in seiner unmittelbaren Umgebung viele verschiedene oder ähnliche Dinge prüfen, um empfinden und erkennen zu können, was für seine inneren Lebensaktivitäten am wichtigsten und wertvollsten ist. Genau diese psychische Fähigkeit fehlt uns modernen Menschen.

Durch unsere starke Job-Fixierung und Zivilisation-Orientierung an gesellschaftlichen Vorgängen, vergessen wir, auf unser Innerstes, das mit der Natur verbunden ist, zu hören und nehmen uns auch nicht die Zeit, um z.B. in die Natur zu gehen und uns neu stimulieren zu lassen. Deswegen verarmt unsere Seele und unsere Batterien leeren sich zunehmend. Das ist der Grund für so viele seelische Probleme und psychische Störungen. In der Neuroanatomie und Neurophysiologie sind solche Probleme und Störungen nichts anderes als die Schrumpfung der Neuro-Vernetzungen. Wenn diese Neuronen nicht gefördert werden, bauen sie ab und daraus entstehen funktionelle Störungen.

Statt das Natur-Hirn zu aktivieren und das Auseinanderdriften von Neokortex und Subkortex auszugleichen, versuchen viele Menschen mit materiellem Anreiz oder Abenteuern oder wahnsinnigen Handlungen die leere Seele zu stimulieren. Das ist sehr traurig. Das kann kein gutes Ende nehmen, denn diese gesetzten Aktionen füllen die Leere nicht, weil sie nicht das Grundproblem erkennen und lösen, sondern nur verdecken. Wir müssen stattdessen mehr auf unser Inneres hören und dieses richtig interpretieren. Dabei können Personen, die die oben beschriebene höchste Fürsorge durchführen, behilflich sein, um den richtigen Weg zu finden.

3.6 Sinnliche, begriffliche und ganzheitliche Wahrnehmung

Unsere Wahrnehmung besteht aus vielen psychosomatischen Prozessen, die verschiedene Aspekte unseres Bewusstseins betreffen. Z.B. kann man einen bestimmten Gegenstand mit den Sinnen, nämlich Sehen, Hören, usw., erkennen und das Wesentliche und seine Bedeutung dieses Objekts begreifen. Also, kann man diese Prozesse als sinnliche und begriffliche, sowie wesentliche Wahrnehmung unterscheiden. Die ganzheitliche Wahrnehmung ist jedoch ein noch umfangreicherer und tieferer, dreidimensionaler psychischer Prozess. Dabei sind der Subkortex und viele andere zentrale Nervensysteme wie z. B. Rückenmark, sogar Darm-Hirn, etc. beteiligt. Das Bemerkenswerte an der ganzheitlichen Wahrnehmung ist, dass diese keinesfalls Vorstellung ist.

Die Vorstellung wird nur von bestimmten Assoziationen hergeleitet, die man mit einem Wort oder Begriff verbindet. Anders gesagt: Vorstellung ist ein Bild, das man mit Hilfe seines Neokortex sieht. Man sollte nicht die ganzheitliche Wahrnehmung und die Vorstellung in einen Topf werfen. Die besondere Eigenschaft der ganzheitlichen Wahrnehmung zeigt sich vor allem in der Verlagerung vom Neokortex (Mensch-Hirn) zum Subkortex (Natur-Hirn). Das heißt, die von außen und innen kommenden Informationen werden nicht als erstes im Neokortex strukturiert und eingeordnet, sondern im Subkortex bzw. im Thalamus verarbeitet. Vor allem werden die von außen kommenden Informationen im Subkortex mit inneren Aktivitäten unseres Lebens überprüft, ob sie für die Optimierung und Harmonisierung der inneren Aktivitäten vorteilhaft sind.

Z.B. haben Nahrungsmittel (Fisch oder Fleisch) unterschiedliche Wirkungen im Körper jeder Person. Ob ein bestimmtes Nahrungsmittel gut für uns ist, könnte man mit Hilfe eines aktivierten Subkortex spüren und bestimmen. Das heißt, wäre der Subkortex beim modernen Menschen noch voll aktiviert, würden wir nicht nur drohende Gefahren, sondern auch lebenswichtige, positive Hilfen wie z.B. das Bauchgefühl instinktiv spüren und daraus Vorteile erzielen. Siehe obiges Ernährungsbeispiel. Aber auch: Passt dieser Job wirklich zu mir? Habe ich meinen Lebenspartner richtig gefunden? Ist die Wohnlage wirklich optimal für mein Wohlbefinden? Alles Beispiele, wo ein aktivierter Subkortex zu richtigen Entscheidungen führen könnte.

3.7 Ganzheitliche Wahrnehmung kann gestärkt werden

Diese ganzheitliche Wahrnehmung kann mit der Zeit und der Methode trainiert und gestärkt werden, damit der Körper so fähig wird, uns zu sagen, ob eine konkrete Entscheidung/Handlung hilft, dem wahren Sinn des Lebens näher zu kommen. Das versteht man unter Auffassungsgabe. Damit werden viele Erkenntnisse über die inneren Lebensaktivitäten gewonnen und wir nähern uns langsam dem Zustand des ganzheitlichen Wohlbefindens. Einfach gesagt, die ganzheitliche Wahrnehmung ist der Zugang zur Weisheit.

Harmonie zwischen Natur und Mensch ist die Voraussetzung dafür, dass man das ganzheitliche Wohlbefinden erreichen kann. Dazu zählt die ganzheitliche Wahrnehmung als das wichtigste Kettenglied. Die adäquate Reize der schönen Natur, während des Wanderns alle Sinne bewusst offen zu lassen und die rational verarbeiteten Informationen wie z.B. Berg-Wasser-Gedichte zu erlernen sind drei unerlässliche notwendige Bedingungen für die Wechselwirkung, die man braucht, um ganzheitliches Wohlbefinden mit Sicherheit zu schaffen. Dabei ist der Subkortex der Mittelpunkt, an dem sich alle von außen und innen kommenden Informationen treffen. Nur wenn alle Sinneseindrücke von außen und sensorischen Impulse von innen zuerst im Natur-Hirn gefühlsmäßig intensiv verarbeitet werden, kann man seine ganzheitliche Wahrnehmung verstärken.

Die Dichter in der Tang-Dynastie haben eine außergewöhnliche Fähigkeit zur ganzheitlichen Wahrnehmung besessen. Sie haben viele sinnliche Erfahrungen mit der Schönheit der Natur gehabt und in der schön geschriebenen Sprache eine außerordentliche Kunstfertigkeit erzielt. Eines der wertvollsten Kulturerben für uns!

3.8 Mehrere Bedeutungen auf einen Blick

„Blütenblätter fallen langsam herunter und daher scheinen die Zweige geräumiger zu sein."

Dichter Meng Guan hat uns im Vers „Blütenblätter fallen langsam herunter und daher scheinen die Zweige geräumiger zu sein" gezeigt, wie man seine ganzheitliche Wahrnehmung bei einem momentanen Bild, das sich den Augen darbietet, verbessern kann.

Dieser Vers hat mehrere Bedeutungen: Erstens: Dichter Meng Guan ist nicht traurig, als er im späten Frühling viele, schöne Blütenblätter fallen sieht. In seiner Seele sieht er, dass bald im Sommer sich grüne Blätter im regelmäßigen Wechsel mit Blütenblättern zeigen werden. Anders gesagt, er hat die natürliche Entwicklung an dieser Stelle wahrgenommen und sich darauf gefreut, dass das pulsierende Leben in der Natur weiter geht. Diese Freude gibt auch ihm einen neuen Aufschwung. Hierbei kann man die Aktivierungsprozesse zum ganzheitlichen Wohlbefinden mit der Wechselwirkung zwischen Schönheit der Natur - Blütenblätter fallen, ganzheitliche Wahrnehmung - Entwicklungsgang und Wohlbefinden - neuen Aufschwung- genau sehen.

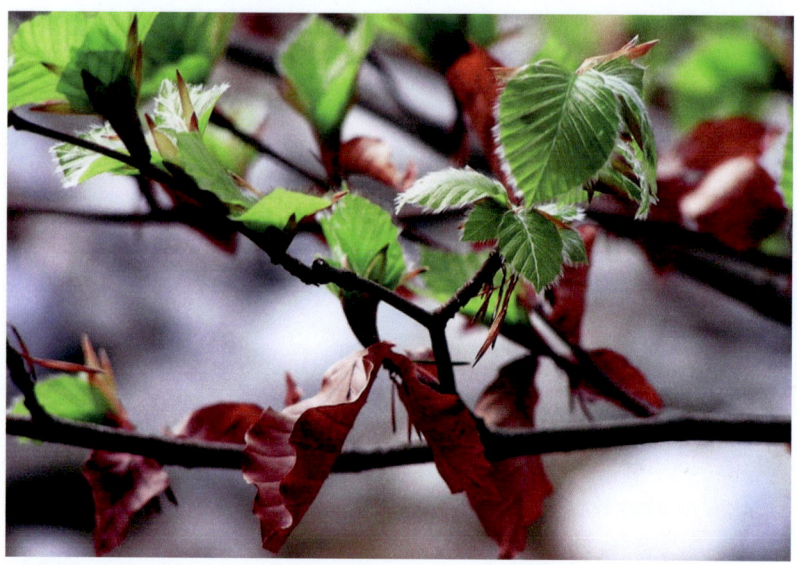

Erlauf bei Neuhaus in Niederösterreich
Der Erlauf ist ein etwa 70 km langer Nebenfluss der Donau in Niederöster-reich. Wenn man im Frühling vom Ort Wienerbruck ausgehend wandert und zwar entlang des Erlaufs, der via Tormäuer durch den Naturpark Öt-scher-Tormäuer fließt, sieht man viele aufschlussreiche Naturschauspiele. Unzählige neue zarte Blätter sprießen aus leeren Zweigen und das pulsie-rende Leben geht in der Natur weiter. Im Sommer wird dieses neue Leben noch dichter gedeihen. Dieser Anblick veranschaulicht ganzheitliche Wahr-nehmung auf lange und hoffnungsvolle Sichtweise.

Zweitens: Dichter Meng Guan hat eine räumliche Ausdehnung zwi-schen den Zweigen gesehen. Dadurch hat er den von Laozi gepräg-ten Begriff „Wu" (chin. 无) hinsichtlich innerlicher Aktivitäten des Lebens begriffen.

Der Platz zwischen den Zweigen ist ein wichtiger Lebensfreiraum für die Pflanze. Für ihr Wachstum und ihre entsprechende Entwicklung spielt dieser eine große Rolle. Ebenso ist der Freiraum des Innenlebens wichtig für uns, um die naturgemäßen psychosomatischen Vorgänge auszudehnen.

3.9 Sichtweise der meisten Menschen ist sehr klein

Der Blickwinkel des Denkens von Dichter Meng Guan hat sich stark verbreitert und sein seelischer Raum sich auch vergrößert. Das ist besonders wichtig für uns, denn die Sichtweise der meisten von uns ist dafür sehr klein. Die Sichtweise ist Schaltstellen der Informationsverarbeitungen unterworfen. Im Neokortex, nämlich Mensch-Hirn, ist die kortikale Säule die elementare Neuro-Vernetzung für Denkprozesse. Da jede Säule nur bestimmte Reize und nach ähnlichen Eigenschaften sortiert aufnimmt, beschränkt sich der Denkprozess deshalb auf ein kleines Gebiet und bildet damit eine schmale Sichtweise. In diesem Fall ist daher die Wahrnehmung auch eingeschränkt und wir können weder die positive Entwicklung einer Sache für eine lange Zeit in der Zukunft sehen, noch die Zusammenhänge in ihrem vollen Umfang erkennen. Daher ist es so schwer für uns, ein Objekt ganzheitlich wahrzunehmen.

Wir nehmen stattdessen nur Aspekte davon statisch und partiell auf. Zum Beispiel konzentrieren sich die Leute während des Wanderns hauptsächlich nur auf die Bewegung und zielen lediglich auf den Gipfelsieg. Sie lassen sehr selten alle Sinne offen, um die Schönheit der Natur zusammen mit den inneren Aktivitäten bewusst zu empfinden und zu verarbeiten. Diese punktuelle Wahrnehmung ist darauf zurückzuführen, dass die Informationsverarbeitung des Natur-Hirns bei vielen Menschen stark geschwächt wurde.

Vergleichsweise dazu interessieren sich die meisten Menschen bei der traditionellen chinesischen Medizin nur für Akupunkturpunkte oder einige Begriffe, wie z. B. Qi-Energie, fünf Elemente usw., aber sie übersehen die wichtigsten Inhalte wie z. B. den ganzheitlichen Gedanken, die harmonieorientierte, aktivierende Anwendung für das ganzheitliche Wohlbefinden, usw.

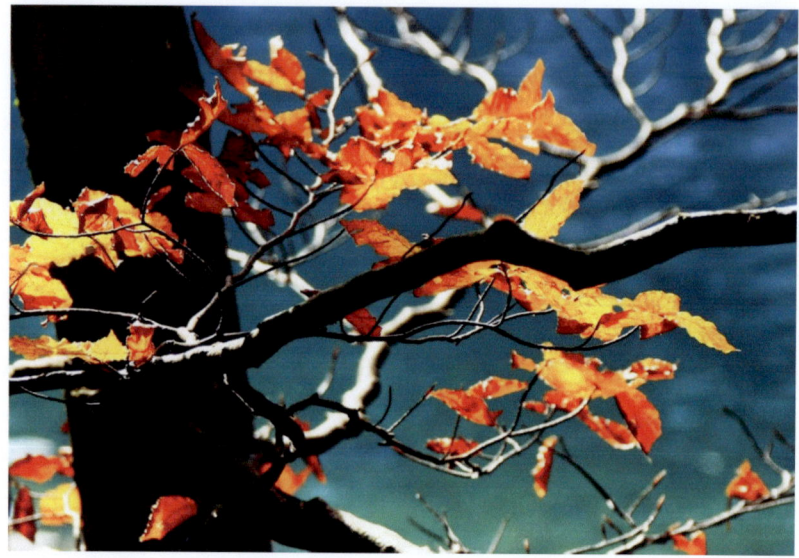

Langbathseen in Oberösterreich

Die Langbathseen, der *Vordere* und der *Hintere Langbathsee*, liegen in einem langen Talkessel ca. 8 Kilometer westlich von Ebensee am Fuße des Höllengebirges. Am See liegt das Jagdschloss Langbathsee von Kaiser Franz Josef. Rund um die Langbathseen sind alle Wege zu jeder Jahreszeit begehbar. Wenn man im Herbst rund um die Seen wandert, sieht man die Herbstblätter fröhlich im Wind lachen. Diese Freude flößt uns neuen Mut ein.

Beim Essen empfindet man nur, ob es dem Gaumen schmeichelt, kaum jemand nimmt dabei Rücksicht auf die Wünsche der inneren Organe samt dem Wissen über die Vor- und Nachteile.

In den meisten Paarbeziehungen wird nur der sexuelle Aspekt betont, aber von der wunderschönen Harmonie des Familienlebens haben die meisten Leute keine Ahnung.

Eine Verschiebung der Wertvorstellung findet man bei den modernen Menschen, indem sie sehr großen Wert auf Gewinn, materielle Güter und gesellschaftliche Anerkennung legen. Die Botschaften von Wäldern, Bächen, Bergen, etc., die für unsere Seele und das ganzheitliche Wohlbefinden unbedingt notwendig sind, überhören sie völlig.

Der Vers in diesem Gedicht von Meng Guan hat uns den schwierigen Begriff der ganzheitlichen Wahrnehmung veranschaulicht und seine Bedeutung für das Leben, die immer von chinesischen Weisen betont und als Lebensbewusstsein bezeichnet wird, nochmals präsentiert. Es lohnt sich, über den Vers nachzudenken und sich zum Handeln verleiten zu lassen.

3.10 Elegantes und naturbelassenes Leben empfinden

„Ich schiebe mein Bett ständig hin und her, damit ich auch beim Liegen den Kranich sehen kann."

Die Dichter in der Tang-Dynastie haben viele lyrische und melodische Gedichte über die Schönheit der Natur verfasst. Sie haben auch viele Gedanken und zahlreiche ästhetische Lebensphilosophien in Verse gebracht. Das ist das Wertvollste an den Berg-Wasser-Gedichten.

Hier hat Dichter Meng Guan mit diesem Vers beschrieben, dass er sogar beim Liegen den Kranich auch im Auge behält. Der Kranich, vor allem der weiße Kranich ist in der traditionellen chinesischen Kultur immer ein versinnbildlichtes Lebewesen für die Gelehrten und Dichter, die sich aus dem schmutzigen geschäftlichen Leben heraushalten wollen. Darüber hinaus faszinieren sie die Schönheit der Kraniche und ihre anmutigen und phantastischen Tanzbewegungen sowie ihr harmonisches und elegantes Verhalten. Der Kranich symbolisiert ein langes, glückliches Leben und Weisheit in China.

Je mehr Sie versuchen in Ihrem Innern den Zusammenhang zwischen den naturgemäßen psychosomatischen Vorgängen und der schönen Natur zu spüren, desto mehr gewinnen sie an Lebensfreude. Die Lebensfreude kann nicht erdacht oder eingebildet werden. Viele Menschen haben vergeblich versucht, diese Art der Freude mit Meditation oder Einbildungskraft zu erlangen. Oder haben sie mit sinnlichen Begierden, sexuellem Verlangen und materiellem Konsum, etc. verwechselt.

Kraniche waren lange vor dem Menschen auf der Erde. Fossile Funde der Vorfahren heutiger Kronenkraniche Balearicinae stammen aus dem Erdzeitalter des Tertiärs. Sie sind etwa 37 bis 54 Millionen Jahre alt. Natürlich mögen die Dichter nicht nur deswegen die Kraniche sehr gerne, sondern sie bewundern ihre Freiheit in der Natur. Die Kraniche sind Zugvögel und verbringen den Sommer in verschiedenen Regionen der Welt. Im Spätsommer und Herbst machen sich die Kraniche auf den Weg in ihre südlichen Winterquartiere, wo es noch warm ist. Zu dieser Zeit spielt sich das eindrucksvolle Naturschauspiel des Herbstzuges der Kraniche ab. Ab Mitte Februar kehren die einheimischen Kraniche aus den Winterquartieren an die Brutplätze zurück. Um diese bewegliche Freiheit in der Natur beneiden Gelehrte und Dichter die Kraniche sehr.

Die Freiheit bedeutet nicht nur einen Zustand, in dem man körperlich und persönlich frei ist, sondern kann auch Gedankenflug und die Wahrnehmung ohne Beschränkung in geistiger Hinsicht. Dafür muss man seinen Kopf gründlich von gesellschaftlichen Bräuchen befreien, um für alle positiven Informationen aufnahmefähig zu sein. Nur wenn Körper und Geist selbstständig und zwanglos funktionieren, hat man wirkliche Freiheit.

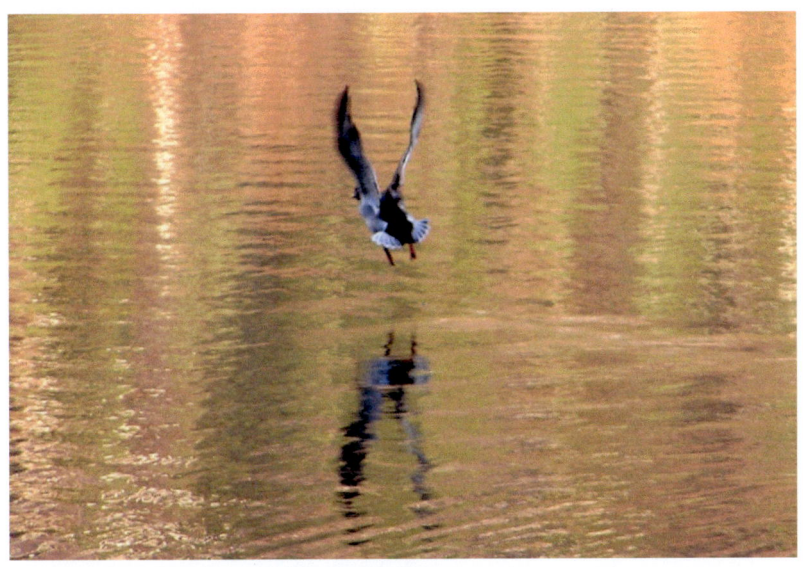

Leopoldsteinersee in der Obersteiermark

Der Leopoldsteinersee ist ein smaragdgrüner, glasklarer Bergsee in der Obersteiermark und liegt 4 Kilometer nordwestlich der Stadt Eisenerz. Eine Seeumrundung ist 4 km lang und ganz naturnah. Im Frühling ist die Wiederbelebung der Natur überall zu sehen. An heißen Sommertagen ist eine Abkühlung im Leopoldsteinersee zu genießen. Im Herbst und Winter reflektiert der See die Sonnenstrahlen und es zeigen sich auf der Wasserfläche wunderschöne Farben. Wenn eine wilde Ente in dem Moment abfliegt, wünscht man sich auch seine eigenen inneren, naturgemäßen Aktivitäten so frei laufen lassen zu können.

Vor Brutbeginn vom März bis Anfang April lassen sich oft die schönen und graziösen Tänze der Kraniche am früheren Morgen beobachten. Die unterschiedlichen Tanzfiguren sind durch Sprünge, Flügelschlagen, Zickzackläufe und Im-Kreis-Laufen dargestellt. Sehr wahrscheinlich hat Dichter Meng Guan zur dieser Zeit die Tänze der

Kraniche gesehen. Er ist scheinbar gerade aufgewacht und ist noch im Bett gelegen. Eilig schiebt er sein Bett ständig um, damit er nichts von den anmutigen Tänzen der Kraniche versäumt.

Das zeigt, dass dem Dichter Meng Guan nicht nur die schönen Bewegungen der Kraniche gefallen, sondern dass er auch dem eleganten und immer mit der Natur verbundenen Leben zugeneigt ist. Diese Zuneigung wird so mitempfunden, als ob diese einem selbst zu teil würde. Das selbst erlebte Gefühl wird dann langsam weiter in Gedanken verarbeitet und die psychische Verbindung zwischen Naturschauspiel und Natur-Hirn wird verschaltet. Dichter Meng Guan denkt, dass seine innere Freiheit gleich der Freiheit des Kranichs sein soll. Daraus entwickelt sich die chinesische Lebensphilosophie. Das ist der Grund, warum beim Gelehrten und Dichter das Lebensbewusstsein sehr stark bemerkbar ist.

3.11 Ästhetische Lebensphilosophie

Die Philosophie verwendet ein bestimmtes System von Fragen und Antworten, die auf Grund des Nachdenkens über das Grundlegende der Welt gestellt werden. Weil sie umfangreiche abstrakte Begriffe berührt, ist sie für die Meisten sehr schwer zu erfassen.

Die chinesische Lebensphilosophie beruht auf ganzheitlicher Wahrnehmung und versucht, die grundlegende Gesetzmäßigkeit der inneren Aktivität des menschlichen Lebens zu erklären. Auch möchte sie die Zusammenhänge zwischen innen und außen darstellen. Sie ist ebenfalls nicht leicht zu verstehen.

In dem sehr bedeutsamen Werk „Dao De Jing" (von Laozi, einem begabten Gelehrten und Weisen, der vor ca. 2500 Jahren lebte, verfasst) gibt es viele tiefschürfende Hinweise über die Harmonie zwischen Natur und Mensch sowie dem ganzheitlichen Wohlbefinden.

Leider fehlt bis jetzt das richtige Verständnis für diese brillante Interpretation. Die Dichter in der Tang-Dynastie haben das ganzheitliche Wohlbefinden durch ihr persönliches Erlebnis mit der Natur am eigenen Leib erfahren. Es ist ihnen leichter als uns gefallen, die Bedeutung der Begriffe und ihrer philosophischen Inhalte zu verstehen. In diesem Verständnis haben sie uns tiefgründige Lebensphilosophie dichterisch veranschaulicht. Das ist faszinierende Kunst!

3.12 Lebenswissenschaft in Gedichtform

In diesen Gedichten können wir unmittelbar die Welt, in der das Leben im Einklang mit der Natur steht, klar erkennen. Die Gedichte helfen uns, den Sinn der Harmonie von Psyche und Physis noch besser nachvollziehen zu können, über den wahren Sinn des Lebens zur Einsicht zu kommen, spirituelles Glück zu spüren, etc. Das Wesentliche der Lebensphilosophie zu begreifen, ist zweifellos eine große Hilfe für uns. Noch dazu bereitet uns die Beschäftigung damit Freude und Vergnügen.

Die Dichter der Tang-Dynastie haben einen festen kulturellen Hintergrund und eine fundierte Ausbildung in den geisteswissenschaftlichen Fächern gehabt. Dieser Umstand liegt dem großen Erfolg der Berg-Wasser-Gedichte zugrunde. Das Wissen um den chinesischen kulturellen Hintergrund ist eine Voraussetzung für uns, die Begriffe des „Dao" und der „Dao Kultivierung" sowie das Wesen des ganzheitlichen Wohlbefindens richtig zu verstehen.

Alle Dichter sind gut ausgebildete Gelehrte und in der chinesischen Lebensphilosophie sehr bewandert gewesen. Sie haben auf diesem Gebiet hervorragend Bescheid gewusst. Ein vages Naturgefühl haben viele Menschen, aber es sind nicht alle imstande, dieses zum Lebensbewusstsein werden zu lassen und klar auszudrücken, geschweige denn in schöne Verse zu bringen. Die Berg-Wasser-Gedichte aus der Tang-Dynastie sind eine Lebenswissenschaft in Gedichtform.

3.13 Einseitiger Aspekt über Wohlbefinden

Woran wir denken und worüber uns etwas bewusst wird, hängt in großem Maße von unserem kulturellen Hintergrund ab. Die Bedeutung von Begriffen kann sich mit dem kulturellen Hintergrund verändern. Das Wohlbefinden ist ein gutes Beispiel: was moderne Menschen über das Wohlbefinden erfahren, ist hauptsächlich ein Zustand, in dem man aufgrund körperlicher und geistiger Voraussetzungen zu gesellschaftlicher Tätigkeit fähig ist. Dabei wird das Gewicht darauf gelegt, für körperliche und geistige Fähigkeiten in gesellschaftlichen Angelegenheiten gerüstet zu sein.

In der westlichen Kultur hat sich der Mensch von der Natur sehr weit entfernt. Sie wird sogar als gegensätzlich zum Menschen gesehen, so als ob sie bezwungen werden müsste. Oft genug wird ihr der Kampf angesagt. Der Gedanke hinsichtlich Harmonie zwischen Natur und Mensch ist in der traditionellen westlichen Kultur kaum zu finden. Selbst die "mit der Natur verbundenen" Bauern kämpfen mit/gegen die Natur und die modernen Städter haben sie völlig vergessen. Wie wir auf den nächsten Seiten zeigen werden, muss jeder Mensch wieder einen persönlichen Bezug zur Natur herstellen. Egal, ob mit einem kleinen Balkon oder Garten in der Großstadt oder einer Wanderung durch die umliegende Natur. Jeder von uns hat einen bestimmten Bezug zur Natur. Wir suchen z. B. Freiraum, wir schätzen die Regelmäßigkeit, genießen schöne Abwechslung, etc. Das gehört zum grundlegenden Bedürfnis im Innenleben. Wieso wollen die heutigen Menschen die Natur bezwingen? Dieser Gedanke ist in Menschen mit westlichem Kulturhintergrund fest verankert. Sie meinen natürlich: mit der körperlichen und geistigen Fähigkeit, die man braucht, sich in der Gesellschaft zu betätigen. Es liegt auf der Hand, dass diese Fähigkeit dadurch immer stark betont ist. Auf Grund dieser Gedanken werden die gesellschaftsorientierten körperlichen und geistigen Fähigkeiten als zwei Hauptelemente für die Gesundheit definiert. In diesem Fall sind jedoch die harmonieorientierten inneren organischen und seelischen Aktivitäten, die im Einklang mit der Natur stehen müssen, völlig außer Acht gelassen.

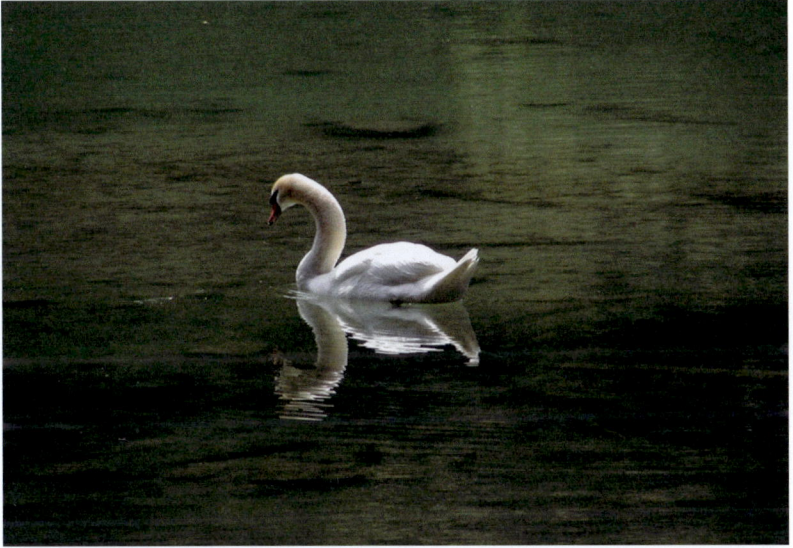

Leopoldsteinersee in der Obersteiermark
Der Leopoldsteinersee ist ein smaragdgrüner, durchsichtiger Bergsee in der Nähe der Stadt Eisenerz. An heißen Sommertagen ist die Abkühlung im Leopoldsteinersee eines Genuss, weil dieser in den Sommermonaten selten 20 Grad oder mehr erreicht. Vor allem wenn ein Schwan in unserer Nähe gemächlich auf dem See schwimmt und uns so zeigt, wie wir unser Leben aktiv, aber ohne Eile, führen können.

Unser Wohlbefinden und unsere Gesundheit haben diese Harmonie dringend nötig. Angesichts dieser Situation ist der Wunsch nach Wohlbefinden oder Gesundheit trotz vieler Bemühungen schwer erfüllbar. In der chinesischen Kultur haben sich die Weisen mit zwei Aspekten des Wohlbefindens auseinandergesetzt. Das sind der Neokortex und der Subkortex. Der Neokortex bzw. das Mensch-Hirn dient als das Hauptzentrum des materiellen Wohlbefindens und der Subkortex, nämlich das Natur-Hirn ist das Hauptzentrum des naturgemäßen, ganzheitlichen Wohlbefindens. In der chinesischen Kultur ist das materielle Wohlbefinden genauso beschrieben wie in der westlichen Kultur. Allerdings wird das Gewicht mehr auf das Natur-Hirn bzw. Subkortex gelegt und die Zusammenarbeit von Mensch-Hirn und Natur-Hirn gefördert. Damit die beiden Zentren funktionell ausgeglichen und die reibungslosen Abläufe vom ganzheitlichen Wohlbefinden gewährleistet werden.

3.14 Zwei Achsen wechselseitig zueinander verbinden

Mit dem ganzheitlichen Wohlbefinden meint man eine innere Harmonie zwischen Neokortex und Muskulatur sowie Subkortex und Organen. Diese zwei Achsen müssen zueinander wechselseitig gefördert und ausgeglichen werden. Vor allem muss bei westlichen Menschen der Subkortex ständig aktiviert werden, damit die Homöostase[9] aufrecht erhalten bleibt und alle lebenswichtigen Vitalfunktionen wie z.B. das Immun-, und Hormonsystem, Stoffwechsel, Kreislauf, Atmung, Verdauung, etc. immer aktiv belebt werden.
Wenn wir uns das verschaffen, dann erreichen wir ganzheitliches Wohlbefinden, eine feste Grundlage der Gesundheit wird gelegt und

9, Homöostase ist der medizinische Ausdruck für innere Stabilität

alle Wünsche bezüglich der echten Lebensgefühle[10] können erfüllt werden. Eine Hilfe, dieses zu erreichen, erhalten wir aus der chinesischen Lebensphilosophie mit chinesischem Kulturhintergrund.

Der Schwerpunkt und der Inhalt der chinesischen Lebensphilosophie unterscheiden sich wesentlich von der allgemeinen Philosophie. Bei der chinesischen Lebensphilosophie werden hauptsächlich die Gestaltung und die Entwicklung der ganzheitlichen Lebensaktivitäten der Menschen gründlich studiert. Damit ist sie von großer aktueller Bedeutung für die Gesundheit und das ganzheitliche Wohlbefinden. Wichtig in der chinesischen Lebensphilosophie ist die Wechselwirkung zwischen ganzheitlicher Wahrnehmung und Lebensbewusstsein. Diese Wechselwirkung ist für das ganzheitliche Wohlbefinden unbedingt notwendig.

Bewusstsein bedeutet im Allgemeinen den wachen Zustand des Geistes, in dem sich unterschiedliche Empfindungen, Gefühle, Vorstellungen, Gedanken und Bestrebungen nebeneinander befinden. Viele Leute haben das Wort "wach" lediglich als einen "nicht schlafender Zustand" betrachtet. Aber kaum jemand weiß, ob unser Bewusstsein wirklich vollkommen aufgewacht ist!

Warum haben wir oft so viel Unsinniges im Kopf und kommen nie zu einer richtigen Entscheidung? Kann man seinen wachen Zustand des Geistes noch klarer und stärker bewahren? Nach Meinung der Weisen im alten China ist unser Bewusstsein nur halb wach, denn viele innere geistige Vorgänge[11] sind auf tiefer Ebene im Natur-Hirn immer inaktiver geworden. Das zeigt sich beispielsweise im Bio-Rhythmus,

---

10, Besitzt man das echte Lebensgefühl, dann weiß man, was einem gut tut – egal ob körperlich oder geistig. Z.B. Man isst bewusst das Richtige, man betreibt harmonieorientierten Sport, bewältigt den täglichen Alltag und lebt eine leidenschaftliche Partnerbeziehung und kümmert sich fürsorglich um den Freundeskreis.
11, Innere geistige Vorgänge heißen hier die niederen zentralen Aktivitäten, die zwar nicht als die Träger des Denkens und der Persönlichkeit bezeichnet sind, die aber für alle wichtigen psychosomatischen Zustände verantwortlich sind.

im Naturgefühl[12], in unseren Äußerungen echter Lebensgefühle, etc. Dies alles ist durcheinandergeraten.

Die Gedanken von uns modernen Menschen entsprechen nicht mehr unserem Lebensgefühl. Den Seelenfrieden, die Seelengüte, etc. finden wir nicht mehr. Andererseits lässt der halbwache Zustand unseres Geistes in zunehmendem Maße einige Gebiete des Neokortex noch kleiner werden. Das hat zu Abstumpfung und Blockierung unserer Wahrnehmungsfähigkeit geführt, somit unsere Denkfähigkeit geschwächt und unsere Denkinhalte immer oberflächlicher werden lassen.

3.15 Voller Wachzustand dank gutem Natur-Hirn

Der Wachzustand oder das Klarheitsniveau unseres Bewusstseins hängt somit mit der ganzheitlichen Wahrnehmung zusammen, vor allem aber vom guten Funktionieren des Natur-Hirns. Nur mit dem Natur-Hirn können wir die naturgemäße, innere Lebensaktivität empfinden. Viele Weisen im alten China haben sich mit diesem Thema eingehend auseinandergesetzt. Zum Beispiel hat der legendäre Kaiser Yao[13] vor mehr als 4000 Jahren eine gute Lösung für das Problem des Auseinanderdriftens von Neokortex und Subkortex, nämlich Gesellschafts-Hirn und Natur-Hirn, vorgeschlagen. Er sagte, man müsse seine ganzheitliche Wahrnehmung aktivieren, um die innere Aktivität des Lebens zu spüren. So kann man die Funktionsaktivität zwischen Neokortex und Subkortex ausgleichen und harmonisieren. Schließlich kann das Bewusstsein ganzheitlich erwachen.

12, Von Naturgefühl spricht man, wenn die Schönheit der Natur sinnlich empfangen und etwas in unserem Inneren bewirkt und ausgelöst wurde.
13, Der legendäre Anführer der Völkerschaft vor ca. 4000-4500 Jahren.

3.16 Ein wichtiger Begriff „Wu" von Laozi

Laozi hat in seinem Werk „Dao De Jing" einen wichtigen Begriff „Wu" (chin. 无) geprägt. Wörtlich übersetzt bedeutet „Wu" das Nichts. Damit meint Laozi die inneren Aktivitäten des Lebens. Wenn diese Aktivitäten nicht von den Sinnesorganen wie z.B. Augen, Nase, Ohren, etc. empfangen werden können, so sind sie scheinbar nicht vorhanden. Vergleichen kann man z.B. die inneren Aktivitäten mit unserem Instinkt, unserem Bauch-Gefühl. Beides läuft automatisch ab und man weiß nicht, wie diese funktionieren, aber sie sind da.

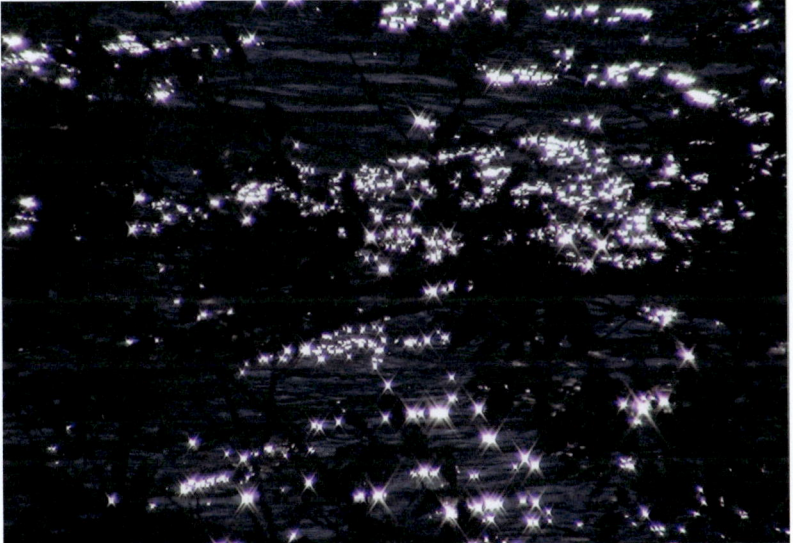

Salza in Wildalpen
Die Salza, ein smaragdgrünes Juwel für Naturfreunde, entspringt am Trai-senberg in Niederösterreich und schlängelt sich im steirischen Naturschutz-gebiet Wildalpen durch Schluchten und Sandbänke. Sie bietet nicht nur optimale Bedingungen für Rafting- und Kajaktouren, sondern auch liebrei-zende Anblicke für unsere Seele. Bei Vollmond zeigt sie bezaubernden Charme, der Mondschein flackert auf dem Bach und inspiriert uns tief.

Im Westen würde man von unbewussten Vorgängen sprechen. In China weiß man jedoch, dass diese scheinbar unbewussten Vorgänge - bei entsprechender Schulung oder entsprechendem Training - sehr wohl bewusst erlebt werden können. Weil innere Aktivitäten nicht direkt durch äußere Bewegung oder gesellschaftliches Miteinander zum Ausdruck gebracht werden können, sind sie schwer zu erkennen und zu erfassen. Daher hat Laozi sie als „Wu", nämlich innere Aktivitäten bezeichnet. Jedoch sind alle wahrnehmbaren seelischen und körperlichen Aktivitäten aus dem „Wu-innere Aktivitäten" entstanden. „Wu" ist nicht nur die grundlegende Basis unseres Lebens, sondern auch die Quelle der Vitalität für alle psychosomatischen Vorgänge. Die Fähigkeit unseres Körpers z.B., sich selbst zu heilen, gehört zu diesen inneren Aktivitäten. Man sieht sie nicht und kann sie scheinbar nicht beeinflussen. Aber sie sind vorhanden. Daher legt Laozi so ein großes Gewicht auf „Wu" und betont, dass wir „Wu" wahrnehmen und verstärken müssen.

3.17 Große und kleine Wahrnehmung

Auch Zhuangzi hat vieles über Wahrnehmung gesagt. Er erzählt z.B. von „großer Wahrnehmung" (chin.大知) - nämlich ganzheitlicher Wahrnehmung, und von „kleiner Wahrnehmung"(chin.小知)- also sinnlicher Wahrnehmung, „wahrer Wahrnehmung" - auch ganzheitliche Wahrnehmung genannt, „wahrer Mensch", usw.

Die chinesischen Wörter Jue Wu (chin. 觉 悟) bedeuten, dass die Auffassungsgabe von ganzheitlicher Wahrnehmung erleuchtet wird. Also deutet alles darauf hin, dass die ganzheitliche Wahrnehmung ein Schlüsselpunkt für das Lebensbewusstsein ist. Die Dichter in der Tang-Dynastie haben diesen Gedanken komplett übernommen und gut verstanden. Solches Denken haben sie mit dem Wandern verbunden und in ihr Leben integriert. Während der Wanderung haben sie sich große Mühe gegeben, um die Wechselwirkung zwischen der schönen Natur und dem Natur-Hirn zu fördern. Sie haben alle Sinne offen gelassen, damit sie sich der Schönheit der Natur bewusst werden. Sie haben viel Erfahrung aufgrund der eigenen körperlichen Erlebnisse gesammelt, z.B. wie man sein Natur-Hirn optimal aktivieren und seine inneren geistigen Aktivitäten empfinden kann, etc. Es ist für uns von unschätzbarem Wert, dass die Dichter alle körperlichen und seelischen Empfindungen in schöne Verse verfasst und uns damit eine wunderbare Lebensphilosophie in Gedichtform hinterlassen haben.

Hinter diesem scheinbar einfachen, sehr alten Gedicht, steckt eine unglaubliche Lebensweisheit, beinahe Philosophie. Das Gedicht und seine oben beschriebenen Erläuterungen gehen weit über die gesundheitlichen Aspekte hinaus und können offenbar alle unsere heutigen Lebensbereiche stimulieren und aktivieren, uns auf neue Ideen bringen und neue Zusammenhänge herstellen.

3.18 Bei Vollmond begeistert über schöne Natur plaudern

„Es gibt das Musikinstrument und den Reiswein in meinem Studierzimmer.
Ich habe dir versprochen, beim Vollmond mit dir zusammenzukommen und wir reden dann mit Begeisterung über das Erleben der schönen Natur."

Über die schöne Natur gibt es wirklich unendlich viel zu erzählen. Dichter Meng Guan und der Gelehrte Shi haben einander wahrscheinlich öfter besucht und mit großer Begeisterung über das Erleben der schönen Natur geredet. Dieses Mal hat Dichter Meng Guan sogar ein Treffen bei Vollmond mit ihm ausgemacht. Sie werden während des Trinkens eine schön klingende Musik spielen und sich im Hochgefühl unterhalten. Man kann sich vorstellen, wie sie in bester Laune plaudern. Sie haben viele neue und tief berührende Schönheitsempfindungen über Berglandschaften und Bergbäche erhalten, die sie sich gegenseitig beschreiben und mit ebenso viel Freude mitteilen. Wenn diese Unterhaltung ein interessantes Thema innerhalb der Beziehung, in der Familie oder unter Freunden wäre, würden das Familienleben und die Freundschaft viel lebendiger und sinnvoller sein. Unsere Herzen werden dadurch im tiefsten Innen positiv berührt, das Innenleben wird heilsam erfüllt und die Psyche wird erfrischend verstärkt, etc. Das ist die schönste höchste Fürsorge!

3.19 Zusammenfassung

Die ganzheitliche Wahrnehmung ist Voraussetzung für die Entwicklung des Lebensbewusstseins, mit dem man den entscheidenden Zusammenhang der psychosomatischen Gesundheit erkennt. Diese Verbindung zwischen grundlegenden, naturgemäßen psychosomatischen Vorgängen und deren Förderungsfaktoren ist der Ausgangspunkt eines sinnvollen und heiteren Lebens. Die schöne Natur ist die einzigartige Informationsquelle, die unsere Herzen beglückt, unsere Augen erfreut und uns übersichtliche Horizonte und Weitblick für ein sinnvolles Leben schenkt. Schon die Dichter und Gelehrten der Tang-Dynastie haben das großzügige Geschenk für die ganzheitliche Wahrnehmung zweckgerichtet genutzt. Daraus ergeben sich auch für uns Erfahrungen für ein erfülltes Leben und sinnvolle Freizeitbeschäftigung.

4. Tiefe und lange Glückseligkeit

Glück oder Glückseligkeit wünschen wir uns alle. Leider haben wir auf diese erfreulichen Zufälle kaum Einfluss. Chinesische Weisen und Dichter hatten dazu andere Ansichten und Erfahrungen: Man kann ein glückliches Leben und Glückseligkeit sehr wohl aus eigener Kraft schaffen. Darin liegt der geheimnisvolle Zugangscode zur liebreizenden Natur. In diesem Kapitel lehrt uns der Dichter, wie er Glückseligkeit erlangt.

Sommer im Gebirge 山中夏日

Von Dichter Meng Guan 孟贯

深山宜避暑，*Die hohen Berge sind der erfrischendste Aufenthaltsort im Hochsommer.*
门户映岚光。*Am Morgen scheint die Sonne im Dunst des Berges auf Tür und Fenster.*
夏木荫溪路，*Die dicht wachsenden Bäume beschatten den Pfad, der den Bach entlang führt.*
昼云埋石床。*Am blauen Himmel das weiße Gewölk, das wie eine gemütliche Decke aussieht, bedeckt das flache Steinbett.*
心源澄道静，*Die Quelle der geistigen Aktivitäten in tiefsten Tiefen ist so klar wie das Flüsschen und dadurch merke ich den Dao-Zustand.*
衣葛蘸泉凉。*Ich trinke das Quellwasser, und es befeuchtet mein Gewand. In diesem Moment fühle ich mich in Körper und Seele klar und frisch.*
算得红尘里，*Wer in der menschlichen Gesellschaft weiß,*
谁知此兴长。 *wie groß und wie lange solche Glückseligkeit bleibt?*

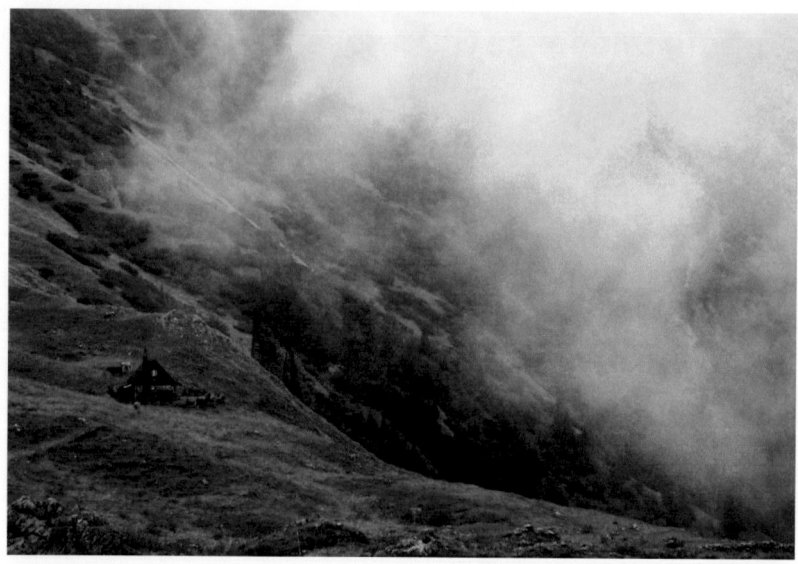

Krumpensee

Der Krumpensee (1416m) liegt in den Eisenerzer Alpen und ist wegen traumhafter Ausblicke auf den steirischen Erzberg und die umliegende Bergwelt berühmt. Dort präsentiert die Berg-Seen-Landschaft ständig ein abwechslungsreiches Naturschauspiel und schenkt unserer Psyche erfrischende Antriebskraft. Zum Beispiel: Eine beschwingte Wolke auf dem Berg am frühen Morgen weckt die geistigen Aktivitäten auf und hellt die Stimmung auf. Das ist die echte Quelle der Glückseligkeit.

4.1 Während der Wanderung sein Innerstes öffnen

Heutzutage haben mehr Leute das Erlebnis beim Wandern in vielen Facetten neu belebt. Vor allem im heißen Sommer ist Urlaub mit Naturgenuss immer beliebter geworden. Wandern ist eine ausgezeichnete Ausdauerbewegung und erfüllt die große Sehnsucht nach dem Wunsch in unverfälschter Natur zu sein. In diesem Gedicht hat Dichter Meng Guan uns seine unvergesslichen Naturerlebnisse mit außergewöhnlicher Glückseligkeit geschildert. Diese Glückseligkeit ist eine eingehende und besondere Kenntnis des Herzens. Nur wenn man während der Wanderung im Innersten berührt wird und damit im Einklang mit der Schönheit der Natur steht, dann erlangt man dieses enorme Gefühl von Glück und Freude. Mit anderen Worten, es ist ein hoch aktivierter psychosomatischer Zustand, in dem sich körperliche Aktivitäten und seelische Anregungen miteinander so vereinbaren lassen, dass sie ganzheitlich gefördert werden. Daraus sind diese Glückseligkeit und das ganzheitliche Wohlbefinden entstanden.

Im Vergleich zu gewöhnlichen Vergnügungen oder sinnlichen Freuden oder ausgeflippten Stimmungen ist diese Glückseligkeit ein sehr tiefes und angemessenes Gefühl, um sich an die vielen, schönen Dingen wieder zu erinnern und das kann unangenehme Erlebnisse aus der Vergangenheit abschwächen. Außerdem kann man sein geschrumpeltes Leben und seelische Verarmung in Schwung bringen und dadurch den wahren Sinn des Lebens mehr verstehen.

4.2 Bidirektionale Ereignisse zwischen Psyche und Physis

Die Dichter in der Tang-Dynastie erzählen über die Harmonie zwischen Natur und Mensch, von einem besonderen ganzheitlichen Wohlbefinden, das die meisten von uns nie erlebt haben. Obwohl man heutzutage viel von der Harmonie mit Natur redet, spürt man in der Tiefe des Herzens diese Harmonie leider nicht wirklich. Somit kann man den Sinn dieses ganzheitlichen Wohlbehagens nicht bewusst erfassen.

Hier möchte ich besonders darauf hinweisen, dass diese Harmonie zwischen Natur und Mensch weder in Trance zum Zeitpunkt der Meditation vorhanden ist, noch etwas ist, das man sich wünscht oder sich vorstellen kann. Es sind stattdessen außergewöhnliche bidirektionale[14] Aktivitäten und Wechselwirkungen von Psyche und Physis. Wenn wir uns bewusst für die Schönheit der Natur einsetzen, wird die Integration im subkortikalen Zentrum vor allem im Thalamus durch die angemessene Botschaft der schönen Natur optimal aktiviert, damit so viel wie möglich die aufsteigenden Impulse vom Körper und seinen Organen empfangen werden. Gleichzeitig werden die Impulse vom subkortikalen Zentrum ganzheitlich zu der Großhirnrinde und in die Peripherie gesendet. Somit werden Psyche und Physis gegenseitig gefördert und belebt. Dadurch entsteht das tiefste und ganzheitlichste Wohlbefinden.

Es ist sehr notwendig, auf den Mechanismus des ganzheitlichen Wohlbefindens einzugehen und das Wesen der Harmonie zwischen Natur und Mensch zu verstehen, wenn wir unseren Gesundheitszustand wirklich verbessern wollen.

4.3 Naturgemäße Aktivitäten

Dieses außergewöhnliche ganzheitliche Wohlbefinden kann nur auf der Basis der Harmonie zwischen Natur und Mensch verwirklicht werden. Ohne diese Basis ist alle Anstrengung trotz großer Mühe von geringem Erfolg gekrönt. Die chinesischen Weisen und Mediziner im alten China haben immer ein großes Gewicht auf die naturgegebenen Funktionen gelegt. Die mit der Natur eng verbundenen seelischen und körperlichen Aktivitäten sind auch als angeborene Funktionen und als die stabile Grundlage betrachtet worden. Viele wichtige medizinische und psychische Begriffe spiegeln diesen Ge-

---

14, Ursprünglich bedeutet bidirektional bei der Datenfernübertragung die Möglichkeit in zwei Richtungen gleichzeitig zur selben Zeit zu empfangen und zu senden. Hier meine ich eine wechselseitige harmonische Übertragung zwischen Psyche und Physis, die gleichzeitig im Zentrum und in der Peripherie stattfindet.

danken wider. Wie zum Beispiel „natürliches Leben", „Übereinstimmung zwischen Natur und Mensch", „Dao-Herz", „Das Herz des Himmels und der Erde" etc.

Der größte Beitrag, den die Dichter der Tang-Dynastie geleistet haben, ist, die beste Reizform zum ganzheitlichen Wohlbefinden zu finden, nämlich Berg-Wasser. Diese Reize haben die Dichter nicht nur am eigenen Körper gespürt. Sie haben sich auch damit bestätigt, dass schöne Berge, Bergseen und Bergbäche in der Natur die optimalen Botschaften für unsere Seelen sind. Die innere Freude und die eindrucksvollen Erlebnisse vom ganzheitlichen Wohlbefinden haben ihren Ausdruck in vielen schönen Versen gefunden. Diese Gedichte gelten als geheimnisvoller Zugangscode zur schönen Natur und helfen uns dabei, unser Innenleben zu aktivieren. Glückseligkeit sitzt tief im Natur-Hirn. Ohne Hilfe dieser künstlerischen und gefühlvollen Verse ist es schwer das geschrumpfte Natur-Hirn wieder zu beleben. In diesen wunderschönen Berg-Wasser-Gedichten sind viele besonders harmonische Gefühle und aufschlussreiche Gedanken enthalten. Sie sind wertvolle Information für uns modernen Menschen, die wir dringend brauchen, um unser Leben zu harmonisieren.

4.4 Dunst-Sonnenlicht am Berg für die Seele

In diesem Gedicht hat Dichter Meng Guan uns über seine Wanderung an einem Sommertag im Gebirge erzählt und uns sein Erlebnis vom ganzheitlichen Wohlbefinden mitgeteilt. Die dichterische Erzählung beginnt am frühen Morgen.

„Am Morgen scheint die Sonne im Dunst des Berges auf Tür und Fenster"

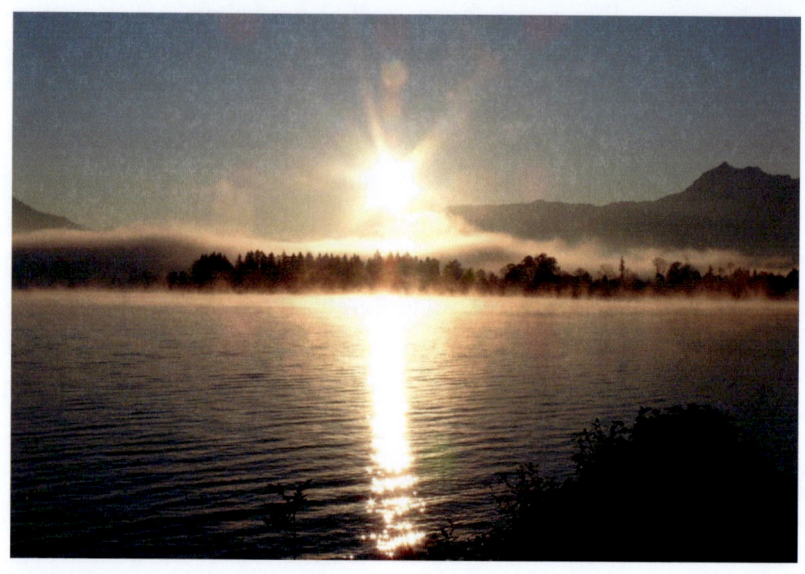

Franzosenschanze bei St. Gilgen

Die Franzosenschanze ist ein beliebter Tauchplatz und liegt am Südufer des Wolfgangsees an der Wolfgangsee Straße B 158 im Land Salzburg. Dieses kleine Gelände ist ein guter Platz, um ein Naturschauspiel zu genießen. Vor allem am frühen Morgen beim Sonnenaufgang, leuchtet ein wunderschönes Dunst-Sonnenlicht bis in die hintersten Ecken unserer Seele. Das Innenleben wird sofort erwärmt und beglückt.

In diesem Vers hat Dichter Meng Guan seinen ersten Sinneseindruck mitgeteilt:

Er steht am frühen Morgen auf. Der Berg ist noch in Nebel gehüllt und dadurch erscheint das Sonnenlicht gedämpft und angenehm. Die milde Sonne scheint durch die Türe ins Zimmer. Alle Fenster nehmen in der Sonne eine hellgelbe Färbung an. Wenn man an einem heißen Tag die Tür aufmacht und die Augen so ein lindes Licht zu sehen bekommen, hat man sofort einen behaglichen visuellen Eindruck. Dichter Meng Guan ist sehr tief beeindruckt von diesem Morgenlicht.

Das Sonnenlicht im Dunst des Berges ist ein ganz besonders angenehmer Reiz sowohl für die Augen, als auch für die Psyche. Dieses Licht wurde auch als Dunst-Sonnenlicht auf dem Berg bezeichnet (岚 光). Weil das Sonnenlicht am Morgen durch den Dunst am Berg verteilt und gestreut wird, ist das Licht viel milder und sehr angenehm direkt anzusehen.

Das Dunst-Sonnenlicht auf dem Berg wirkt sich zauberhaft und optimal auf die Seele aus. Vor allem merkt man sofort, wenn die Sonne über dem Berg aufgeht, dass das ganze Gebirge aufwacht. Die Vögel zwitschern ihre Lieder, die Luft ist frisch und feucht, der Nebel bewegt sich hin und her. Das Morgenlicht scheint durch den Dunst auf die grünen Wälder und strahlt golden. In diesem Moment ist der ganze Körper und Geist von diesem warmen und goldenen Dunst-Sonnenlicht durchflutet. Das sind ganz besonders schöne Sinneseindrücke und tief belebende Gefühle. Aus diesem Grund wurde das Dunst-Sonnenlicht auf dem Berg von vielen Dichtern in aufeinanderfolgenden Dynastien oft erwähnt. Zum Beispiel: Der berühmte Gelehrte Zhang Heng aus der Westlichen Han-Dynastie (206 v. Chr. bis 24 n.Chr.) hat folgende Verse im Gedicht „Um einen Titel für ein gemaltes Bild von Herrn Chen bitten" geschrieben:

„Die Berge schlängeln sich dahin und es zeigt sich eine höchst faszinierende Berglandschaft.
Mit einer Strähne des Dunst-Sonnenlichts streckt sich das Gebirge horizontal weiter aus."

Der jedermann bekannte Dichter Li Bei aus der Tang-Dynastie hat Verse im Gedicht „Wasserfall im Si Ma Berg" über das Dunst-Sonnenlicht so formuliert:

„Die Bergwand ist so glatt und gradlinig, als ob man mit einem Messer eine Melone abgehackt hätte. Das Dunst-Sonnenlicht im Berg spaltet die grünen Moose in mehrere Teile".

Der Mönch und Dichter Qi Ji aus der Tang-Dynastie hat Verse aus dem Gedicht „Ein Gedicht geschrieben an der Hofwand der buddhistischen Pagode des Meister Yang Shan" schön vorgetragen:

„Das Dunst-Sonnenlicht erleuchtet jede dunkle Ecke. Der smaragdene Hügel in der Morgendämmerung bringt helles Grün direkt zum Fenster".

Dichter Wan Mian aus der Yuan-Dynastie (1721-1368 n.Chr.) hat Verse im „Kurze Notiz im Boot" über dieses Licht wie folgt geschrieben:

„Wasserdampf knäuelt die Wolke und den Nebel zusammen und verdunkelt sich. Mit dem Nieselregen ist Dunst-Sonnenlicht dichter geworden".

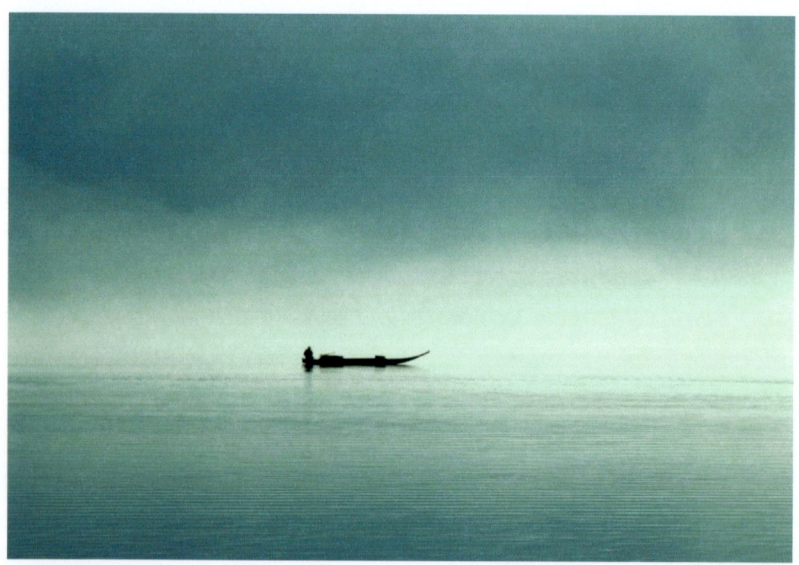

Hallstätter See
Der Hallstätter See stellt zu jeder Jahreszeit eine der beeindruckendsten Seen-Landschaften im inneren Salzkammergut dar. Auch bei Nebel sieht man das bezaubernde Dunst-Sonnenlicht im Wasserdampf. Es regt den ästhetischen Sinn des Lebens an.

In der Ebene sieht man am frühen Morgen auch das Dunst-Sonnenlicht, aber deren Auswirkungen sind überhaupt nicht vergleichbar mit Dunst-Sonnenlicht auf dem Berg. Da fehlen die Interaktion zwischen den abwechslungsreichen Berglandschaften und die Schönheitsempfindungen im tiefen Herzen. Diese interaktive Wirkung zwischen schöner Natur und Mensch ist für die Aktivierung vieler grundlegender psychosomatischer Vorgänge unbedingt nötig. Zum Beispiel: Die sich immer bewegenden Dampfwolken auf dem Berg formen von Zeit zu Zeit viele graziöse Figuren. Das ist das beste Naturschauspiel und die optimale Unterhaltung unseres Natur-Hirns, sie hinterlassen viele schöne Sinneseindrücke. Diese sind wertvolle Gedankennahrung für unsere Seelen. Diese wunderschönen Erinnerungen zeigen noch lange positive Auswirkungen. Ist das nicht ein wunderschönes seelisches Erlebnis?

4.5 Mit allen Sinnen die Botschaften der Natur aufnehmen

„Die dicht wachsenden Bäume beschatten den Pfad, der den Bach entlang führt.
Am blauen Himmel das weiße Gewölk, das wie eine gemütliche Decke aussieht, bedeckt das flache Steinbett."

In diesen zwei Versen hat Dichter Meng Guan uns sein Gefühl vom „Mensch mit Natur im Einklang stehen" beim darauf folgenden Wandern erzählt.

Zu Mittag ist Dichter Meng Guan schon unterwegs. Die brennende Sonne steht im Zenit. Es herrscht glühende Hitze. Diese Hitze wird normalerweise als unangenehm empfunden. Aber Dichter Meng Guan ist entlang eines beschatteten Baches gewandert, nicht von der Sonne beschienen.

Der Bach windet sich am Berg und fließt schnell; Sprühwasser entsteht. Manchmal spritzt die Gischt hoch und befeuchtet die Luft, dadurch kühlt man sich ab. Manchmal bewegt sich der Bach mit einem Geräusch wie beim Gurgeln, und dann hört man irgendwie eine wohlklingende Melodie. Dichter Meng Guan ist körperlich und seelisch von der erfrischenden und befeuchtenden Kühle und dem wunderbaren akustischen Klang belebt worden.

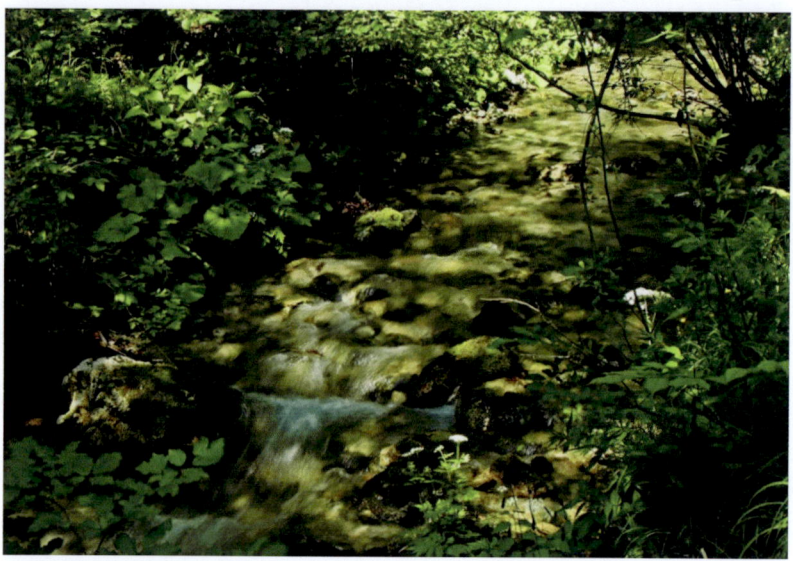

Gurgelbach bei Türnitz

In Türnitz gibt es wunderschöne Wege, die dem Gurgelbach entlang verlaufen und zu einen gemütlichen Spaziergang einladen. Der beschattete Gurgelbach mit zartem grünen Laubwerk färbt unsere Herzen grün. Dieses kräftige Immergrün macht uns auch noch im Herbst und Winter glücklich.

Nach einer langen Strecke ist Dichter Meng Guan müde geworden und hat sich auf einen Stein gesetzt. Über seinem Kopf schweben die weißen Wolken am Himmel hin und her. Der Bach plätschert fröhlich weiter. Überall sieht er grüne Bäume und Berge. Er genießt diese naturpure Umgebung, in der es überhaupt keinen menschlichen Laut gibt. Er nimmt mit allen Sinnen die harmonische Botschaft der Natur wahr. Seine Stimmung steigt.

Nach einer Pause geht Dichter Meng Guan entlang des sauberen Baches weiter. Während der Wanderung hat er allmählich bemerkt, dass seine Gedanken im Innersten immer klarer geworden sind. Viele innere Gefühle, die er vorher nicht wahrgenommen hat, sind spürbar stärker geworden, und viele verwirrende Gedankengänge sind deutlicher geworden. Er besitzt einen ganz klaren Verstand und hat sich über den Sinn des Lebens Klarheit verschafft. Dieses Ereignis ist die Folge der außergewöhnlichen bidirektionalen Aktivitäten und der Wechselwirkung von Psyche und Physis.

4.6 Schlüssel zu ganzheitlichem Wohlbefinden

Die wechselseitige Beeinflussung von Psyche und Physis in der schönen Natur zu fördern, ist die beste Verfahrenstechnik, um unser Natur-Hirn bzw. unser subkortikales zentrales System zu aktivieren, um dadurch die Harmonie zwischen Natur und Mensch zu verwirklichen. Wir können nur die inneren Aktivitäten unseres Lebens mit der Natur in Einklang bringen, wenn die Integration des subkortikalen Zentrums hoch aktiv geworden ist. Es gibt keine andere Möglichkeit dafür. Die Aktivierung des Natur-Hirns ist der Schlüssel zum ganzheitlichen Wohlbefinden. Man kann sich durch gewöhnliche Methoden wie z.B. Meditation, Entspannung, Atmungsübungen, etc. diese Aktivierung nicht verschaffen, weil sich diese Methoden auf das Natur-Hirn nicht wirklich auswirken. Man kann damit das ganzheitliche Wohlbefinden nicht erreichen. Darüber haben die chinesischen Weisen und Mediziner im alten China schon viele zutreffende Erklärungen abgegeben. In den Darlegungen ist dieses Thema im alten China schon viel bearbeitet worden. Die Dichter in der Tang-Dynastie haben nicht nur diesen Gedanken übernommen und die Tradition der Wanderung weiter geführt, sie haben auch während der Wanderung mit allen Sinnen die Schönheit der Natur bewusst wahrgenommen. Ihre Aufmerksamkeit haben sie besonders auf die schönen Berge und Bäche gerichtet. Sie haben sich auf alles, was sich als momentanes Bild dem Auge darbietet und was der Körper spürt, konzentriert. Meistens sind sie den Bach entlang gewandert, wobei sie die Seele ganz offen gehabt haben, um keinen Anblick zu versäumen, der das Herz erfreut.

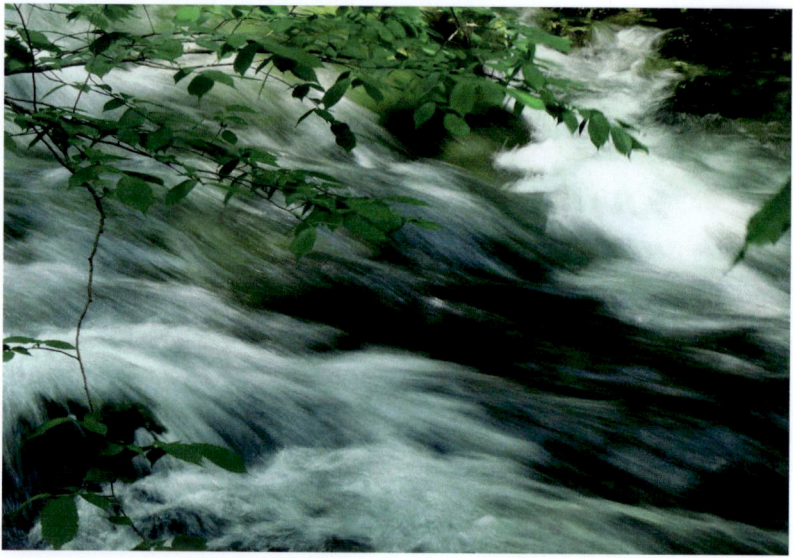

Seebach des Leopoldsteiner Sees

Der smaragdgrüne Leopoldsteinersee liegt wenige Kilometer entfernt vom Erzberg und ist ein beliebtes Ausflugsziel zu allen Zeiten. Durch diesen Bergsee fließt der kurze aber attraktive Seebach. Entlang des Baches kann man gemütlich spazieren und den aktiven Strom genießen. Vor allem im Frühling wacht die Natur wieder auf, bekommen Bäume erneut frische und zarte Blätter. Das bietet ein Bild blühenden Aufschwungs. Dabei fließt ein Frühlingsbach fröhlich weiter und erfüllt uns mit pulsierendem Leben.

Diese, die Seele beglückenden Empfindungen, die durch Hören, Sehen, usw. zur Kenntnis genommen worden sind, werden konsequent zusammen mit den körperlichen Anstrengungen im Innersten verarbeitet. Es wächst die Überzeugung, dass diese seelischen und körperlichen Aktivitäten das ganzheitliche Wohlbefinden bedeuten. Dabei werden die Großhirnrinde, das subkortikale Zentrum, Körper und Organe in vieler Hinsicht und auf allen Ebenen koordiniert und wechselseitig gefördert. Nicht nur Psyche und Physis sind effektiv aktiviert, sondern auch Harmonie, Gleichgewicht und Stabilität ganzheitlich verbessert. Was Dichter Meng Guan in dem Gedicht über alle geistigen Empfindungen und körperlichen Gefühle erzählt hat, ist der reale Kommentar resultierend aus seiner Erfahrung am eigenen Leib, der Interaktion von Psyche und Physis.

4.7 Quelle der geistigen Aktivitäten in tiefsten Tiefen

„Die Quelle der geistigen Aktivitäten in tiefsten Tiefen ist so klar wie das Flüsschen und dadurch merke ich den Dao-Zustand.
Ich trinke das Quellwasser, und es befeuchtet mein Gewand. In diesem Moment fühle ich mich in Körper und Seele klar und frisch."

Dichter Meng Guan hat im Gedicht einen bestimmten Zusammenhang zwischen der Quelle der geistigen Aktivitäten in tiefsten Tiefen und dem Dao-Zustand erwähnt. Mit der Quelle der geistigen Aktivitäten in tiefsten Tiefen sind die natürlichen adäquaten Reize für die seelischen Aktivitäten im Natur-Hirn gemeint.
Über diesen Zusammenhang erzählen auch andere chinesische Weise und Dichter. Nach der Meinung der chinesischen Weisen im alten China ist die funktionale Eigenschaft unseres Gehirns in zwei Kategorien geteilt: nämlich das Gesellschaft-Hirn und das Natur-Hirn. Das

Gesellschaft-Hirn wird auch als Menschen-Herz hinsichtlich der gesellschaftlichen Tätigkeit bezeichnet.

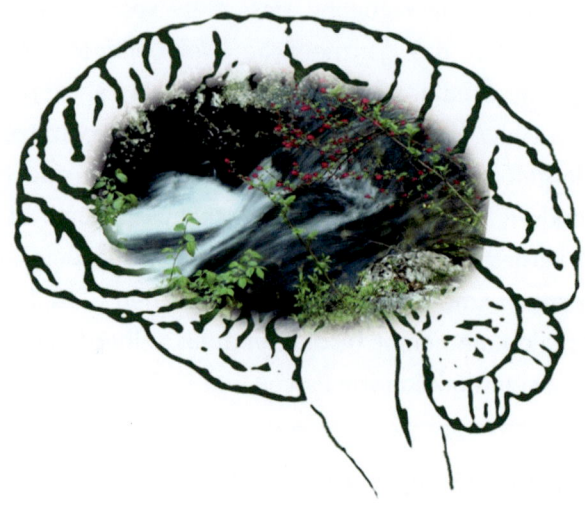

Hirn-Wasser
Vor 2-3 Millionen Jahren lebten die Urmenschen in der Natur und entwickelten das Natur-Hirn. Dieses spielt heutzutage als Subkortikalsystem im Gehirn bei psychischen Vorgängen eine entscheidende Rolle. Und ist auch heute noch für zahlreiche lebenswichtige psychosomatische Vorgänge zuständig. Für ein funktionierendes Natur-Hirn ist ein gut zirkulierendes Hirn-Wasser die Voraussetzung. Gehen Sie entlang eines schönen Bach/Bächleins, so wird die Flüssigkeitszirkulation im Natur-Hirn durch das Berg-Wasser optimal stimuliert und gefördert. Das ist der geheimnisvolle Tipp, um beim lyrischen Wandern das ganzheitliche Wohlbefinden zu erreichen.

Das Natur-Hirn dient dem optimalen Empfang und der Integration der Botschaften aus der Natur. Hier gehören die tiefsten Tiefen allerdings zum Natur-Hirn. Das Natur-Hirn bezieht sich strukturell hauptsächlich auf den Thalamus im subkortikalen zentralen System und ist für alle grundlegenden seelischen und organischen Aktivitäten, die eng mit der Natur verbunden sind, verantwortlich. Daher wird der Thalamus als „das Tor des Bewusstseins" bezeichnet. Der Begriff der „tiefsten Tiefen" zeigt, dass die Dichter der Tang-Dynastie schon aufgrund bestimmter psychischer Merkmale sofort wussten, um welche seelischen und körperlichen Aktivitäten es sich handelte. Das sind die wichtigsten Erkenntnisse für die Verwirklichung des ganzheitlichen Wohlbefindens. Man muss zuerst die grundlegende Ebene der geistigen und körperlichen Aktivitäten mit den richtigen natürlichen Reizen anregen können, erst dann ist es sinnvoll, über das Ziel des ganzheitlichen Wohlbefindens zu reden.

Wir moderne Menschen leiden oft unter seelischer Verarmung und vielen psychosomatischen Störungen. Daher ist es wichtig zu wissen, dass es in uns die tiefste Ebene im Herzen gibt und diese sehr eng mit der Natur verbunden und für die fundamentalen psychosomatischen Vorgänge zuständig ist. Mit dieser nützlichen Information ausgestattet, können wir nun erfahren, warum die Probleme so aufgetreten sind und wie man selbst diese wieder gutmachen kann. Um die tiefliegende seelische Ebene im Herzen zu beleben und zu vitalisieren, benötigen wir unbedingt eine magische Quelle, nämlich die adäquaten Reize in der schönen Natur.

4.8 Naturgemäße Aktivierung und geöffnetes Herz

Den ganzen Tag richtet Dichter Meng Guan seine Aufmerksamkeit auf die schöne Natur und sein Natur-Hirn. Am frühen Morgen hat er von dem milden Sonnenlicht eine behagliche visuelle Empfindung übermittelt bekommen. Zu Mittag wandert er an einem beschatteten Bach entlang und begeistert sich für den Bach mit dem Sprühwasser und der wohlklingenden Melodie. Er erlebt ein angenehmes und frisches Gefühl zusammen mit dem akustischen Genuss. Zwischendurch macht er eine gemütliche Pause auf der Steinplatte, um sich inmitten der grünen Berge und den weißen Wolken am Himmel auszuruhen. Es ist eine angemessene, körperliche Anstrengung gepaart mit einem offenen Herzen und intensiver psychischer Empfindung. Dadurch wird sein Natur-Hirn immer mehr aktiv sein.

Er merkt schließlich die innerliche und ganzheitliche Harmonie von Psyche und Physis. Wenn er das Quellwasser trinkt und sein Gewand befeuchtet, spürt er sich in diesem Moment an Körper und Seele erfrischt und belebt. Das ist der Vorgang der außergewöhnlichen bidirektionalen Aktivitäten und der Wechselwirkung von Psyche und Physis. Dieser Vorgang besteht aus mehreren seelischen und körperlichen Phasen, in denen eine allmähliche wechselseitige Förderung von Psyche und Physis stattfindet.

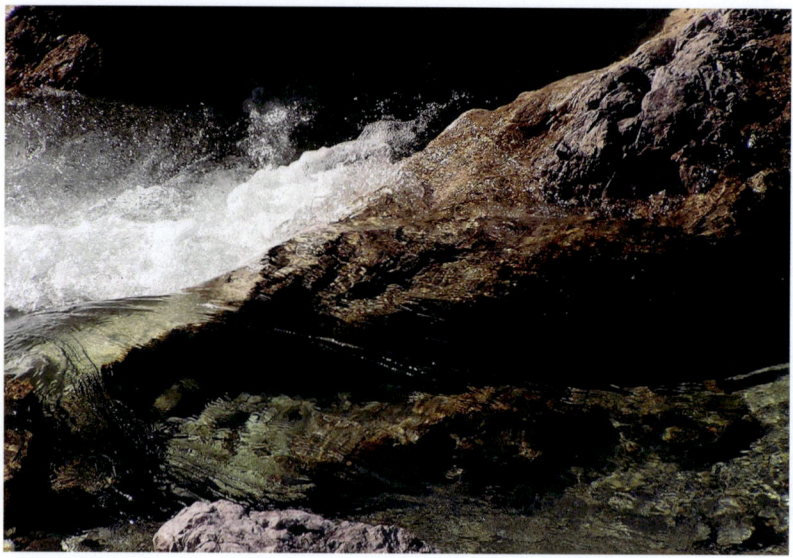

Ötscherbach im Naturpark Ötscher-Tormäuer Niederösterreich
Der Bach fließt im eingeschnitten Ötschergraben. Wenn Sie diesem entlang wandern, wird Ihr Innenleben vom klaren Quellwasser durchgespült.

Es ist sehr wichtig, dass man die schöne natürliche Botschaft von Berg-Wasser bewusst wahrnimmt und in den tiefsten Tiefen zur Wirkung kommen lässt. Notwendig ist es, die angemessene körperliche Anstrengung und optimale seelische Aktivität immer zu bemerken. Wenn man die beste Anregung für das ganzheitliche Wohlbefinden ausgesucht und diese Aktivierung für die tiefsten Tiefen beharrlich durchgeführt hat, wird man sicher den Dao-Zustand erreichen.

4.9 Glückseligkeit ist ein optimaler psychischer Zustand

„Wer in der menschlichen Gesellschaft weiß,
wie groß und wie lange solche Glückseligkeit bleibt?"

Es ist ein Höhepunkt gewesen, als Dichter Meng Guan's Herz in den tiefsten Tiefen voll aktiv geworden ist, als er eine Quelle gesehen und Wasser mit beiden Händen geschöpft hat. Das kühle Quellwasser fließt die Hände hinunter, durchnässt seine Kleidung, die kalte Kleidung klebt an ihm. In diesem Moment fühlt er in seinem Inneren und seiner Seele eine sehr angenehme erfrischende Kühle. Als wäre sein Herz plötzlich von dem kühlen Quell gelabt. Diese innerlich erfrischende Kühle im heißen Sommer ist so angenehm, dass ihm dadurch vieles in den Sinn kommt. In dieser äußerst angenehmen geistigen Empfindung erkennt man sofort den wahren Sinn des Lebens. Im chinesischen Zen-Buddhismus ist dieser Zustand als "eine Erleuchtung auf einmal" oder "plötzlich zur Erkenntnis kommen" beschrieben worden. Das ist der Dao-Zustand. Unter dem Dao-Zustand versteht man das ganzheitliche Wohlbefinden, in dem die Verbindung zwischen Natur und Mensch bzw. Körper und Seele wieder hergestellt ist. Um es genauer zu sagen: Wenn das Natur-Hirn und die inneren Lebensaktivitäten konsequent gefördert werden, kann man sie bewusst wahrnehmen und spüren. Wenn wir unser Inneres empfinden können, dann ist das Leben wirklich ein harmonisches Ganzes geworden. Damit begreifen wir nicht nur den wahren Sinn des Lebens, sondern sind auch von vielen seelischen und körperlichen Problemen befreit.

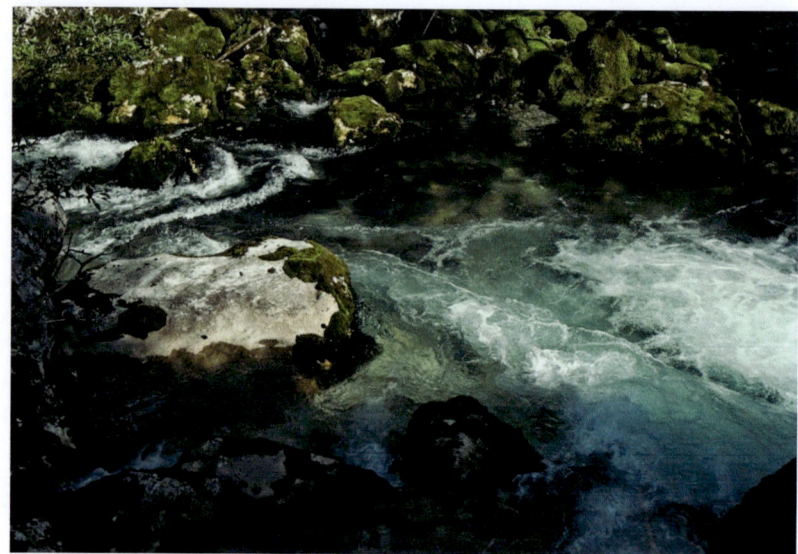

Der idyllische Waldmüller-Malerweg im Hallstätter Echerntal
Wenn man auf diesem malerischen Weg durch ein Märchenwäldchen nach Waldbachstrub geht, hat man den reißenden Waldbach neben sich. Es gibt immer wieder Plätze entlang der Tour, an denen man seine Seele baumeln lassen kann. Ein Stein "Blatt" am Bach zum Ausruhen und Nachdenken über den wahren Sinn des Lebens.

Den Dao-Zustand als höchstes spirituelles Glück haben die meisten von uns nie gespürt und auch nicht aus Büchern erfahren können. Dieses harmonische Glück kann uns vielseitig inspirieren und in eine dauerhafte gute Stimmung bringen, so dass wir für unser Leben immer aus voller Kraft schöpfen können.

Das Glück ist ein Zustand, in dem sich der Mensch in vorübergehender oder dauernder Übereinstimmung mit seinem Zwecke findet und damit zufrieden ist. Aber wir haben unterschiedliche Vorstellungen vom Zweck des Lebens, deswegen gibt es viele verschiedene Arten von Glück beim Menschen. Zum Beispiel: Manche denken, es sei Gold, Macht, Besitz, Ehre, etc., manche glauben, es sei Sinnenlust, Party, Urlaub, Abenteuer, etc., oder manche nehmen an, dass die Beschäftigung mit Kunst und Wissenschaft sie glücklich macht usw. Im Vergleich zum Glück ist die Glückseligkeit der einzigartige, höchst aktive psychische Zustand, in dem man sowohl sein Innenleben durch den völligen Wachzustand des Lebensbewusstseins beleuchtet, als auch sein ganzheitliches Wohlbefinden durch andauernde Vitalität beglückt. Die Glückseligkeit bedeutet mehr als Glücksempfindung oder Annehmlichkeit, sie enthält die klare Einsicht in die harmonische Psyche und das Erkennen des Zusammenhangs von ganzheitlichem Wohlbefinden und den dafür erforderlichen adäquaten Reizen von der schönen Natur.

4.10 Tiefe und grundlegende Ebene von Seele und Körper

Wenn man heutzutage von der Wechselwirkung zwischen Seele und Körper spricht, betrifft es in den meisten Fällen nur die Funktionen zwischen dem Mensch-Hirn und den Skelettmuskeln, aber nicht die inneren Aktivitäten des Lebens. Was die chinesischen Weisen und Mediziner darüber hinaus beschrieben haben, ist ein innerliches Befinden in einem bestimmten Zusammenhang mit dem Natur-Hirn und den Organen. Das ist eine tiefe und grundlegende Ebene von Seele und Körper, die nicht von Gedanken oder Vorstellungen sowie von Einbildung willkürlich beeinflussbar ist. Die Wechselwirkung zwischen Seele und Körper in der jetzigen Zeit ist hauptsächlich eine

Koppelung von Tat - Großhirnrinde - Skelettmuskel. In dieser Art und Weise kann man nur manche lokale Areale des Mensch-Hirns aktivieren und einige bestimmte Skelettmuskeln stärken. Dabei spielen das Natur-Hirn und alle Organe lediglich eine Nebenrolle. Das ist wie man ohne Fundament ein Haus baut. Das Natur-Hirn ist für das ganzheitliche Wohlbefinden unbedingt notwendig und muss als Mittelpunkt der Wechselwirkung von Psyche und Physis fokussiert und gefördert werden. In der westlichen Kultur sind die Betrachtung und Erfahrungen des auf der Harmonie zwischen Natur und Mensch beruhenden ganzheitlichen Wohlbefindens unbekannt. Daher glauben viele Leute, dass allein die Bewegungen für das ganzheitliche Wohlbefinden ausreichen. Da fehlt leider noch die richtige Einsicht.

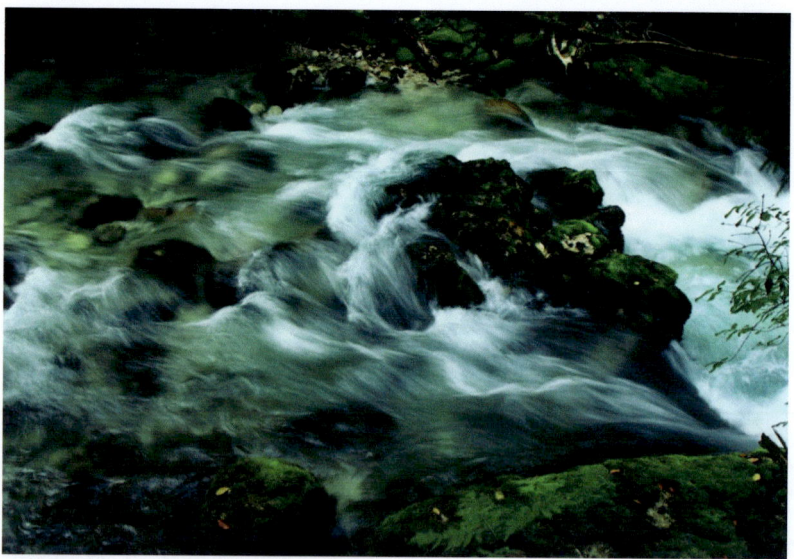

Waldbach im bezaubernden Hallstätter Echerntal
Der Waldbach entspringt im Waldbachursprung am Fuße des Dachstein-massivs und stürzt ins Echerntal hinunter. Mit wohlklingender Melodie fließt der Bach lebhaft weiter und geht anregend zu Herzen.

4.11 Das echte ganzheitliche Wohlbefinden

Wandern ist die beste Bewegung für Seele und Körper hinsichtlich der Harmonisierung zwischen Natur und Mensch. Aber wenn wir uns nur mit den Füßen auf dem Berg bewegen und nicht mit allen Sinnen die Natur wahrnehmen, dann verpassen wir ausnahmslos jede Gelegenheit, die grenzenlose Schönheit der Natur in den tiefsten Tiefen zu spüren und dadurch unser Natur-Hirn zu aktivieren.

Die Wegbeschreibungen Dichter Meng Guan's sind sicher allen Naturfreunden als solche bekannt. Jedoch kaum jemand ist in seinem Herzen so zutiefst berührt worden wie er selbst. Er hat in dieser Weise die Wechselwirkung zwischen Seele und Körper bewusst angeregt. Dafür braucht man ein feines und genaues Empfinden, das auf die schöne Natur leicht und schnell reagieren kann.

Die Aktivierung aller seelischen und körperlichen Vorgänge, die durch die Botschaften der Natur gefördert werden, zeigt sich zuerst in Form feiner Gefühle. Diese umfassen nicht nur die physiologischen Funktionen, sondern auch die notwendigen geistigen Fähigkeiten, mit denen man die innerliche Aktivität des Lebens instinktiv richtig erfassen kann. Nur wenn wir uns über diese inneren Gefühle bewusst werden, dann können wir unser Lebensbewusstsein[15] aktivieren und stärken.

Falls wir dieses feine Gefühl außer Acht lassen und vernachlässigen, wird die Wirkung der wechselseitigen Förderung von Seele und Körper sehr reduziert. Im Gedicht "Sommer im Gebirge" hat Dichter Meng Guan uns viel über die psychosomatischen Gefühle bis ins kleinste Detail beschrieben. Jedes Detail der Gefühle beinhält die

---

15, Lebensbewusstsein: darunter verstehen die chinesischen Weisen einen völligen Wachzustand, mit dem man die inneren Bedürfnisse und Aktivitäten des Lebens wahrnehmen und bemerken kann.

Interaktion zwischen allen Sinnen: Seele, Körper und Organe. Durch diese Interaktion hat er auch enorme Glückseligkeit erlebt. Das ist das echte ganzheitliche Wohlbefinden.

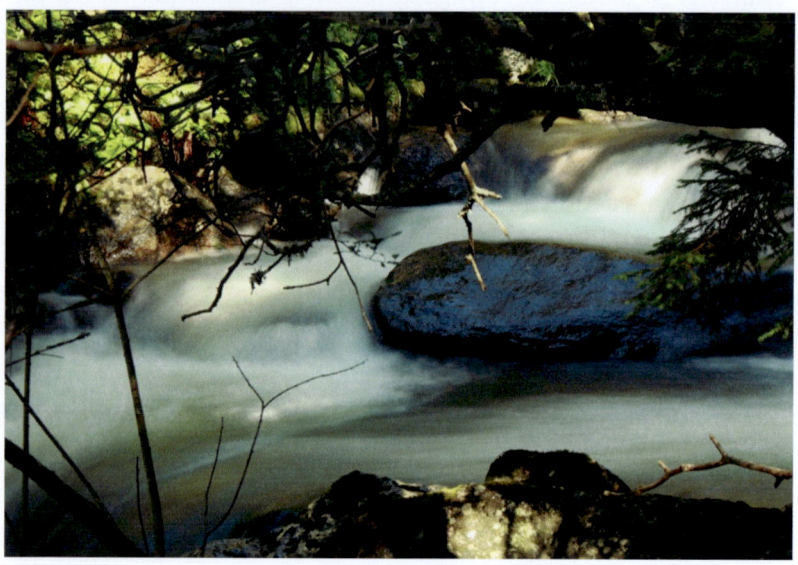

Hinteregger Bach bei Oberwölz
Das Bach/Bächlein entlang zu wandern, fördert nicht nur die Zirkulation der Hirn-Flüssigkeit, damit Hirnstrukturen sich besser regenerieren können, sondern man sieht viele aufschlussreiche Naturschauspiele, die das Verständnis über das Zusammenspiel des Lebens veranschaulichen. Hier ergänzen einander harmonisch der Bachstein und das fließende Wasser und zeigen, dass der männliche und weibliche Charakter sich gegenseitig unterstützen. Durch den Stein wird das Wasser leidenschaftlich ermuntert und zum Glänzen gebracht. Durch das Wasser wird der Stein angefeuchtet und abgerundet.

4.12 Jeder Mensch sollte sich um Natur-Hirn kümmern

Jedes einzelne Gedicht der Berg-Wasser-Gedichte ist ein Teil der altertümlichen chinesischen Psychologie und gehört inhaltlich dazu.

Das Gebiet der altertümlichen chinesischen Psychologie ist tiefer gehend und umfangreicher als das der westlichen Psychologie. Die westliche Psychologie konzentriert sich auf die gesellschaftlichen Angelegenheiten bzw. die geistigen Aktivitäten im neokortikalen Zentrum. Zum Unterschied dazu widmet die altertümliche chinesische Psychologie den naturgemäßen psychosomatischen Aktivitäten im subkortikalen Zentrum eine besondere Aufmerksamkeit.

Das subkortikale Zentrum bedeutet in der Stammesentwicklung das frühere zentrale System. Der Thalamus z.b. war der am höchsten sensibilisierte Kortex, genauso wie das psychoästhetische Zentrum. Das subkortikale Zentrum ist zuständig für alle sensorischen Aktivitäten, die eng mit der Natur und den Organen verbunden sind. Es hat die unersetzbare Aufgabe, die Regulation und Stabilität aller inneren psychischen und physischen Vorgänge unseres Lebens herzustellen. Offensichtlich ist es die wichtigste zentrale Struktur unseres Lebens.

Die Gesundheit und das ganzheitliche Wohlbefinden hängen absolut mit dem Zustand des subkortikalen Zentrums zusammen. Deshalb sollte jeder Mensch sich darum kümmern, dass dieses Zentrum, nämlich das Natur-Hirn, immer aktiv bleibt, wenn man sich für seine Gesundheit interessiert und das ganzheitliche Wohlbefinden erreichen will.

Die Menschen haben sich nach der Entstehung und der Entwicklung der Gesellschaft von der Natur vollkommen zurückgezogen, damit nimmt der Funktionszustand des Natur-Hirns kritisch ab. Das ist die grundlegende Ursache für die innere Disharmonie, das Ungleichgewicht und die Instabilität unseres modernen Lebens. Alle psychosomatischen Erkrankungen und Zivilisationskrankheiten resultieren daraus. Viele hierdurch verursachte Folgen sind unverkennbar.

Die chinesischen Weisen haben das Problem schon früher erkannt und dafür wichtige Begriffe wie „Dao" und „Dao Kultivierung" geprägt und noch viele wichtige Gedanken über die harmonische Lebensweise geäußert. Sie haben praktische Anleitungen zur Aktivierung und Harmonisierung erstellt, um diesen Tendenzen entgegenzuwirken. Die Berg-Wasser-Gedichte sind ein besonderer Beitrag zur Dao Kultivierung. Zusammenfassend sehen wir, dass die Berg-Wasser-Gedichte aus der Tang-Dynastie nicht nur eine wahrheitsgetreue Abbildung der Wechselwirkung zwischen Natur und Dichter und künstlerische Meisterwerke sind, sondern sie überliefern auch die wertvolle Erfahrung zum Erlangen des ganzheitlichen Wohlbefindens. Lyrische Lebensphilosophie und ein hoch interessanter Inhalt aus der altertümlichen ästhetischen chinesischen Psychologie zeigen sich dem Leser.

4.13 Zusammenfassung

Die Glückseligkeit ist nach der Ansicht der chinesischen Weisen und Dichter ein naturverbundenes Erlebnis, in dem man seine tiefste Tiefe durch schönes Naturschauspiel, vor allem durch Berg-Wasser-Landschaften berührt und anregt. Das ist ein seelenstarkes und belebenes Gefühl in der tiefliegenden Ebene. Im Unterschied zur religiösen Glückseligkeit ist dieses Gefühl voll kreativ. Das heißt, man kann die Glückseligkeit durch eigene Initiative und mit methodischem Vorgehen, nämlich lyrischem Wandern, anstreben und erlangen. Noch beachtlicher ist: Aus dieser Glückseligkeit ergeben sich viele niveauvolle Einsichten über den wahren Sinn des Lebens. Deshalb geht diese Art der Glückseligkeit sehr tief und hält länger an.

5. Bächlein und Grundlage des Lebens

Die mit der Natur verbundenen naturgemäßen psychosomatischen Vorgänge sind die essentiellen Elemente unseres Lebens und dienen als Grundlage der psychosomatischen Gesundheit. Die heutigen psychosomatischen Beschwerden sind darauf zurückzuführen, dass wir uns viel zu wenig mit naturgemäßen Aktivitäten beschäftigen. In diesem Kapitel hat uns Dichter Meng Guan sein Natur-Erlebnis anschaulich präsentiert und einen nützlichen Hinweis gegeben.

Freund erwidert die Grüße aus dem Gebirge 山中答友人

Von Dichter Meng Guan 孟贯

偶爱春山住，*Ich gehe sehr gern im Frühjahr ins Gebirge,*
因循值暑时. *und verweile dort, bis der Sommer kommt.*
风尘非所愿，*Die gesellschaftliche Tätigkeit stört meine innere Harmonie und ist eigentlich nicht das Ziel meines Lebens.*
泉石本相宜. *Bäche und Steine sind immer für die Grundlage des Lebens gut geeignet.*
坐久松阴转，*Ich setze mich und schaue die sich ändernde Landschaft an. Plötzlich merke ich, dass der Kiefernschatten sich umgedreht hat.*
吟馀蝉韵移. *Zum Vortrag der Gedichte höre ich unablässige Zikadengesänge.*
自惭疏野甚，*Manchmal tut es mir wirklich leid, dass ich die Verabredung mit dem Freund nicht einhalten kann.*
多失故人期. *Weil ich mich am Anblick der schönen Natur so erfreue, möchte ich meinen Aufenthalt immer wieder verlängern.*

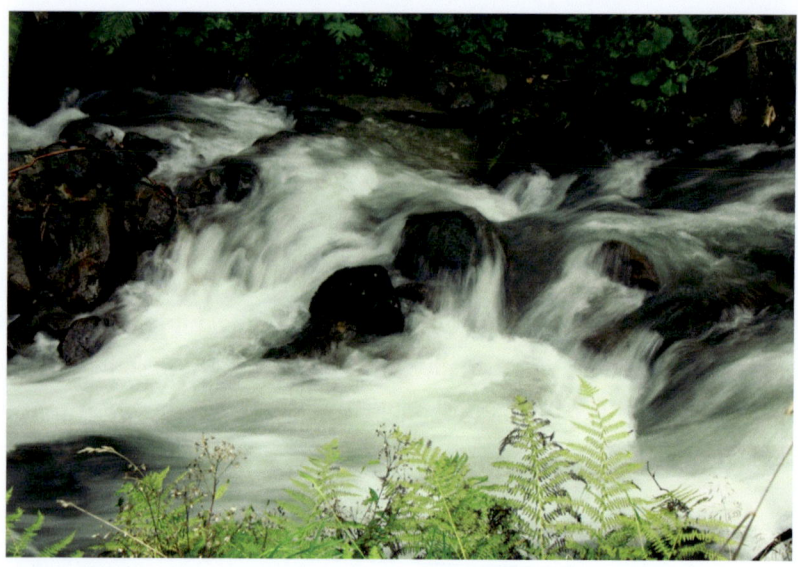

Feistritzbach

Der Feistritzbach fließt reißend durch den Feistritzgraben (Gemeinde St. Marein bei Knittelfeld). Während der Wanderung entlang dieses kraftvollen Baches sieht man immer wieder einen liebreizenden Anblick, wenn das Wildwasser mit den Bachsteinen leidenschaftlich spielt. Das tobende Wasser prallt mit allen Kräften gegen die Steine und erzeugt verschiedene eindrucksvolle Ströme. Hingegen bleiben die Bachsteine in den Strömungen standhaft und bilden damit vielfältige faszinierende Szenen. Die Beiden inspirieren uns zum aktiven aber widerstandsfähigen Leben und regen unsere Psyche zu neuen Geistesblüten an.

5.1 Gutes Vorbild für das wahre Leben

Die Berg-Wasser-Gedichte aus der Tang-Dynastie sind nicht nur künstlerisch auszeichnungswürdig, sondern bringen auch tiefe Gefühlen hervor. Dichter Meng Guan hat uns damit seine aktive und harmonische Gefühlswelt gezeigt, dabei auch gründliche Kenntnis und tiefe Einsichten über das sinnvolle und glückliche Leben erzählt.

Diese sind eine große Hilfe für uns moderne Menschen, um das Wesentliche der psychosomatischen Gesundheit und des ganzheitlichen Wohlbefindens zu erfahren. Dazu ist es notwendig, dieses schöne Gedicht auch gut zu verstehen.

„Die gesellschaftliche Tätigkeit stört meine innere Harmonie und ist eigentlich nicht das Ziel meines Lebens.
Bäche und Steine sind immer für die Grundlage des Lebens gut geeignet"

Die Berg-Wasser-Gedichte sind weder wörtlich gut nachzuvollziehen, noch inhaltlich zu begreifen. Diese zwei Verse enthalten mehrere wichtige Gedanken der chinesischen altertümlichen Lebenswissenschaft. Ohne entsprechende Unterweisung bleibt der Sinn für die meisten von uns jedoch im Dunkel. Wir modernen Menschen können eine Frage stellen: gibt es wirklich die Lebenswissenschaft im alten China? Die Antwort ist deutlich: Ja! Und zwar ist sie schon vor 2500 Jahren entwickelt worden und gereift. Die chinesische altertümliche Lebenswissenschaft ist nicht auf Tierversuche und Laborforschung aufgebaut, sondern basiert auf langjähriger Lebenspraxis. Die chinesischen Weisen haben die Wechselwirkung zwischen Natur und Mensch am eigenen Leib erfahren und in die Tat umgesetzt. Dabei haben sie viele, tiefe, dynamische Lebensaktivitäten ganzheitlich wahrgenommen und geistig verarbeitet. Aus dieser lang andauernden Praxis haben die Weisen umfangreiche Erkenntnisse über innere Lebensaktivitäten gewonnen. Daraus sind die Kenntnisse der chinesischen altertümlichen Lebenswissenschaft und das Verfahren der Dao Kultivierung, etc. entstanden. Alles Bemühen der Weisen im alten China ist es gewesen, nach Harmonie und ganzheitsorientierter Lebenspraxis zu streben. Das ist ein gutes Vorbild für ein wahres Leben für uns.

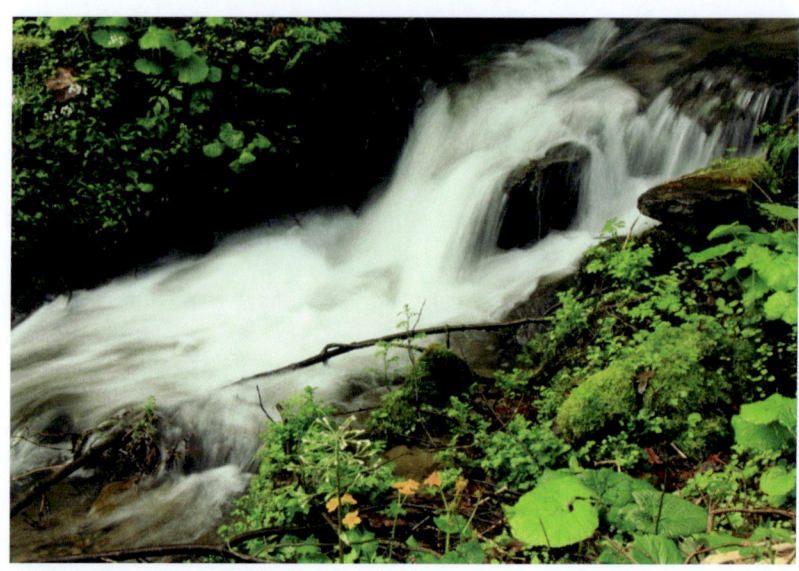

Veitschbach in Neuberg an der Mürz

Die am Fuß der Schneealpe liegende Gemeinde Neuberg an der Mürz ist ein Naturjuwel im Mürzer Oberland. Das klare Wasser fließt vom Berge hinunter und gestaltet viele Bäche in der Gegend. Der Veitschbach ist einer davon. Wenn man dem Bächlein entlang wandert, trifft man ein herrliches Naturschauspiel aus Wasser und Stein. Hierbei steht inmitten des reißenden Stromes ein Stein fest im Wasser wie ein Fels. Dieser Anblick versinnbildlicht, wie wir in Drucksituationen standhalten sollen. Gleichzeitig schenkt es uns Mut und Gelassenheit, um alle Schwierigkeiten mit unermüdlichen Anstrengungen zu meistern.

5.2 Faszinierendes Lebensphänomen

Das Gedicht von Dichter Meng Guan hat uns die Erkenntnisse der chinesischen Weisen über das erfüllte Leben durch Wechselwirkung zwischen Natur und Mensch am eigenen Leib wieder vor Augen geführt. Er hat es für seinen Freund geschrieben. In diesem Gedicht hat er erzählt, dass er gern im Frühjahr ins Gebirge geht und dort verweilt, bis der Sommer kommt. Die Berglandschaften und Bäche sind so faszinierend, dass sie ihn in seinen Bann ziehen, wodurch er seine Rückkehr immer wieder verzögert bis er sogar die Verabredung mit seinem Freund verpasst.

Was ist eigentlich das Besondere, das sich auf ihn so auswirkt? Im Frühling ist der Schnee geschmolzen. Die Bäche haben dadurch viel mehr Wasser und fließen mit reißender Strömung. Dieser Strom schlägt auf Bachsteinen auf, damit entfesselt er tanzende Wellen. Die Gischt spritzt in alle Richtungen und sprüht vor Geist, Ideen und Temperament. Ein wunderschöner Anblick und tolle Auswirkungen!

Wenn man im Frühjahr den Bach entlang wandert, kann man deutlich spüren, dass etwas in der Tiefe des eigenen Lebens bewirkt worden und aktiviert ist. Zum Beispiel ist die Lebensvitalität von allem Stress befreit. Viele unangenehme Erinnerungen, die man bis jetzt aus dem Bewusstsein nicht loslassen hat können, verblassen. Viele schöne Erlebnisse aus der Vergangenheit werden in ihrer Buntheit zurückgerufen. Man kann viel klarer denken, etc. Das ist wirklich ein faszinierendes Lebensphänomen. So zeigt sich die optimale Wechselwirkung zwischen Natur und Mensch.

Nun ist die innere Aktivität zusammen mit angemessener körperlicher und seelischer Bewegung ganz mit der Natur verbunden, was für ein ganzheitliches Wohlbefinden nötig ist. Das ist ein Schlüsselpunkt, an dem man eine bemerkenswerte Wirkung für ganzheitliches Wohlbefinden erzielen und anschließend zu Erkenntnissen über die Lebenswissenschaft gelangen kann.

Was Dichter Meng Guan sinnhaft im Vers *„Bäche und Steine sind immer für die Grundlage des Lebens gut geeignet"* zum Ausdruck gebracht hat, bezieht sich auf die Wechselwirkung zwischen der reißenden Bachströmung und der Zirkulation der Körperflüssigkeit, vor allem der Hirnflüssigkeit (Liquor cerebrospinalis).

5.3 Gehirn-Rückenmark-Flüssigkeit

Das Rückenmark und das Gehirn sind beide in ein Flüssigkeitskissen, den Liquor cerebrospinalis, eingebettet. Das Gehirn verfügt noch über ein inneres Liquorsystem in Form der vier Hirnkammern (Hirnventrikel). Die vier Hirnkammern stehen miteinander in Verbindung und bilden ein hintereinandergeschaltetes Liquortransport- und Liquorbildungssystem. Jedem Hirnabschnitt kann ein Teil dieses Systems zugeordnet werden: den beiden Großhirnhemisphären jeweils eine Seitenhirnkammer, dem Zwischenhirn die dritte Hirnkammer, dem Mittelhirn das Aquädukt, von Brücke (Pons) bis verlängertem Mark (Medulla oblongata) im Hirnstamm die vierte Hirnkammer, und schließlich dem Rückenmark der zentrale Kanal.

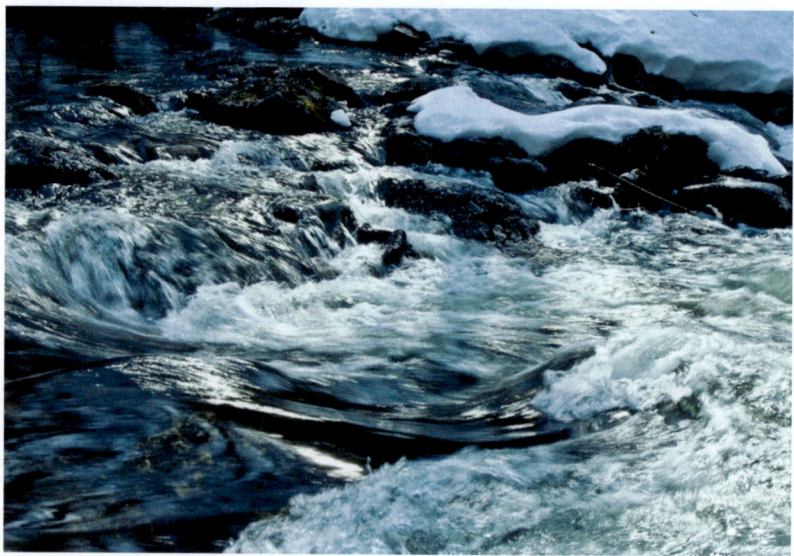

Toplitzbach zum Grundlsee
Wenn man diesen, immer aktiven, Toplitzbach betrachtet – ganz besonders bei Eis und Schnee - werden die psychosomatischen Vorgänge stark gefördert.

Hier kann man deutlich sehen, dass die inneren Hohlräume des Gehirns und Rückenmarks mit Liquor gefüllt und versorgt sind, damit das zentrale Nervensystem innerlich von allen Seiten von Gehirn-Rückenmark-Flüssigkeit umgeben ist.

Diese Flüssigkeit hat eine nervennährende Funktion, um die Nährstoffe vom Blut zum Nervengewebe zu transportieren und die Stoffwechselprodukte abzuleiten. Die Gehirn-Rückenmark-Flüssigkeit ist der wichtigste Grundnährstoff für das zentrale Nervensystem. Deswegen auch Nervenwasser oder Hirnwasser genannt.

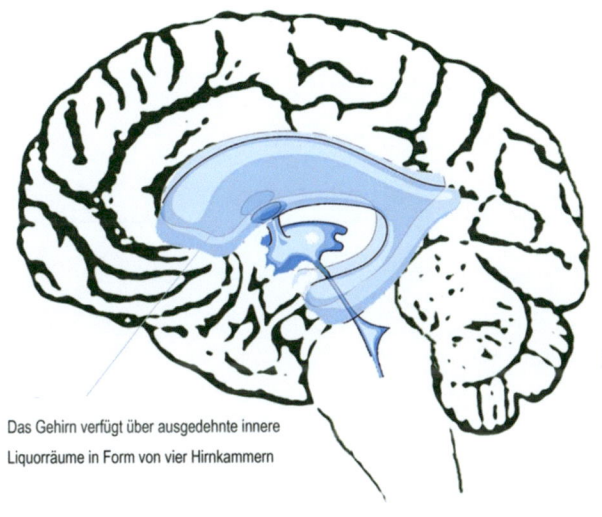

Das Gehirn verfügt über ausgedehnte innere
Liquorräume in Form von vier Hirnkammern

Liquor cerebrospinalis, einem zellfreien und eiweißarmen Ultrafiltrat des Blutplasmas, wird durch das Adergeflecht (Plexus choroideus) in allen vier Hirnkammern gebildet. Die Gesamtmenge des Liquors beträgt etwa 150 ml. Täglich werden in allen vier Hirnkammern zusammen ca. 500 ml Liquor produziert und resorbiert (Aufnahme ins Blut). Außer der ernährenden Funktion für das zentrale Nervensystem stellen die vier Hirnkammern auch eine subtile Signalvermittlungsinstanz dar.

In den vergangenen Jahren häufen sich jedoch zudem Hinweise darauf, dass bestimmte Neurone selektiv ihre Transmittersubstanzen (meist Peptide und Monoamine) in den Liquor abgeben können, die von anderen Neuronen, deren Dendriten direkt oder indirekt mit dem Liquor kontaktieren, dann möglicherweise rezeptiv wahrgenommen werden. So ist es wahrscheinlich, dass dem Liquor eine subtile, bis heute nicht klar verstandene Funktion in der interneuronalen, vielleicht interregionalen Nachrichtenvermittlung im Gehirn zukommt[16].

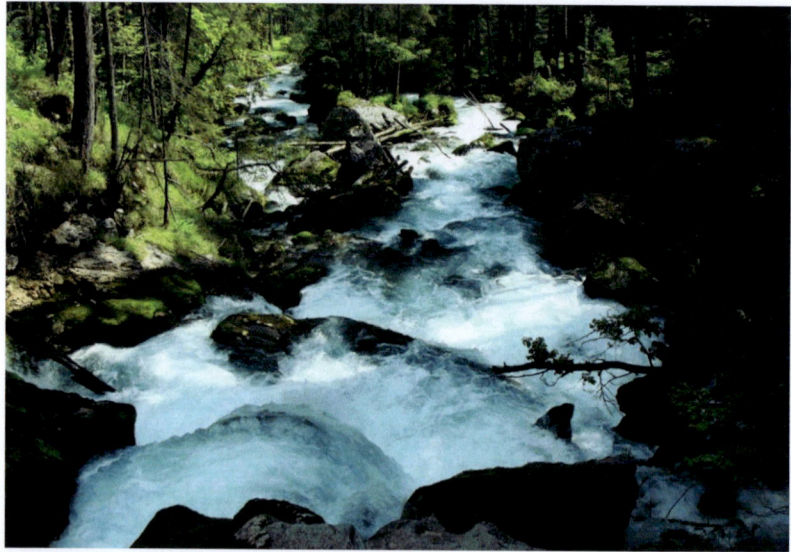

Waldbach im wildromantischen Hallstätter Echerntal
Wenn man zur Quelle des Waldbaches im Echerntal wandert, sieht man unterwegs dieses rauschende Wasser, es schießt unbeirrbar seine Bahn hinunter. Ausgebrannter Geist wird durch reißendes Sprühwasser befeuchtet. Lebensgeister werden dadurch unaufhaltsam geweckt.

16, Zitiert nach „Neuroanatomie Struktur und Funktion" 2. Auflage, Seite 239, herausgegeben von Trepel, Urban & Fischer Verlag, 1999.

5.4 Liquor-Zirkulationsstörung

Die vier Hirnkammern, der zentrale Kanal und der zugehörige Liquor cerebrospinalis spielen viele wichtige Rollen im Gehirn und im Rückenmark, das ist unbestritten. Aber die Frage ist, wie kann man die Funktionen des Liquor cerebrospinalis positiv beeinflussen, wenn die Liquor-Zirkulation gestört ist? In der Tat wurde die Liquor-Zirkulation ständig, und zwar unbemerkt durch zahlreiche, gesellschaftliche Tätigkeiten wie z.b. sitzenden Beruf, naturfremdes Leben, Bewegungsmangel, etc. gestört. Das führt dazu, dass das zentrale Nervensystem in seinem ganzheitlichen Aktivitätszustand mit diesem Nerven-Wasser unterversorgt wurde. Die negative Folge ist, dass die Neuronen samt den entsprechenden Strukturen, die im Liquorsystem dem Natur-Hirn zukommen, nicht mehr voll funktionsfähig sind, wie sie sein sollten. Das heißt, dass die ursprüngliche harmonische Beziehung zwischen Natur-Hirn (Subkortex) und Mensch-Hirn (Neokortex) immer weiter auseinander geht, weil die Funktionsaktivität des Natur-Hirns immer mehr abnimmt. Diese Situation beeinträchtigt natürlich auch das Mensch-Hirn und löst viele psychosomatische Probleme wie Depressionen, Burnout, Demenz, etc. aus.

Die Liquor-Zirkulation kann durch naturfremdes städtisches Leben gestört werden. Diese Zirkulationsstörung bewirkt dann weitere Probleme hinsichtlich Funktionsstörungen im zentralen Nervensystem, wie z. B. Vergesslichkeit, Konzentrationsstörung, Energielosigkeit, Depression, Nervosität, Schlaflosigkeit, Burnout, Demenz, etc. Dagegen können wir zwar mit symptomatischer Behandlung wie z. B. Beruhigungsmittel, Antidepressiva, Vitamine usw. kämpfen. Allerdings können diese Mittel die entsprechenden Symptome nur kurzfristig erleichtern. Die Ursache der Probleme kann dadurch nicht von Grund auf beseitigt werden.

5.5 Bergbäche aktivieren das Liquorsystem

Dichter Meng Guan hat die erfolgreiche praktische Erfahrung von Wechselwirkung zwischen Natur und Mensch mit Vers *„Bäche und Steine sind immer für die Grundlage des Lebens gut geeignet"* zusammengefasst, und zwar ist Berg-Wasser ein wichtiges, untrennbares Verbindungsglied zwischen Natur und Leben. Er hat mit diesem Erlebnis, über welches viele Weise während abertausenden Jahren schon ausgesagt haben, mit seiner ausgezeichneten Auffassungsgabe bestätigt, dass sich die Bachströmung auf die grundlegende Funktionsaktivität im zentralen Nervensystem wirklich günstig auswirken kann. Das ist eine großartige lebenswissenschaftliche Leistung.

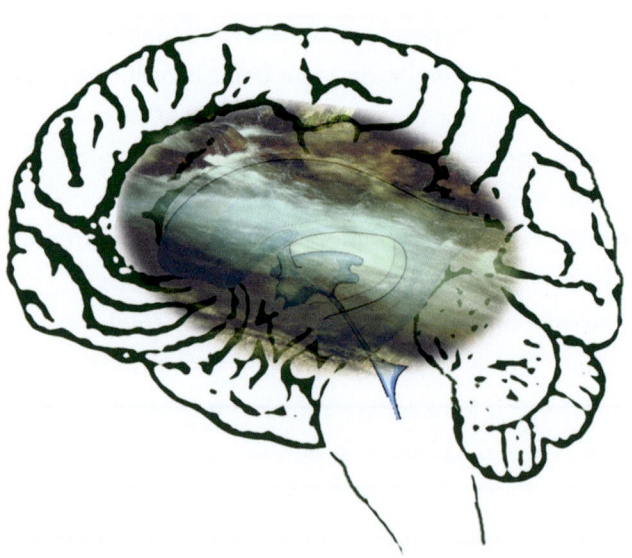

Die Flüssigkeitszirkulation in den vier Hirnkammern kann durch murmelnde oder reißende Bachströmung gefördert werden, wenn man regelmäßig an Bach oder Bächlein entlang wandert.

Das Liquorsystem kann tatsächlich durch den reißenden Bachstrom aktiviert werden. Das Geheimnis der Zauberwirkung liegt darin, dass der murmelnde Bach mit dem Sprühwasser und der tanzenden Welle in den vier Hirnkammern eine Resonanz erzeugen kann. Dadurch bewegen sich die Wassermoleküle in dem Liquor viel aktiver, womit alle Funktionsaktivitäten der Hirnstruktur in der unmittelbaren Umgebung gefördert werden.

Allerdings ist die Wechselwirkung zwischen Natur und Mensch die unbedingte Voraussetzung dafür, dass unsere fundamentalen geistigen Aktivitäten positiv beeinflusst werden können. Das heißt: man soll am besten im Frühjahr oder Sommer ins Gebirge gehen und an Bächen entlang wandern. Dabei sind die angemessene körperliche Anstrengung und die Grundkenntnis über ganzheitliche Wahrnehmung erforderlich, sonst wird die schöne Natur nur sinnlich wahrgenommen, jedoch nicht in ihrer Bedeutung begriffen, nämlich nicht begrifflich wahrgenommen, geschweige denn ganzheitlich wahrgenommen. Es würde das positive Ergebnis ausbleiben.

5.6 Peripheres erfasst den Kern der Gesundheit nicht

Heutzutage kümmern wir moderne Menschen uns immer mehr um die eigene Gesundheit. Viele betreiben regelmäßig Sport und versuchen, sich gesund zu ernähren. Es ist hocherfreulich, das zu sehen. Allerdings wird das Ziel allein dadurch bei weitem nicht erreicht, weil die Gesundheit hauptsächlich als ein diametral entgegengesetzter Zustand der Krankheit betrachtet wird. Darunter versteht man oft, dass, wenn man keine klinischen Symptome und bei Untersuchungen keinen negativen Befund hat, man dann arbeitsfähig ist. Aufgrund dieses Ansatzpunktes konzentriert man sich immer auf Symptom, Befund und Leistungsfähigkeit. Durch regelmäßiges Körpertraining wird die Leistungsfähigkeit von Herz und Lunge gesteigert, die Beweglichkeit der Gelenke sowie die Kraft der Muskulatur erhöht. Das Risiko von Herzleiden kann zwar dadurch verringert, sowie auch die Funktionen der Lunge und des Bewegungsapparates verbessert werden, jedoch hat diese Maßnahme nur eine periphere Bedeutung, wie das Wort „Körpertraining" ja schon aussagt. Das zentrale System, vor allem das für Herz, Lunge und andere Organe zuständige vegetative Nervensystem und die Hirnnerven werden dadurch kaum aktiv gefördert. Daher bleiben viele Funktionsstörungen, die durch Stress und falsche Lebensweise usw. hervorgerufen werden, im Nervensystem und in den Zentren ungelöst. Darin liegen die inneren Ursachen für Herzleiden und die meisten psychosomatischen Erkrankungen ebenso wie die der Zivilisationskrankheiten.

Der Kern unserer Gesundheit wird durch periphere Maßnahmen nicht erfasst. Es wäre genauso, als ob man sich am Stiefel kratzte, wenn das Bein juckt. Das gilt ebenfalls für die immer betonte Maßnahme der ausgewogenen Ernährung. Man glaubt, sie wäre der halbe Weg zur Gesundheit, doch das Wesentliche fehlt. Ein normaler Erwachsener nimmt pro Jahr mehr als eine halbe Tonne Nahrungsmitteln zu sich. Unabhängig davon, ob die dem Körper wertvolle Aufbaustoffe liefern oder nur die Geschmacksnerven kitzeln. Diese müssen verdaut werden.

Der Vorgang ist deswegen eine schwere Arbeit für unser Verdauungssystem. Ca. 8 Meter ist unser Verdauungstrakt lang, er lässt sich durch Form, Lage und Funktion in verschiedene Abschnitte untergliedern: wie z. B. Zunge, Speiseröhre, Magen, Zwölffingerdarm, Gallenblase, Bauchspeicheldrüse, Dünndarm und Dickdarm sowie Mastdarm. Die komplexen Nahrungsstoffe werden bei ihrer Passage durch den ganzen Verdauungstrakt vom Mund bis zum Mastdarm mit einer Vielzahl von chemischen Substanzen vermischt, um sie zu zerkleinern, zu zerdrücken, zu konvertieren und anschließend zu einzelnen Nahrungsmolekülen aufzuspalten. Die Nahrungsmoleküle werden dann in Blutgefäße und Lymphbahnen aufgenommen und weiter transportiert. Ein Teil davon wird zu Bausteinen für den Neubau des Körpers beim Wachstum oder zum Ersatz verlorengegangener Strukturen verwendet, ein anderer Teil wird als Energiequelle gebraucht, um den Zellstoffwechsel anzufeuern.

Die Verdauungsprozesse können nur gewährleistet und durchgeführt werden, wenn alle dabei beteiligten Organe physikalisch, chemisch und enzymatisch zusammenwirken. Ausgewogene Ernährung und ein gutes Essverhalten spielen dabei sicher eine Rolle, es ist jedoch nicht alles.

Um die Probleme des Verdauungstraktes und Stoffwechselkrankheiten zu vermeiden, muss man zunächst das Darm-Hirn (Das Enterische Nervensystem für den Verdauungstrakt) und das vegetative Nervensystem, sowie den Zellstoffwechsel aktivieren. Dann es ist sinnvoll, unsere Körper mit den erforderlichen Nährstoffen, nämlich Eiweiß, Fett, Kohlenhydraten, Vitaminen, Mineralien, Ballastoffen und Wasser, richtig zu versorgen. Gleichzeitig kann das Risiko von Krebs im Bereich des Verdauungstraktes verringert werden.

5.7 Mit Dao Kultivierung die Energie maximal aktivieren

Wie man seine positive Energie maximal aktiviert oder die Entschlackung des gesamten Organismus optimal fördert, hängt immer von der Frage ab, wie das Zentrum, vor allem das subkortikale Zentrum effektiv stimuliert wird. Seit Menschen mit Verletzung, Krankheit, vorzeitigen Tod umgehen mussten, haben sich chinesische Weise schon mit der Praxis der Dao Kultivierung beschäftigt. Sie haben sich auf das ganzheitliche Wohlbefinden konzentriert und versucht, ihr

Leben optimal zu aktivieren und ganzheitlich zu harmonisieren. Daraus haben sie reiche Erfahrungen gewonnen und vollen Erfolg erzielt. Dao Kultivierung ist eine Reihe von aktivierenden Verfahren, mit denen unsere psychosomatischen Vorgänge ganzheitlich initiiert werden können. Über das ganzheitliche Wohlbefinden haben chinesische Weise viele brillante Interpretationen gegeben. Zum Beispiel wurde „Dao", dieser wichtige Begriff vor mehr als 2500 Jahren von Laozi als der optimalste Zustand des menschlichen Lebens geprägt. Dao bezieht sich weder auf das Universum, noch auf abstrakte philosophische Begriffe, sondern bedeutet einen ganzheitlichen Psyche-Physis Zustand, der durch Wechselwirkung zwischen Natur und Mensch optimiert wird.

Das Schriftzeichen für Dao (chin. 道) besteht aus einem Kopf (chin. 首), der Psyche oder Seele und Erkenntnis bedeutet, und einem Fuß (chin. 足), der Physis oder Körper und Praxis heißt. Wörtlich genommen ist „Dao" Orientierung und Weg. Aus diesem Zusammenhang heraus hat sich Laozi entschieden, das Wort „Dao" für ganzheitliches Wohlbefinden hinsichtlich Harmonie zwischen Natur und Mensch zu gebrauchen. Eine ausgezeichnete Aussage, die Weisheit enthält!

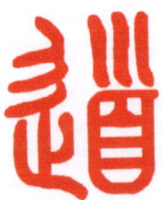

Das chinesische Bildschriftzeichen (chin. Dao oder deut. Tao) veranschaulicht die Harmonisierung von Psyche und Physis, die durch außergewöhnliche Orientierung und praktische Methoden erreicht werden kann.

5.8 Wichtiges über den guten Zustand unseres Lebens

Der Begriff „Dao" hat uns einige wichtige Besonderheiten über den besten Zustand des menschlichen Lebens dargestellt: erstens, die Wechselwirkung zwischen Natur und Mensch, womit das Leben im Einklang mit der Natur gemeint ist. Zweitens, die ganzheitsorientierte Tätigkeit und Praxis. Drittens, Harmonie von Psyche und Physis, nämlich das ganzheitliche Wohlbefinden bzw. die psychosomatische Gesundheit. Diese Aspekte sind miteinander verbunden und ergänzen einander.

Durch Praxis und Erkenntnisse in dieser Hinsicht, nämlich Dao Kultivierung, kann man seinen Lebenszustand am besten aktivieren und optimieren, und so schließlich das ganzheitliche Wohlbefinden erreichen. Dao Kultivierung übertrifft alle anderen Lebensziele. Jede(r) von uns kann und soll dieses Ziel erreichen. Die Voraussetzung dafür ist die ganzheitliche Wahrnehmungsfähigkeit, die sicherstellt, dass man das Ziel eines harmonischen, optimalen und glücklichen Lebens erreichen und verwirklichen kann. Dichter Meng Guan hat uns über die Bedeutung der Natur für unser gesundes Leben mit diesen Versen mitgeteilt:

„Die gesellschaftliche Tätigkeit stört meine innere Harmonie und ist eigentlich nicht das Ziel meines Lebens.
Bäche und Steine sind immer für die Grundlage des Lebens gut geeignet"

Die zwei Verse sagen deutlich, dass das harmonische, optimale und glückliche Leben mit der Natur direkt zusammenhängt. Im Vers hat Dichter Meng Guan „Die gesellschaftliche Tätigkeit" ursprünglich als „Staub in der Luft" zum Ausdruck gebracht. Im alten China werden

die stressigen Amtsgeschäfte oft mit dem Staub in der Luft verglichen. Laut Konfuzianischer Doktrin „Wer gut lernt, wird Beamter" versuchen viele Intellektuelle, einerseits mit großer Energie
Beamter zu werden, andererseits liegt ihnen die Natur ständig am
Herzen.

5.9 Gesellschaftliche Tätigkeit und natürliche Aktivität

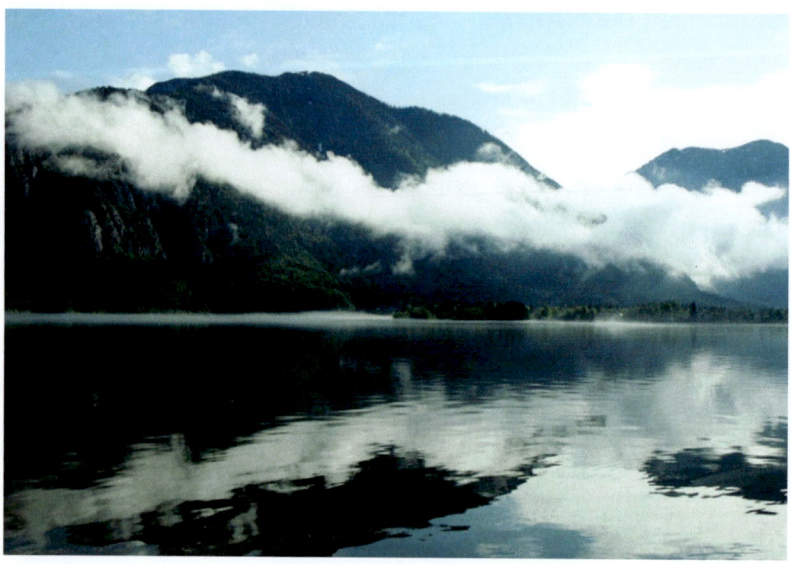

Hallstätter See
Der Hallstätter See ist mit dem Dachstein im Rücken, Obertraun, Hallstatt
und Bad Goisern an seinen Seiten, die einprägsamste Berg-Seen-Landschaft
im Inneren Salzkammergut Österreichs. Dieser dunkelgrün funkelnde See
bietet nicht nur herrliche abwechslungsreiche Szenerie an, sondern hat
auch eine eindrucksvolle Seen-Persönlichkeit, die uns anzieht, erfreut und
erfrischt. Die ausgedörrte und staubige Seele wird mit den malerischen
Berg-Seen-Landschaften sofort angefeuchtet und gereinigt, wenn man dort
verweilt. Das ist der Grund, dass Gelehrte und Dichter im alten China die
schöne Natur so erwartungsvoll entgegensahen.

Viele Gelehrte haben sich bewusst gemacht, dass die allgemeinen Amtsgeschäfte in den meisten Fällen nur eine kleine Rolle in der Lebenserhaltung spielen. Mit den gesellschaftlichen Angelegenheiten kann man weder seine spirituelle Ebene beleben, noch sein ganzheitliches Wohlbefinden harmonisieren und optimieren. Deswegen sind die täglich geführten unordentlichen Amtsgeschäfte mit Staub in der Luft verglichen worden, den man täglich putzen muss. Wir verbrauchen täglich viel Lebensenergie für gesellschaftliche Tätigkeiten, um das materielle Leben zu erhalten. Diese periphere Aufgabe ist zwar notwendig, aber sie ist weder das Wichtigste im Leben, noch das allerletzte Lebensziel. Wenn wir uns das ganze Leben hindurch nur um Leistung, Karriere, Macht, Gewinn, eben um gesellschaftliches Leben kümmern, dann wird das Problem des Auseinanderdriftens von Neokortex (Gesellschafts-Hirn) und Subkortex (Natur-Hirn) noch ärger werden. Es könnten sogar alle wichtigen grundlegenden psychosomatischen Funktionen total gestört und zerstört werden. Das kann unser Leben zu Erschöpfung führen und ist nicht wiedergutzumachen. Dichter Meng Guan hat sich mit dem Gedicht über die Beziehung zwischen gesellschaftlicher Tätigkeit und natürlicher Aktivität deutlich geäußert.

Es ist von großer Bedeutung für den ersten Schritt zur Optimierung unseres Wohlbefindens, dass wir den Sinn dieser Beziehung gut verstehen. Die gesellschaftliche Tätigkeit ist eine äußere Bedingung für das materielle Leben, hingegen ist die natürliche Aktivität ein wichtiger innerer Faktor hinsichtlich der Vitalität unseres Daseins. Was Dichter Meng Guan als Lebensbotschaft in diesem Gedicht zum Ausdruck bringen möchte, ist, die Zusammenhänge von Natur und den inneren naturgemäßen Aktivitäten des Lebens ernst zu nehmen, sowie ein richtiges Verhältnis zur gesellschaftlichen Tätigkeit herzustellen

5.10 Unser Gesundheitszustand in kritischer Lage

Immer mehr Leute sind sich dessen bewusst, dass Gesundheit nicht alles ist, aber ohne Gesundheit alles nichts ist. Unser Gesundheitszustand gibt nicht Anlass zu Optimismus. In entwickelten Ländern ist der Gesundheitszustand der Menschen durch übermäßigen Stress, schlechte Lebensweise und Gewohnheiten, durch Umweltverschmutzung und viele psychische Belastungen und Erschütterungen immer störanfälliger geworden. Vor allem kommen Subhealth[17] und chronische Müdigkeit häufig vor. Das heißt, es ist für uns dann schwer, sich von Krankheiten fern zu halten.

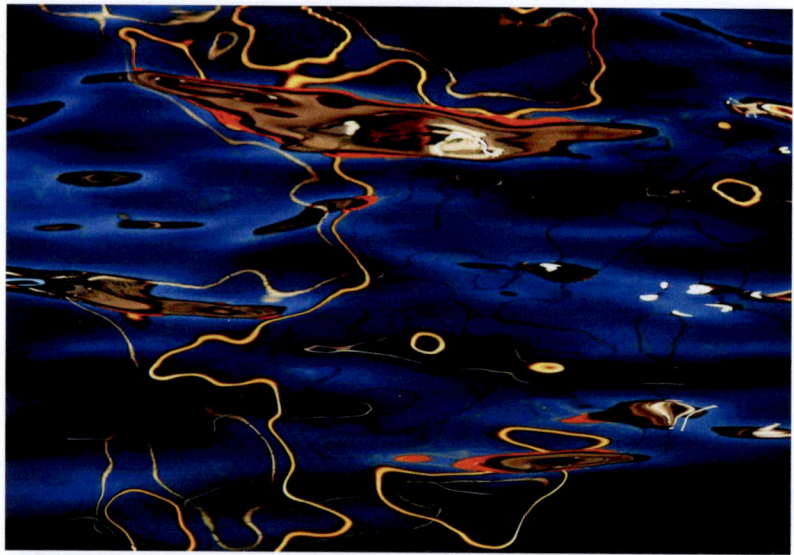

Attersee
Die schöne Natur ist der einzigartige adäquate Reiz um künstlerisch wertvolle Ideen zu schaffen und geistige Verarbeitungsfähigkeit zu verbessern.

17, Subhealth bezeichnet einen unklaren Zustand zwischen Gesundheit und Krankheit. Die typischen Erscheinungen sind Abgeschlagenheit, Erschöpfung, Benommenheit, Schlaflosigkeit, Konzentrationsstörung, Verdauungsstörung, Immunschwäche und Krankheitsanfälligkeit etc.

Laut einer Statistik der WHO hat Subhealth in vielen Ländern und Regionen ständig zugenommen. Das ist das größte Problem für unsere Gesundheit im 21. Jahrhundert. Warum sind immer noch so viele gesundheitliche Probleme ungelöst geblieben, obwohl alle Länder so viel an menschlichen und materiellen Kräften für Gesundheit investiert haben?

Wir haben uns zwar sehr bemüht, ein gesundes Leben zu schaffen, aber es gibt wenig effektive Ergebnisse. Viel zu wenig haben wir über den besten Zustand des menschlichen Lebens, wie Laozi vor 2500 Jahren als Dao geprägt hat, erfahren. Kaum jemand hat heutzutage die wissenschaftlichen Kenntnisse und die praktischen Erfahrungen, die man für Harmonisierung und Optimierung seiner Psyche-Physis braucht. Genau auf diesem Gebiet können uns die chinesischen Weisen viel nützliche Information geben.

5.11 Vollkommene Menschen

Diese Weisen haben den Dao-Zustand erreicht, somit das Problem der Krankheiten völlig hinter sich gelassen und haben alle glücklich und lang gelebt. Deswegen wurden solche Weisen als wahre Menschen bezeichnet.

Zhuangzi (Östl. Zhou, 770 - 256 v.Chr.) hat uns von der Lebensweise, den gesellschaftlichen Tätigkeiten und den Erkenntnissen der wahren Menschen bezüglich deren Körper, Seele und Denkweise näher erzählt. In seinem Werk "Zhuangzi. Glückliche Wanderung" steht:

„Die Vollkommenen Menschen richten sich in ihren persönlichen Wünschen nach ihren inneren Lebensbedürfnissen.

Die Geistesvollständigen Menschen vollbringen alle Werke nach ganzheitlichen Gedanken.

Die Auffassungsbegabten Menschen erfassen alle Begriffe gründlich und ganzheitlich."

Die Vollkommenen Menschen richten ihre persönlichen Wünsche immer nach den ganzheitlichen Interessen der inneren Lebensaktivitäten aus. Diese einigen sich untereinander über die grundlegenden und inneren Lebensbedürfnissen und auf Harmonie zwischen den unterschiedlichen persönlichen Bedürfnissen, wie z.B. Geschmack, Stil, Gewohnheiten etc. Die Vollkommenen Menschen führen zum Beispiel immer ein geregeltes Alltagsleben nach eigenem Bio-Rhythmus. Sie regulieren ihre Essensgewohnheiten nach den Eigenschaften ihrer Stoffwechsel und dem Energieverbrauch. Sie beschäftigen sich zwar auch mit gesellschaftlichen Tätigkeiten, legen aber größten Wert auf natürliche Aktivitäten. Sie haben persönliche Dinge bewusst mit den ganzheitlichen Bedürfnissen des Lebens perfekt harmonisiert. Daher sind sie immer glücklich und zufrieden mit dem Leben. Sie haben uns eine gute Lebensweise gezeigt, nämlich den optimalsten Zustand des Wohlbefindens.

Unser Leben hat auch viele innere Wünsche: das sind Ganzheit, Harmonie, Gleichgewicht und Stabilität. Wenn man diese Wünsche erfüllt hat, dann kennt man den Unterschied zwischen den persönlichen Wünschen und den inneren Wünschen des Lebens. Die persönlichen Wünsche betreffen in den meisten Fällen nur eine begrenzte körperliche und seelische Aktivität, die oft durch äußere Beeinflussung hervorgerufen ist. Sie sind keinesfalls ident mit den Wünschen des Lebens. Wenn der persönliche Wunsch das Lenkrad unseres Lebens steuert, dann geht die Orientierung zu ganzheitlichem Wohlbefinden verloren. Allzu leicht übersieht man die Interessen des inneren Lebens. In diesem Fall bliebe Gesundheit nur einer Wunschtraum.

5.12 Geistesvollständige Menschen

Ein Geistesvollständiger Mensch zu sein, bedeutet: dass man einen voll aktiven Funktionszustand auf allen Ebenen des zentralen Nervensystems hat. Deswegen ist man fähig, alle Dinge ganzheitlich wahrzunehmen. Das bedeutet, die Information, die man wahrgenommen hat, wird zuerst im Subkortex verarbeitet. Die Verarbeitung wird weiter aufwärts mit dem Neokortex zusammengefasst, um eine rationale Erkenntnis zu erhalten und die begriffliche Wahrnehmung zu stärken. Gleichzeitig wird abwärts mit dem Hypothalamus und dem Rückenmark zusammengearbeitet, um eine Reaktion zu bewerten, ob sie günstig oder schlecht für die innere Lebensaktivität ist.

Bei Geistesvollständigen Menschen lassen sich ihre seelischen Aktivitäten nicht auf eine Dimension des Nervensystems, wie z. B. Neokortex, beschränken. In jeder Angelegenheit sind sie bemüht, ihre ganzheitliche seelische Aktivität auf allen Ebenen des zentralen Nervensystems, wie z. B. Subkortex, Hypothalamus, Rückenmark und vegetatives Nervensystem zu fördern und zu entfalten. Das ist die ganz besondere Fähigkeit von Geistesvollständigen Menschen. Daher können sie nicht nur weise handeln und richtig urteilen, sowie alles Werk nach ganzheitlichen Gedanken vollbringen, sondern auch ihre körperlichen und organischen Funktionen immer gut regulieren und erhalten. Das ist wirklich der beste seelische und psychische Zustand der Menschen.

5.13 Auffassungsbegabte Menschen

Die Auffassungsbegabten Menschen haben umfangreiche, wissenschaftliche Kenntnisse über die Lebensaktivitäten und reichliche

Erfahrungen mit der Optimierung und der Harmonisierung des ganzheitlichen Wohlbefindens. Sie haben eine offene und dreidimensionale Denkweise. Jeder ihrer Gedanken, jeder Begriff und jede Bezeichnung wird hinsichtlich des großen Ganzen gesehen, in ihrer tiefsten Bedeutung betrachtet und somit nie nur wörtlich oder oberflächlich verstanden. Sie durchdringen jedes Problem gründlich auf gedankliche Art und treffen dadurch immer den Kern einer Sache. Das ist die beste Denkweise, mit der man zu den Erkenntnissen über den wahren Sinn des Lebens kommen kann, und darüber hinaus, was die Harmonie von Psyche und Physis bedeutet, oder, warum man mit der Natur im Einklang stehen muss, etc.

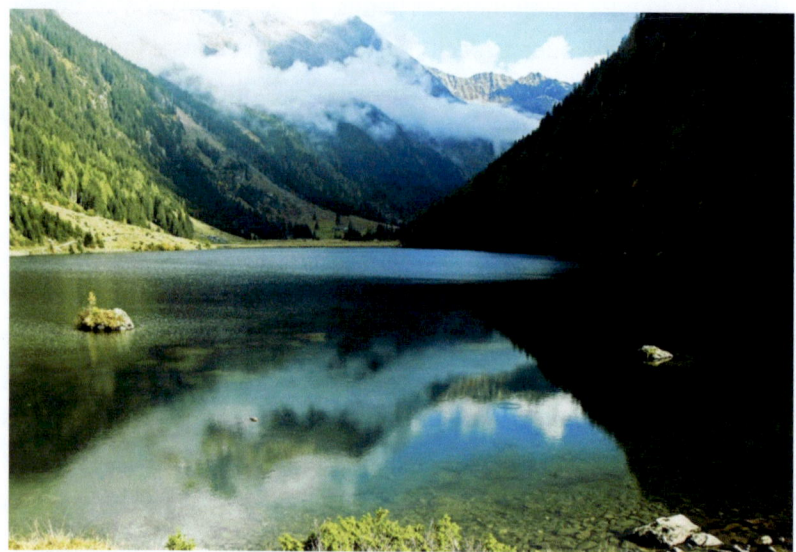

Riesachsee
Der Riesachsee liegt auf 1.330 m Seehöhe in einem der landschaftlich reizvollsten Täler Österreichs, dem Rohrmoos-Untertal. Über den Wilde Wasser-Steig erreicht man den Riesachsee nach ca. einer Stunde zu Fuß. Die reizvolle Berg-Seen-Landschaft hier ist das wirksame Heilmittel für zahlreiche psychosomatische Probleme.

5.14 Vorbild zum ganzheitlichen Wohlbefinden

Diese drei wahren Menschen, von denen Zhuangzi uns in seinem Werk erzählt, leben weder in einer Traumwelt, noch sind sie Ausnahmen im wirklichen Leben. Solche Menschen wurden oft in der chinesischen Literatur dokumentiert und im medizinischen Werk als überzeugendes Beispiel zur Nachahmung lobend erwähnt. Das ist ein mustergültiges und nachahmenswertes Vorbild zu ganzheitlichem Wohlbefinden für uns moderne Menschen. Wenn wir die Gesundheit wirklich erreichen wollen, müssen wir viel mehr über das Wesentliche eines harmonischen und optimalen Lebenszustandes erfahren. Ebenfalls müssen wir uns viel mehr um eine Lebensweise bemühen, die das ganzheitliche Wohlbefinden, die Geistesvollständigkeit und die dreidimensionale Erkenntnisfähigkeit fördert.

Die Berg-Wasser-Gedichte aus der Tang-Dynastie haben immer eine große aktuelle Bedeutung für uns moderne Menschen. Die Dichter haben alle diese Aufgaben, die man erfüllen muss, um einen optimalen Zustand der Psyche-Physis zu bekommen, organisch und perfekt hinsichtlich der Wechselwirkung mit der Natur durchgeführt. Sie haben uns mit ihrer eigenen Erfahrung gezeigt, wie man innerhalb dieser Wechselwirkung seine inneren Lebensaktivitäten beleben und ein zufriedenes, sinnvolles Wohlbefinden fördern kann. Alles in allem haben die Dichter der Tang-Dynastie einen Zugang zu dem Weg, der zum ganzheitlichen Wohlbefinden führt, gefunden. Dieser Weg macht Dao Kultivierung für uns interessant und zugänglich. In der Gesundheitsdefinition fehlen Hinweise zur wichtigen Ausrichtung nach Harmonie und den dazugehörigen Verfahren. Dieser Mangel begründet, warum es viele gesundheitliche Probleme von uns modernen Menschen bis heute immer noch gibt.

5.15 Viel Lebensfreude mit der Natur im Einklang zu sein

„Ich setze mich und schaue die sich ändernde Landschaft an. Plötz-lich merke ich, dass der Kiefernschatten sich umgedreht hat.
Zum Vortrag der Gedichte höre ich unablässige Zikadengesänge."

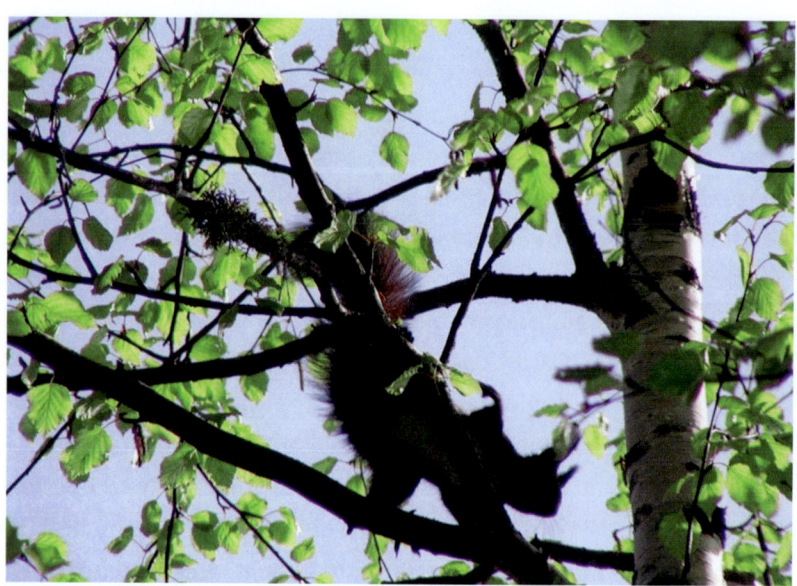

Vorderer Gosausee
Der vordere Gosausee liegt in einem markanten Tal nordöstlich des Gosau-kamms. Im Südosten erhebt sich das Dachsteinmassiv und dessen Gletscher befüllen den See. Wenn man morgens rund um den See wandert, ist man nicht nur vom Hintergrund, dem Dachsteinmassiv, beeindruckt, sondern auch von Lebewesen begeistert. Wie zum Beispiel: Ein Eichhörnchen spielt eine brillante Vorstellung und hat viel Spaß an seinem alltäglichen Leben

In der modernen Welt sind wir Menschen mit zahlreichen, gesell-schaftlichen, d.h. nach außen orientierten Tätigkeiten beschäftigt. Dadurch wird unsere Seele abgelenkt und die innere Ruhe total ruiniert, was uns letztlich auch krank werden lässt. Außerdem sind wir täglich einer großen Menge von negativen Nachrichten ausgesetzt, wie z. B. regionale Kriegsausbrüche, Finanzkrise, Wirtschaftsschrumpfung, Arbeitslosigkeit, steigende Kriminalität, sogar Amoklauf, neuentdeckte Krankheiten etc. Das stört die inneren Funktionsaktivitäten unseres Lebens und das ganzheitliche Wohlbefinden noch mehr. Wir hören nicht mehr auf die Signale des Körpers, weil unsere Aufmerksamkeit nur noch auf Beruf, Leistung und fast nicht mehr auf eigenes Wohlbefinden gerichtet ist. Aber eigentlich sollte diese innere Ruhe und Harmonie das Ziel unseres Lebens sein. Wir sollten für unser Wohlbefinden mit der Umwelt und Natur im Einklang sein.

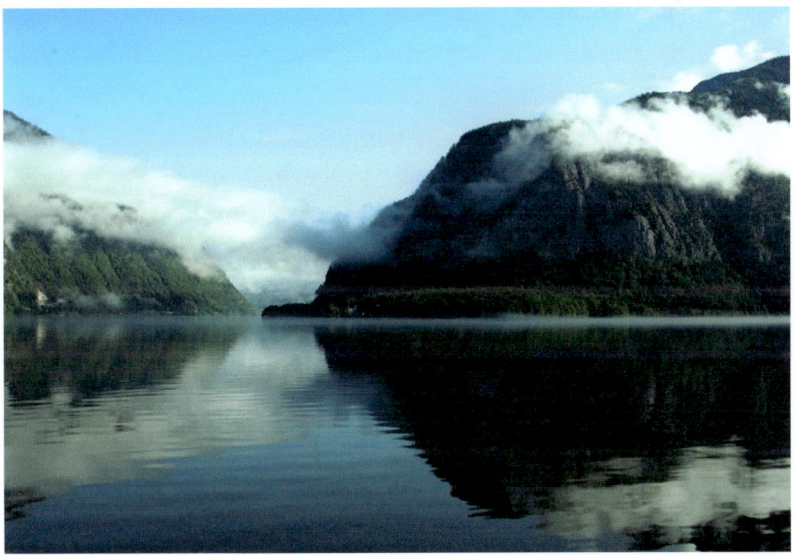

Hallstätter See
Der Hallstätter See liegt am nördlichen Fuß des Dachsteinmassivs. Wenn man bei gutem Wetter von dort nach Sarstein schaut, kann man stundenlang tanzende Wolken und deren Wiederspiegelungen auf dem See genießen. Als wichtiger Vitalspender reinigt die wunderschöne Berg-Seen-Landschaft Geist und Körper und erfrischt das Gemüt.

In diesem Gedicht „Der Freund erwidert die Grüße aus dem Gebirge" hat Dichter Meng Guan uns dargestellt, wie er mit der Natur im Einklang steht und seine innere Ruhe genießt. In den Bergen gibt es viele eindrucksvolle Landschaften zu sehen. Jede einzelne von ihnen kann eine Bühne für verschiedene Schauspiele wie Wolken vor Berghängen, Wasser, das über Felsen springt, ein murmelnder Bach, der glitzernde Farben und fröhliche Muster zeigt oder abwechslungsreiche Lichtspiegelungen auf Bergseen sein. Von einem Platz aus kann man vieles betrachten. Eine Szene stellt zum Beispiel eine Wolke auf dem Berg dar. Man könnte wie beim Drehen eines Filmes eine Szene dieser Naturschauspiele nach der anderen aufnehmen und drehen. Wie wunderschön ist jede Einzelne von ihnen!

Tagelang kann man die verschiedenen, schönen tänzerischen Bewegungen bewundern und sich an dem abwechslungsreichen Anblick erfreuen. Das ist höchstes Gut für die Seelenvergnügung. Gleichzeitig hört man wohlklingende Musik von Wind in Kiefern- bzw. Fichtenbäumen oder einen begeisterten Zikadenchor. Man spürt nur noch ganzheitliches Wohlbefinden und vergisst, an Rückkehr zu denken. Das ist die beste Möglichkeit, aus einer schwierigen, oft aussichtslosen Situation herauszukommen und sich selbst Lebensfreude zu bringen.

„Manchmal tut es mir wirklich leid, dass ich die Verabredung mit dem Freund nicht einhalten kann.
Weil ich mich am Anblick der schönen Natur so erfreue, möchte ich meinen Aufenthalt immer wieder verlängern."

Dichter Meng Guan hat seine Rückkehr und die Verabredung mit seinem Freund vergessen, aber er hat sich das Wichtige für sein Leben gemerkt. Welch ein interessantes Gedächtnis!

Zhuangzi sagt: „Die Menschen vergessen nicht das, was sie vergessen sollten, sondern das, was sie nicht vergessen sollten".

Wir moderne Menschen haben wirklich viele wichtige Aufgabe im Leben vergessen, was wir nicht vergessen sollten. Zum Beispiel:

Wir haben vergessen, unser Lebensziel zu erreichen, wie können wir dann ein gesundes, glückliches und harmonisches Leben schaffen?

Wir haben vergessen, uns um das eigene Leben, unserem engsten und wichtigsten Partner, zu kümmern, wie können wir uns dann um andere am besten kümmern, eine gute Beziehung aufbauen, wenn wir uns selber vernachlässigen?

Wir haben vergessen, viele innere Bedürfnisse zu erfüllen, wie kann das innere Leben zufrieden sein?

Wir haben vergessen, den wahren Sinn des Lebens zu finden, wie kann es dann dem Menschen gut gehen, ohne etwas über seine Lebensorientierung zu wissen?

Das menschliche Leben besteht aus naturgemäßen und zivilisatorischen psychosomatischen Vorgängen. Diese zwei Bestandteile bilden das ganze Leben und sind jeweils vom Mensch-Hirn und Natur-Hirn gesteuert. Dabei dienen das Natur-Hirn und die dazu gehörenden naturgemäßen psychosomatischen Aktivitäten als lebenswichtige Grundlage unseres Wohlbefindens. Sie können durch die schöne Natur bzw. Berg-Wasser-Landschaften am besten gefördert und in Gang gebracht werden. Das ist der Sinn des Lebens, nämlich dieses im Einklang mit der Natur zu führen.

Bäche und Bachsteine gelten als Miniatur der Berg-Wasser-Landschaften und wirken ausgezeichnet auf das Natur-Hirn und die naturgemäßen psychosomatischen Vorgänge. Aber nur dann, wenn wir entlang von plätschernden oder reißenden Bach/Bächlein wandern. Durch diese Art der Bewegung wird Körper und Seele voraktiviert und auf gute Resonanz eingestellt. Ohne diese Bewegung in der

Natur sind die positiven Auswirkungen äußerst gering. Also, nur ein schönes Bild oder Video anzuschauen, ist überhaupt nicht vergleichbar. Nur wenn man bewusst in der Natur geht und alle Sinne offen lässt, um die adäquaten Reize der schönen Berg-Wasser-Landschaften wahrzunehmen, erreicht man sein Ziel. Mit der schönen Natur im Einklang zu stehen, ist ein aktiver Prozess. Es lohnt sich, wenn man Zeit, materielle Ressourcen und Kraft investiert.

5.16 Zusammenfassung

Als Organismus brauchen wir Menschen sowohl Ernährung, frische Luft, trinkbares Wasser und Bewegung, als auch psychische Antriebe: Vor allem die durch adäquate Reize der schönen Natur hervorgerufene psychische Resonanz. Diese ist die Grundlage des ganzheitlichen Wohlbefindens bzw. der psychosomatischen Gesundheit. Die liebreizende Szenerie in der Natur hinterlässt in uns viele tiefe Eindrücke, die unsere Seele und unsere Gefühlswelt beleben. Diese naturnahen Empfindungen sind die Quelle der Lebensfreude, der Lebenskraft, der Lebensgeister, des Lebensinhalts, etc.

Der herausragende Beitrag der Dichter der Tang-Dynastie, den sie für das ganzheitliche Wohlbefinden geleistet haben, besteht darin, uns ihre positiven Erfahrungen zu übermitteln, wie man das Natur-Hirn durch Naturschauspiele und zweckdienliche wahrnehmbare Anblicke aktiviert. Mit diesen praktischen Erkenntnissen waren sie im Bereich der Gesundheitswissenschaft tausende Jahre voraus. Bäche und Bachsteine sind die adäquaten Reize zum Fördern der Flüssigkeitszirkulation im Gehirn und liefern zweckgerichtete Grundelemente der Nerven-Nahrung für die Psyche. In diesem Sinn sind Bäche und Steine für die Grundlage des Lebens bestens geeignet.

6. Lebensweg und Ausweg

Heutzutage suchen viele Menschen einen Ausweg, um aus schwierigen oder sogar hoffnungslosen Situationen herauszukommen. Oft verschwindet das augenblickliche Problem nur kurz, so wie ein schmerzstillendes Mittel gegen Schmerz wirkt. Allerdings löst dies nicht das ursächliche Problem. Hingegen ist der Lebensweg ein Heilverfahren bei Beschwerden und echter Zugang zu einem sinnvollen, gesunden, fröhlichen und glücklichen Leben.

Übernachtung im Berg-Tempel 宿山寺

Von Dichter Meng Guan 孟贯

溪山尽日行, *Ich bin den ganzen Tag einen Bergbach entlang gewandert.*
方听远钟声. *Zuletzt hörte ich aus weiter Entfernung die Tempelsglocke.*
入院逢僧定, *Als ich in dem Tempel angekommen bin, sind die Mönche schon in Meditation versunken.*
登楼见月生. *Ich gehe ein Gebäude hinauf und sehe den Mond langsam hochsteigen.*
露垂群木润, *Später in der Nacht liegen Tautropfen auf den Pflanzen und befeuchten alle Bäume.*
泉落一岩清. *Ein herunterstürzender Wasserfall hat die Steine ganz sauber gewaschen.*
此景关吾事, *Dieser Anblick hängt mit innerer Aktivität meines Lebens zusammen.*
通宵寐不成. *Ich denke über diesen Sinn nach und kann die ganze Nacht nicht einschlafen.*

6.1 Ein Weg um das Leben aktiv zu harmonisieren

Die Dichter in der Tang-Dynastie haben einen sehr starken künstlerischen Gestaltungswillen. Sie haben zahlreiche, wunderbare Gedichte mit der bildhaften und lyrischen Sprache über die schöne Natur geschrieben. Außerdem sind die Dichter lebensphilosophisch orientiert, weil sie immer an die grundlegenden Fragen des Lebens denken. Aufgrund dieser ausgezeichneten Begabung sind die Dichter selbstverständlich mit der bedeutenden Aufgabe für die Vertiefung der Dao Kultivierung beauftragt.

Unter Dao Kultivierung versteht man die speziellen Wege, um das Leben mit der Natur im Einklang aktiv zu führen. Im alten China haben die Weisen schon begonnen, die Mysterien des Lebens in Beziehung auf Wechselwirkung zwischen Natur und Mensch zu erforschen.

Sie haben alle körperlichen und seelischen Reaktionen, die von Naturveränderungen hervorgerufen werden, beobachtet, um sowohl das positive, als auch das negative Ergebnis dieser Wechselwirkungen ausreichend zu kennen. Andererseits sind die Weisen immer aktiv in der Natur gegangen und haben Körper und Seele voll ins Spiel gebracht, um das ganzheitliche Wohlbefinden zu fördern und zu optimieren.

Aus dieser Erforschung und Praxis sind die Erkenntnisse über die Harmonie zwischen Natur und Mensch gewonnen worden. Die bedeutungsvollste Aussage dabei ist, den Wert des Lebens hoch zu schätzen und dieses mit der Natur im Zusammenhang zu leben. Viele außergewöhnliche praktische Anwendungen ergeben sich daraus. Auf dieser Basis beruht das System der chinesischen altertümlichen Lebenswissenschaft, nämlich Dao Kultivierung. Jetzt erkennt man eine unvergleichliche Praxis- und Denkrichtung im Bereich der Lebenswissenschaft und Medizin.

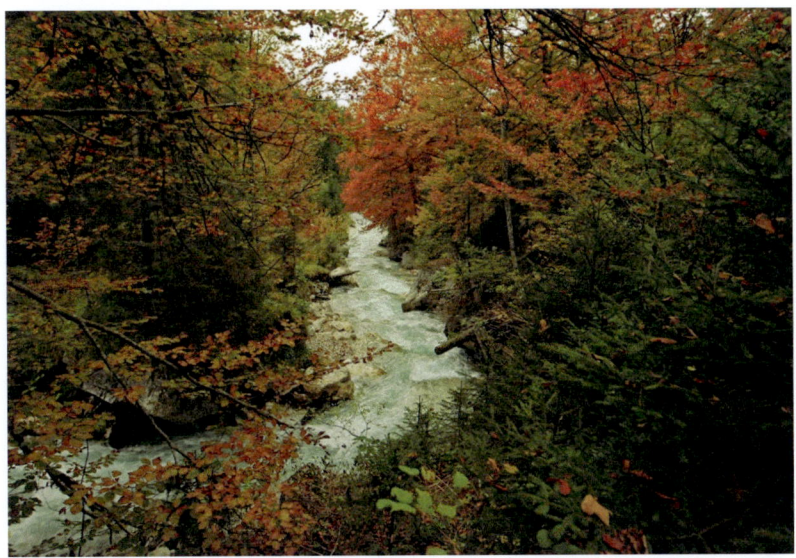

Straneggbach im Almtal
Von Habernau in Grünau im Almtal führt eine 6 km lange Forststraße, die sich dem Straneggbach entlang erstreckt, zum Almtalerhaus. Man kann hier südöstlich von Hetzau gemütlich in der urwüchsigen schönen Natur wandert. Die rauschende Bachströmung klingt melodisch und peppt dabei die Stimme des tiefen Herzens auf.

6.2 Dao Kultivierung und Medizin

Die Menschen haben seit ihrem Entstehen ununterbrochen gegen Krankheiten gekämpft. Mit intensiven Anstrengungen hat man versucht, das Ziel der Gesundheit zu erreichen und die Krankheit zu verhindern. So erzählt die Geschichte der Medizin. Dao Kultivierung und moderne/traditionelle Medizin haben obwohl grundsätzlich das gleiche Ziel, nämlich das Wohlbefinden, jedoch sind die Beiden bei den grundlegenden Gedanken, der Orientierung, der Art und Weise sowie den Verfahren ziemlich unterschiedlich.

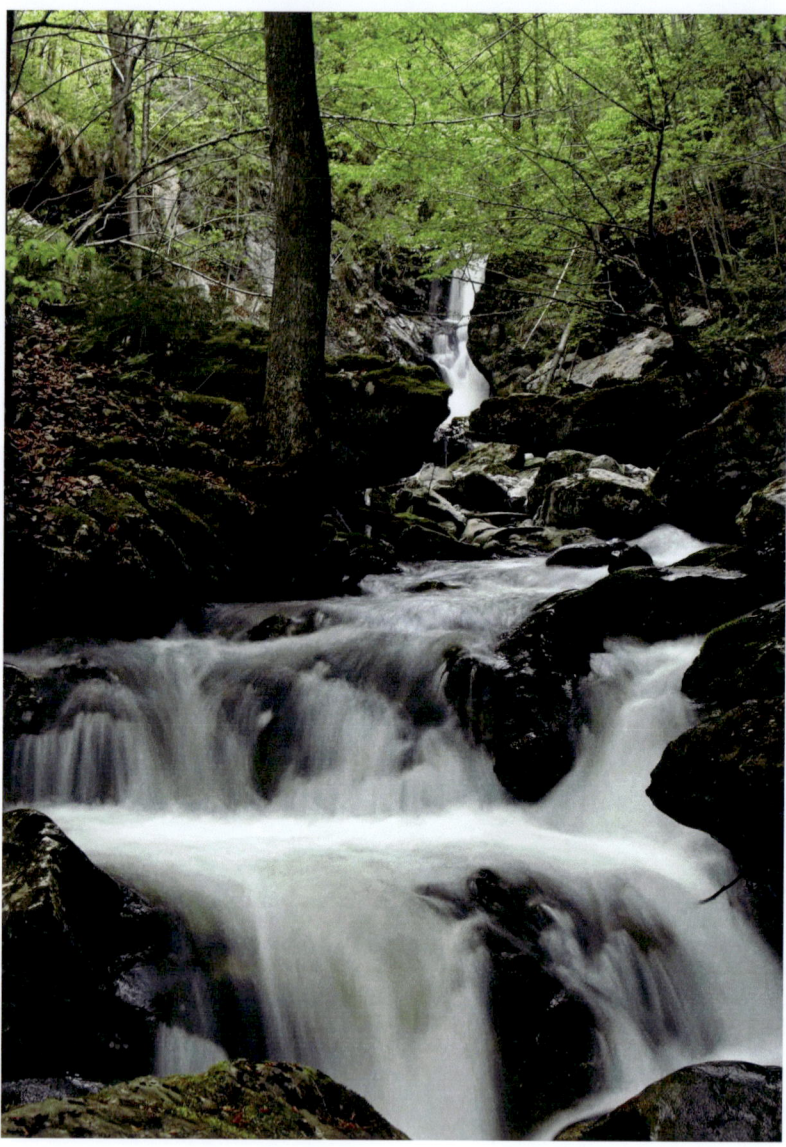

Dittlbach-Wasserfälle bei St. Wolfgang
Ein überaus entzückender und eindrucksvoller Anblick. Durch die Heilkraft des Bachs werden Flecken auf der Seele gereinigt und ganz entfernt.

In der Medizin werden die Ursachen von Entstehung der Erkrankungen, sowie der Verlauf der Krankheiten besonders beachtet. Arzneimittel und entsprechende therapeutische Maßnahmen werden ergriffen, um krankheitserregende Umstände zu verändern und anormale Vorgänge zu korrigieren. Das ist die zentrale Aufgabe der Medizin. Bei Dao Kultivierung werden die naturgemäßen psychosomatischen Vorgänge sehr betont. Die Harmonie zwischen Natur und Mensch ist die schwerpunktmäßige Aufgabe. Man soll sich die Optimierung der naturgemäßen psychosomatischen Aktivitäten zur Aufgabe machen. Vor allem müssen die grundlegendsten seelischen und organischen Funktionen und Vorgänge in großem Ausmaß ganzheitlich aktiviert werden, damit sie wieder auf den besten Stand gebracht werden. Dao Kultivierung ist eine sehr nützliche Maßnahme von großer aktueller Bedeutung für das Wohlbefinden.

6.3 Subkortex: Lebenswichtiges Nervenzentrum

Die Beziehung zwischen Natur und Mensch soll unbedingt verbessert werden. Anschließend wird man dann die Harmonie von Psyche und Physis fördern und die Vitalität des Lebens erhöhen. Schließlich kann man einen Ausweg aus den Krankheiten finden und das Ziel der Gesundheit wirklich erreichen. Das ist die wichtige Aussage und die gute Erfahrung, die uns Dao Kultivierung beschert hat.

Nach der Meinung der chinesischen Weisen im alten China ist die Aktivierung des Natur-Hirns (Subkortex) eine absolute Voraussetzung dafür, dass man das ganzheitliche Wohlbefinden erreichen kann. Das Nervensystem dient dazu, Informationen von außen und Impulse von innen ständig zu empfangen, zu verarbeiten und darauf zu reagieren. So kann man sich in der Situation angepasst verhalten und die entsprechende Funktion der inneren Organe regulieren. Das

Nervensystem ist die zentrale Kontrolle für alle Funktionsaktivitäten unseres Lebens und übernimmt die Verantwortung für die Steuerung und Ausführung der körperlichen und seelischen Vorgänge.

Der Neokortex ist ein allerneuestes Zentralnervensystem, das sich seit der Entstehung der Gesellschaft entwickelt hat. Er ist hauptsächlich für den Empfang und die Analyse der gesellschaftlichen Informationen zuständig und bestimmt die meisten sozialen Aktivitäten der Menschen. Der Subkortex ist ein altes Zentralnervensystem in der Stammesentwicklung der Menschheit. Seine Pflicht liegt in der Wahrnehmung und Integration aller natürlichen Reize, um die inneren Lebensaktivitäten harmonisch und stabil ablaufen zu lassen und zu gewährleisten. So ist der Subkortex ein lebenswichtiges Nervenzentrum für unser Dasein. Der Zustand unseres Wohlbefindens hängt davon ab, ob die beiden Zentralnervensysteme harmonisch und ganzheitlich zusammenarbeiten.

6.4 Eine ernsthafte Situation

Das Problem, das die Meisten von uns übersehen haben, ist die Trennung von Mensch und Natur. Das hat die Funktionsaktivität des Subkortex traurig geschwächt, weil es dem Subkortex an den für seine Aktivitäten notwendigen natürlichen Reizen mangelt. Andererseits wird der Neokortex durch die eigenartige Entwicklung der Gesellschaft extrem stimuliert. Diese Entwicklung ist geprägt durch explosives Verbreiten von Information. Ein kritisches Ungleichgewicht zwischen Subkortex und Neokortex ist verursacht worden. Außerdem fühlen sich die Menschen selbst von unterschiedlichen Problemen sehr gestresst. Zumeist führen wir ein ungesundes Leben und essen viel zu viel und noch dazu das Falsche, usw. All das macht unseren Organen zusätzlich zu schaffen.

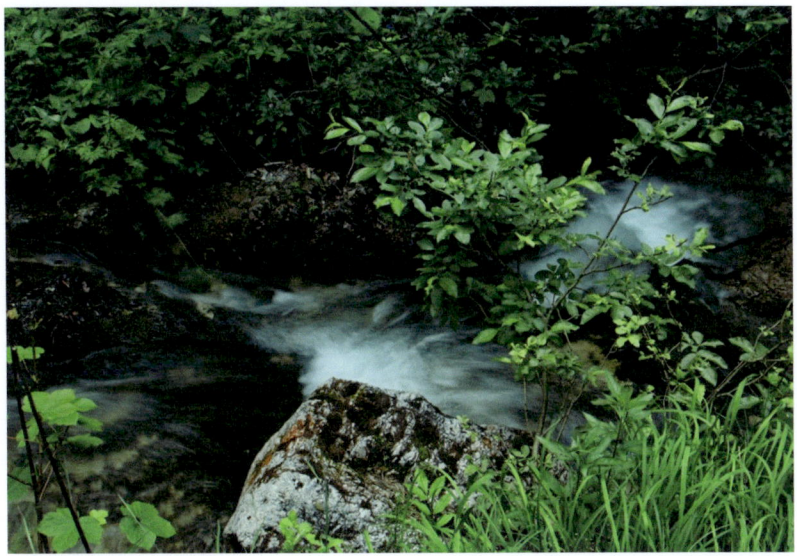

Fischbach im Traisental
Wenn wir von Auhof in Türnitz Richtung Ebnerhof und Waldsteighof gehen, begegnen wir dem liebreizenden Fischbach. Unsere Innenwelt wird durch dieses reine, plätschernde Quellwasser gut durchgespült und geklärt.

Wir sind in einer ernsthaften Situation, in der unser Wohlbefinden mit dem einseitig hoch aktivierten Neokortex, dem schwächer werdenden Subkortex und den organischen Störungen konfrontiert wird. Das ist keine Panikverbreitung, sondern eine Tatsache. Angesichts dieser Probleme müssen wir uns geeignete Maßnahmen überlegen. Will man seine Gesundheitsprobleme lösen, muss man zuerst den Subkortex aktivieren.

Nur wenn das lebenswichtige Zentrum, nämlich der Subkortex wieder in Stand gesetzt ist, werden alle anderen förderlichen Maßnahmen für die Gesundheit effektiv entfaltet. Leider haben wir moderne Menschen auf diesen Gebieten weder Erfahrungen noch Grundkenntnisse. Heutzutage wird viel über die Strukturen und die Funktionen des Neokortex erforscht. Im Vergleich zum Neokortex liegen aber viele Themen über den Subkortex noch im Dunkeln. Zum Beispiel: Wie bildet sich zwischen dem Subkortex und den inneren Lebensaktivitäten im Lauf der Entwicklung das Lebensbewusstsein heraus? Wie unterstützen und harmonisieren sich die beiden Kortex wechselseitig? Welche entscheidende Rolle spielt der Subkortex bei der Harmonisierung und Optimierung von Psyche und Physis? Darüber gibt es keine eingehende Forschung. Was die Aktivierung des Subkortex betrifft, haben wir moderne Menschen leider kaum eine Ahnung. Diese Situation findet man heutzutage auch in anderen Wissenschaften und muss so rasch wie möglich verbessert werden.

6.5 Zugang zum Ganzheitlichen Wohlbefindens

Glücklicherweise haben die Dichter in der Tang-Dynastie uns viele sinnlich erfahrbare Kenntnisse und ausgereifte Gedanken überliefert. Unser Mangel an solchen Erfahrungen sowie unsere unzureichenden Kenntnisse können dadurch ausgeglichen werden. Die Tang-Dynastie ist eine außergewöhnliche Periode ohnegleichen, in der die Wirtschaft aufgeblüht und die Politik unbestechlich wie noch nie zuvor in der chinesischen Geschichte gewesen ist. Durch Stabilität der Gesellschaft und das Aufblühen der Wirtschaft haben Gelehrte und Dichter genügend Zeit gehabt, die Lebensphilosophie zu vertiefen und die Gedichte zu schaffen. Im Werk „Gesamte Gedichte in Tang-Dynastie" wurden mehr als 2200 Dichter registriert und 48900 Gedichte aufgezeichnet. Es ist eigentlich ein außergewöhnliches Ereignis in der Literaturgeschichte der Welt, dass es in der Tang-Dynastie von 618 bis 907 n. Chr. so viele Dichter und Gedichte gibt. Die Dichter aus der Tang-Dynastie sind vorzugsweise durch die Wechselwirkung zwischen Natur und Mensch in der Lage, die Berg-Wasser-Gedichte zu verfassen.

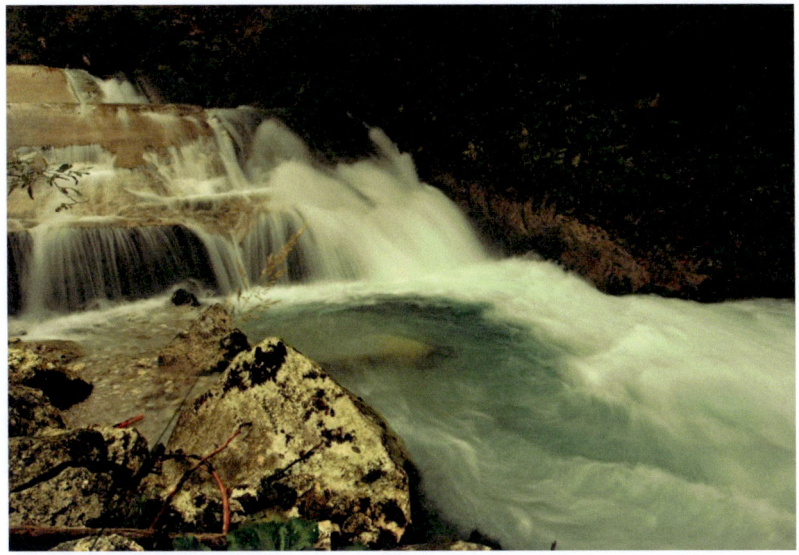

Straneggbach im Almtal

Wandern entlang dem Straneggbach in Hetzau ist ein niveauvolles Genießen. Hierbei hört man nicht nur einen tosenden Wohlklang, der unsere
innere Freude in Aufwallung versetzt, sondern auch eine große Sehnsucht
nach noch mehr Anregung in erstrebenswerter Berg-Wasser-Landschaft. Ein
Wasserfall des Bachs verleiht uns mit der blaugrünen Farbe viel frische Lebenskraft, weil Schwingung in unseren Körperflüssigkeiten ausgelöst, vor
allem die Zirkulation des Gehirn-Wassers dadurch aktiviert wurde. Das sind
die positiven und zauberhaften Auswirkungen des Bergbachs und einer der
geheimnisvollen Tipps des lyrischen Wanderns.

Mit dem schönen und eindrucksvollen Erlebnis haben die Dichter die
Harmonie zwischen Natur und Mensch sowohl durch sinnliche Erfahrungen als auch durch rationale Erkenntnisse viel tiefer erfasst. Vor
allem haben sie während des Wanderns in der Natur den Zugang
zum Optimieren des Ganzheitlichen Wohlbefindens gefunden. Das
ist wirklich ein großartiger Beitrag zur Harmonisierung von Psyche
und Physis. Die Dichter haben eine ausgezeichnete Leistung für die
Gesundheit erbracht.

6.6 Den wahren Sinn des Lebens mit Mönch ausdiskutieren

„Ich bin den ganzen Tag einen Bergbach entlang gewandert.
Zuletzt hörte ich aus weiter Entfernung die Tempelsglocke."

In dem Gedicht „Übernachtung im Berg-Tempel" hat Meng Guan über den Besuch samt Übernachtung in einem buddhistischen Tempel, der sich auf einem Berg befindet, erzählt. Es ist nicht außergewöhnlich, einen buddhistischen Tempel im Berg vorzufinden. Nach langem Marsch durch die Natur, kann man den Tempel erreichen. So ist der Tempelbesuch gleichzeitig auch ein Wandern. Die Dichter aus der Tang-Dynastie besuchten oft die Tempel, weil sie mit den hochgebildeten buddhistischen Mönchen über den wahren Sinn des Lebens gründlich diskutieren wollten.

In der Tang-Dynastie tritt der Wandel des indischen Zen-Buddhismus zum chinesischen Zen-Buddhismus ein. Der indische Zen-Buddhismus wurde in der Zeit zwischen 502-557 n. Chr. von Buddha Dharma nach China gebracht. Nach der fünften Weitergabe der Führung hat Hui Neng (er lebte ca. von 638 bis 713 n. Chr.) im Jahr 667 den Zen-Buddhismus übernommen. Er ist also der sechste Fortführer des Zen-Buddhismus. Hui Neng aber hat das praktische Verfahren des indischen Zen-Buddhismus, nämlich das Stillsitzen mit übereinander geschlagenen Beinen, um über den Sinn des Lebens zu meditieren, nicht weiter geführt, sondern setzt sich tatkräftig für die Erfassung des wahren Sinns im wirklichen Leben ein. Er hat neue Akzente gesetzt, indem er lehrt, dass man sich mit dem vorliegenden Problem konfrontieren muss, um aktiv an der Erkennung der Probleme sowie an den Ursachen und den negativen Folgen arbeiten zu können. Schließlich nähert man sich der Erleuchtung über den wahren Sinn des Lebens. Das hat den Praxisengpass und die inhaltliche Begrenztheit des indischen Zen-Buddhismus durchbrochen.

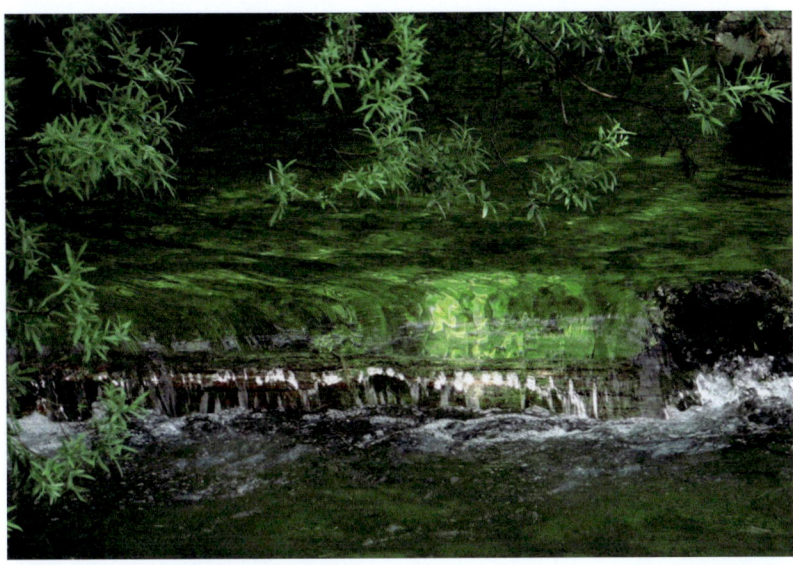

Seebach des Leopoldsteiner Sees
Die Zweige der zarten Trauerweiden wiegen sich sanft im Frühlingswind und der plätschernde grüne Seebach singt fröhlich. Diese unser Herz beglückende Szenerie nimmt unsere Sinne gefangen.

Das „Nur-Still-Sitzen", nämlich Meditieren im indischen Zen-Buddhismus, hat dazu geführt, dass die Probleme außer Reichweite gerückt und somit ungelöst geblieben sind, während jetzt die Probleme und deren Lösungen deutlich nahe erkennbar sind.
Dieses Neue hat die Dichter interessiert. Deswegen haben sie dem hochgebildeten buddhistischen Mönch oft einen Besuch abgestattet und gehofft, durch den Meinungsaustausch ihre Auffassungsgabe zur Wahrnehmung der Harmonie zwischen Natur und Mensch noch verstärken zu können. Diese offene und aktive Geisteshaltung ist ein gutes Vorbild für uns.

6.7 Resonanz der Naturszene wirkt auf die Herzen

„Als ich in dem Tempel angekommen bin, sind die Mönche schon in Meditation versunken.
Ich gehe ein Gebäude hinauf und sehe den Mond langsam hochsteigen.
Später in der Nacht liegen Tautropfen auf den Pflanzen und befeuchten alle Bäume.
Ein herunterstürzender Wasserfall hat die Steine ganz sauber gewaschen."

Dichter Meng Guan ist den ganzen Tag einen Bergbach entlang gewandert. Er hat gegen Abend nur die Tempelglocke gehört, aber den Tempel noch nicht erreicht, ein langer Wanderweg!

Normalerweise wird die Glocke im Tempel geschlagen, um die Mönche zusammenzurufen. Was Dichter Meng Guan gegen Abend gehört hat, war die Glocke, die für die Abendmeditation gerufen hatte. Dichter Meng Guan will ursprünglich den Leiter des Tempels besuchen, um mit ihm die Einsichten über den wahren Sinn des Lebens zu besprechen.

Er ist offensichtlich zu spät angekommen, weil alle Mönche schon in Meditation versunken sind. Er kann natürlich die meditierenden Mönche in diesem Moment nicht stören. So ist er allein ein Gebäude hinauf gegangen, um die Nachtszenerie zu genießen. An der obersten Stelle des Gebäudes hat er gesehen, dass der Mond langsam aufgeht. Nach einer Weile hat er gespürt, dass die Tautropfen unauffällig in der Nacht gefallen sind, auf den Pflanzen glänzen und alle Bäume befeuchten. Wenn er sich einen Überblick über die Umgebung verschafft, hat er sogar im Mondschein einen herunterstürzenden Wasserfall, der die Steine ganz sauber gewaschen hat, gesehen.

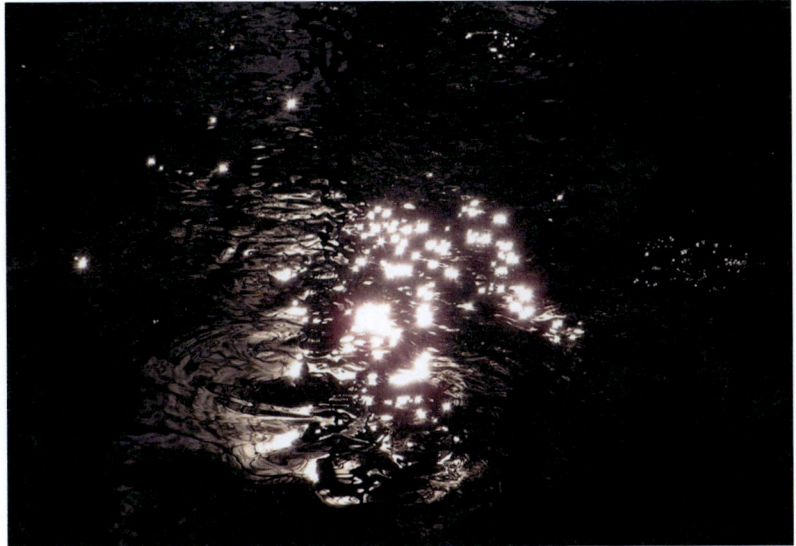

Straneggbach im Almtal

Die bezaubernde Natur hat einen Zauberkasten, in dem sich vielfältige wunderschöne Naturspiele vor uns verstecken. Wenn man dem Stranegg-bach entlang wandert, wird man von der Schönheit der Natur überrascht. Dieser beeindruckende metallische Glanz des Baches im Mondschein er-weckt ein tiefes und aktives Gefühl in unserem Herzen. Dieses reflektori-sche, glänzende Licht bildet verschiedene Form des Strahlenkranzes und hinterlässt unvergessliche angenehme Erinnerungen.

Der ruhige nächtliche Anblick, der wie Wasser so helle und hauch-zarte Mondschein, die feuchte und frische Luft und der herunter-stürzende, rauschende Wasserfall, diese einzigartige Naturszene, haben eine sehr starke Resonanz auf sein Herz bewirkt. Er hat be-merkt, dass sein gesamtes Inneres trotz seiner langen Wanderung immer noch aktiv ist. Wenn er zurück zu seinem Zimmer kommt, kann er nicht einschlafen. Die ganze Nacht denkt er darüber nach, warum ist sein Innenleben so aktiv geworden? Was bedeuten diese inneren Aktivitäten für das Leben?

6.8 Begrenztheit bei dem indischen Zen-Buddhismus

Interessanterweise hat Dichter Meng Guan über seinen Besuch bei den Mönchen und sein Vorhaben, mit ihnen zu reden, in diesem Gedicht nichts weiter erzählt. Der nächste Tag scheint ganz vergessen zu sein. Hat er den Leiter des Tempels getroffen, um mit ihm über sein interessantes Thema zu sprechen? Das hat er in seinem Gedicht überhaupt nicht erwähnt. Warum?

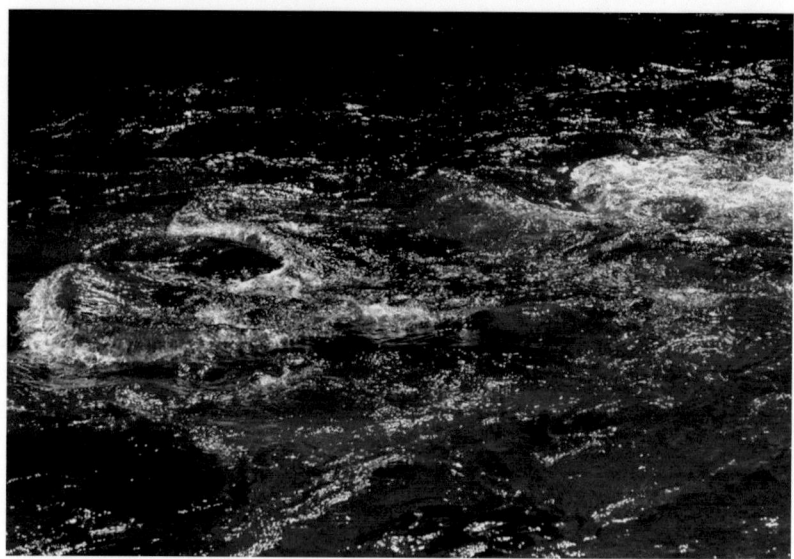

Die obere Salza im Klausgraben
Von Weichselboden in Niederösterreich führt eine unbekannte und unmarkierte Schluchtwanderung, die durch Klausgraben direkt am naturbelassenen Flussabschnitt der Salza entlang verläuft. Hier fließt einer der schönsten Wildwasserflüsse der Ostalpen durch romantische Schluchten. Man sieht immer, dass die glassklare und smaragdgrüne Salza mit beschwingtem Sprühwasser fröhlich tanzt. Dieses aktive und liebreizende Wasser fördert unsere Flüssigkeitszirkulation. Durch dieses reizvolle Naturschauspiel wird eine innere, intensive Beziehung zur Natur hergestellt. An so einem schönen Fluss entsteht der echte Lebensweg.

Die Erklärung ist einfach: Weil nicht nur der sechste Fortführer Hui Neng, sondern auch viele Dichter in der Tang-Dynastie sich bewusst sind, dass es bei dem indischen Zen-Buddhismus eine Begrenztheit gibt. Durch das Sehen der Abendmeditation hat Dichter Meng Guan erfahren, dass in diesem Tempel der indische Zen-Buddhismus, nämlich die Meditation als das Hauptsächliche im religiösen Leben vorherrscht. Das hat Dichter Meng Guan nicht erwartet. Mit der Meditation kann man äußere Störungen beheben und die Aufmerksamkeit auf sich selbst lenken. Es wirkt sich zwar vorteilhaft für die seelische Ruhe aus, jedoch reicht es damit nicht, unsere inneren Lebensaktivitäten zu aktivieren. Vor allem die lebenswichtige Harmonie von Psyche und Physis wird dadurch nicht gefördert und optimiert. Das ist wahrscheinlich der Grund, warum Dichter Meng Guan seinen Besuchsplan abgeändert hat.

6.9 Probleme mit den psychosomatischen Reaktionen

Unser Leben besteht aus Systemen von unvorstellbarer Komplexität. In dieser Komplexität müssen alle inneren psychosomatischen Vorgänge durch ständig wechselseitige Wirkungen aufeinander abgestimmt bleiben, damit das organische System ganzheitlich funktioniert. Gleichzeitig reagieren wir während der individuellen Entwicklung in einer bestimmten seelischen und körperlichen Weise auf eine einzigartig natürliche und soziale Umgebung. Ob diese bestimmten seelischen und körperlichen Reaktionen unsere inneren psychosomatischen Vorgänge zur Harmonie vorteilhaft und optimal fördern können, ist ein Dreh- und Angelpunkt hinsichtlich des Ganzheitlichen Wohlbefindens. Unser Gehirn ist eine niemals ruhende Ansammlung von Sinnesorganen und Nervenzellen. Diese empfangen, analysieren und erkennen ständig Informationen von innen und außen, und treffen entsprechende Entscheidungen, so dass Organe und Muskeln in Aktion treten können, um die Wechselwirkungen zwischen innen und außen durchzuführen.

Das Gehirn ist der Sitz unserer Gedanken und Gefühle, hier werden Denken und Überlegung in Gang gesetzt, Tätigkeiten eingeleitet und gesteuert sowie Emotionen wie Liebe oder Ärger gespürt. Gleichzeitig kann das Gehirn auch die Initiative ergreifen und regulierend auf verschiedene Sinnesorgane einwirken, um die Botschaft selektiv wahrzunehmen. Kurz gesagt, die wichtigste Aufgabe des Gehirns ist es, ständig auf bestimmte Umweltbedingungen oder deren Änderungen zu reagieren. Gleichzeitig aber auf die Einwirkungen aus dem Inneren des Körpers mit bestimmten körperlichen und seelischen Reaktionen zu antworten. Das Problem ist, dass diese bestimmten körperlichen und seelischen Reaktionen sich nicht immer wirklich günstig auf längerfristige Harmonie von Psyche und Physis auswirken.

In Wahrheit sind viele eben dieser Reaktionen in den meisten Fällen für das Ganzheitliche Wohlbefinden weder förderlich noch geeignet. Wenn man sich zum Beispiel in einer Gefahr- oder Stresssituation befindet, wird eine bestimmte körperliche und seelische Reaktion hervorgerufen. In diesem Moment wird der Neokortex hoch aktiviert und das Adrenalin des Nebennierenmarks an den Blutstrom abgegeben. Sofortige körperliche und seelische Wirkungen treten ein: Herz- und Atemfrequenz werden gesteigert, die Aktivitäten des zentralen Nervensystems und der Muskel erhöht, Glukose und Fettsäuren freigesetzt, etc. um die Gefahr zu bekämpfen oder die kritische Schwierigkeit zu überstehen. Das ist eine Notmaßnahme und kann nur für eine bestimmte Zeit lang gut funktionieren. Heutzutage weiß man schon: wenn ein erhöhter Adrenalinspiegel über lange Zeit in einer anhaltenden Stresssituation vorherrscht, kann es zu gesundheitlichen Schäden kommen.

6.10 Der indische Zen-Buddhismus

Der indische Zen-Buddhismus ist auch eine bestimmte körperliche und seelische Reaktion auf den Umweltreiz, nämlich das tropische Klima. Indien befindet sich auf einem niedrigen geografischen Breitengrad. Der Himalaja hat die Kaltluft vom Norden abgehalten. Deswegen gehört Indien zu den heißesten Ländern auf der Welt. Das Klima in Indien lässt sich zum größten Teil als ein tropisches Monsunklima bezeichnen.

In Indien sind die Durchschnittstemperaturen das ganze Jahr über hoch. In der heißesten Zeit zwischen März und Juni misst man in vielen Regionen dauerhafte Temperaturen von 45 bis 50 Celsius mit hoher Luftfeuchtigkeit. Pausenlose Hitze im Sommer mit heftigen Monsunregenfällen zwischen Juli und September. Nur von November bis Februar ist die Hitze erträglich. Im Frühling und Sommer ist es so heiß, dass man unmöglich draußen bleiben kann. Es gibt nirgendwo eine Abkühlung, auch nachts nicht. Die einzig sinnvolle Überlebensmöglichkeit ist, sich nicht zu bewegen.

Nach den Monsunregen werden die Ebenen erneut heiß und dampfig. Im tropischen Monsunklima breiten sich die Krankheiten viel schneller als sonst aus. Außerdem gibt es manche Erkrankungen, die nur in den Tropen vorkommen wie z.B. Malaria oder Gelbfieber, weil Krankheitserreger und pathogene Organismen dort gut überleben und sich doppelt so schnell vermehren können.

Im alten Indien mangelte es den Leuten an Hygiene. Die Lebensbedingungen waren auch sehr schlecht. Hitze mit ihren typischen tropischen Krankheiten ist eine sehr große Herausforderung für Inder. Tropisches Klima belastet die Lebensfunktionen der Menschen dort, vor allem die Temperaturregulation. Wenn man über lange Zeit in Hitze lebt, wird das System der Temperaturregulation überbelastet.

Denn die Aufrechterhaltung der Körpertemperatur kann nicht mehr durch die Wärmeabgabe über das Schwitzen erhalten werden und die Atemfrequenz muss erhöht werden, um mehr Wärmeabgabe durch Atmen zu ermöglichen. Der Herzschlag muss auch schneller sein, um mehr Blutströme zur Haut zu bringen, um die zusätzliche Wärmeabgabe zu fördern. Daher sind Lunge und Herz sehr belastet. Gleichzeitig sind das Gehirn, der Verdauungskanal und die Nieren etc. wegen der Verstärkung der Durchblutung der Haut weniger mit Blut versorgt. Das kann zu Anfälligkeit des zentralen Nervensystems, des Immunsystems, des Stoffwechsels und der Organe führen.

Hitze kann die Psyche negativ beeinflussen. Zum Beispiel verliert man dadurch seine Nerven und ist oft wütend, ungeduldig und nervös. Man kann nicht ruhig denken und sich gelassen verhalten, etc. Einerseits hat man ein aufbrausendes, hitziges Temperament und andererseits keine Lust zu arbeiten und aktiv zu sein. Mit einer solchen Situation haben viele junge Männer sich schon in jungen Jahren zu einem Leben als Sadhu[18] entschieden, um eine Lösung für das Problem der übermäßigen Hitze und alle hierdurch verursachten Folgen wie körperliche und seelische Überbelastung zu finden, um sich von Sorgen oder Kummer zu befreien. Eine der wichtigen Aufgaben für Sadhu ist Tápasya.

6.11 Mit Meditation, Fasten und Yoga gegen Hitze

Auf Sanskrit bedeutet *Tápasya* wörtlich „Hitze". Im Kern ist es ein hartes Training, um die psychosomatischen Vorgänge hitzeresistenter zu machen. Deshalb ist Tápasya eng verbunden mit Meditation,

18, Sadhu (auf Sanskrit bedeutet wörtlich „Guter") ist im Hinduismus ein Oberbegriff für jene, die ein religiöses und asketisches Leben betreiben, um seine spirituellen Aktivitäten zu erhalten.

Fasten und Yoga. Mit Meditation kann man seine geistigen Aktivitäten und Reaktionen, die innere Ruhe und Ausgeglichenheit bestmöglich beibehalten. Das bedeutet, die Hitze voller Gelassenheit über sich ergehen zu lassen oder zu ertragen. Durch das Fasten wird dem Verdauungskanal und dem Stoffwechsel die Belastung durch die Hitze ganz oder teilweise weggenommen, damit die organischen Funktionen so störungsfrei wie möglich ablaufen können. Mit dem Yoga kann man bewegungslos seine körperliche Kraft verstärken.

Tápasya mit Meditation, Fasten und Yoga ist eine der Hitze angepasste, körperliche und seelische Reaktion. Selbst Buddha Sakyamuni hat das Tápasya sechs Jahren lang geübt, bevor er den Indischen Zen-Buddhismus vor 2500 Jahren begründete. Buddha Sakyamuni hat zwar den Sinn des Lebens besser verstanden als seine Vorfahren oder Sadhu, aber die praktische Anwendung für die Beibehaltung der geistigen Aktivitäten wie z.B. Meditation wurde nach alter Tradition weiter fortgeführt. Das heißt, die ursprüngliche Methode und Hauptmaßnahme, die für die Betroffenen der Hitze wegen in Indien wichtig war, hat sich nicht weiter entwickelt.

Der indische Zen-Buddhismus ist hilfreich für die Erkennung des wahren Sinn des Lebens in einer verwirrenden Situation und leistet auch einen großen Beitrag zur Aufrechterhaltung der körperlichen und geistigen Ordnung unter extremen Umweltbedingungen. Er reicht aber nicht aus, um die notwendige Wechselbeziehung von Natur und Mensch aktiv zu beeinflussen und zu fördern, obwohl man sich in einer angemessenen und schönen Natur befindet.

6.12 Defensive Strategie der indischen Weisen

Der indische Zen-Buddhismus versucht, mit dem Ruhezustand, nämlich Gelassenheit, Stillstand, unbewegliche Körperhaltung und in tiefer Meditation versunkener geistiger Leere die Stabilität aller psychosomatischen Vorgänge so gut wie möglich aufrechtzuerhalten. Dadurch werden die körperlichen und seelischen Reaktionen auf extreme Hitze vermindert und die ungünstige, negative Beeinflussung durch Umweltbedingungen etwas entstört. Das ist eine gute, defensive Strategie der indischen Weisen. Sie kann von Menschen als Gegenmaßnahme ergriffen werden, wenn sie in harten Umweltbedingungen leben oder wenn sie ständig gestört und gereizt werden.

Hier muss man darauf hinweisen, dass dies lediglich eine Notmaßnahme in einer konkreten unangenehmen Situation bedeutet und nicht dem Prinzip der Wechselwirkung zwischen Natur und Mensch dient.

Diese Notmaßnahme führt dazu, dass die äußeren Störungen nicht hereingelassen werden, wie Firewall für den Computer oder der keimfreie Brutkasten für das zu früh geborene Baby im Spital. Allerdings werden dadurch die Prozesse der harmonischen Wechselwirkungen zwischen Natur und Mensch blockiert. Wenn man die Notmaßnahme als reguläres Verfahren verwendet, werden die normalen Funktionen mehr gestört als gefördert.

6.13 Thalamus: Das bedeutendste, zentrale Sinnesorgan

Menschen sollen mit der Natur im Einklang stehen. Das ist das wichtigste Prinzip des ganzheitlichen Wohlbefindens. Die wichtigste Aufgabe in unserem Leben ist, alle psychosomatischen Vorgänge im Körper miteinander zu koordinieren und mit der schönen Natur ganzheitlich abzustimmen. Besonders wichtig ist, dass die komplexen Verbindungen zwischen allen Nervenzellen in den verschiedenen Zentren immer aktiviert und optimiert werden, damit Körper, Seele und Geist auf innere und äußere Ereignisse ganzheitlich reagieren können. Dazu brauchen wir unbedingt das Natur-Hirn, nämlich den Subkortex, vor allem den Thalamus um die komplexen Verbindungen zu verschalten.

Der Thalamus ist die wichtigste Hirnstruktur im Subkortex. Alle sensorischen Signale aus dem Rumpf und den Organen (außer das Riechen) werden durch Spinalnerven und Rückenmark zum Gehirn geleitet. Dort gelangen sie zunächst in den Thalamus. Hier laufen alle Signale der Sinnesorgane zusammen und werden dann an die verschiedenen Areale der Gehirnrinde weitergegeben. Das bedeutet, dass der Thalamus die sensorischen Informationen auf die jeweiligen Kortex-Areale verteilt und damit diese Informationen zum Bewusstsein führen. Deswegen wird Thalamus als "Tor zum Bewusstsein" bezeichnet.

Diese Leitfunktion des Thalamus für sensorische Informationen ist außerordentlich wichtig für den geistigen Zustand, die seelische Kraft und das ganzheitliche Wohlbefinden. Alle Sinneswahrnehmung verläuft durch die verschiedenen thalamischen Kerne. Man kann sagen, dass der Thalamus das bedeutendste, zentrale Sinnesorgan für den Menschen ist.

Durch adäquate Reize wird das Sinnesorgan optimal stimuliert und voll aktiviert. Das ist wichtig, um wahrhaftige Sinneseindrücke zu bekommen. Deshalb spielen die adäquaten Reize für die Sinnesorgane eine entscheidende Rolle. Diese reagieren zwar häufig auf verschiedene Reize, auch auf inadäquate, welche aber viel größere Energie aufweisen müssen, wie z.B. Lichtsinnesorgane auch auf Druck reagieren (z.B. sieht man beim Schlag auf ein Auge Sterne). In diesem Fall ist das entsprechende Sinnesorgan entweder überreizt oder gehemmt. Diese beiden Resultate können dazu führen, dass die geeignete Übertragung des Signals auf die nachgeschalteten Nerven, die für die Weiterleitung zu den zentralen Verarbeitungsstellen im Gehirn sorgen, gestört und blockiert werden.

Der Thalamus folgt gleichfalls diesem Prinzip und spricht nur auf adäquate Reize aus der Umwelt oder aus dem Inneren optimal an. Aus der Umwelt ist das fließende Wasser aus dem Berg, wie z.B. Bach und Wasserfall, ein idealer Reiz für die Anregung des Thalamus.

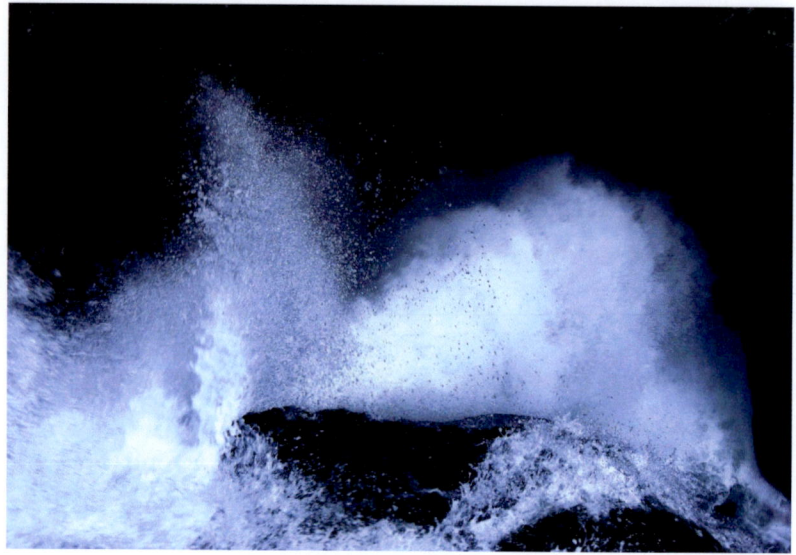

Trefflingbach

Trefflingfall befindet sich im Naturpark Ötscher-Tormäuer und ist einer der längsten Wasserfälle im Niederösterreich. Die Sehenswürdigkeit der Wasserfälle werden vom Trefflingbach, dem kleinen Nebenfluss der Erlauf gebildet. Dem Bach entlang wandern, spürt man deutlich, wie die Wassertropfen aus der Gischt des Wassers die Natur befeuchten und neu beleben.

6.14 Fundament für die psychosomatische Gesundheit

Die Harmonie zwischen Natur und Mensch ist deswegen so wichtig und die größte Sache von fundamentaler Bedeutung für die Gesundheit, weil alle psychosomatischen Vorgänge unseres Lebens nur durch die Wechselwirkung zwischen den natürlichen adäquaten Reizen und dem Thalamus bzw. Natur und Mensch zustande kommen, um dann in einem harmonischen, gleichgewichtigen, stabilen und ganzheitlichen Zustand verwirklicht zu werden. Ohne diesen Zustand ist Gesundheit und Wohlbefinden so gut wie ein schönes Haus, das auf Sand gebaut und überhaupt nicht sicher ist.

Wir moderne Menschen bauen langsam immer mehr Bewusstsein für den Umweltschutz auf. Das ist ein guter Anfang. Die Natur ist nicht nur die Wiege der Entstehung der Menschheit, sondern auch die wichtigste Grundlage für das Leben und Überleben. Jede Änderung oder Verschmutzung der Natur wirkt sich auf unser Leben und unser Wohlbefinden negativ aus wie z.B., die globale Erwärmung, Luftverschmutzung, Feinstaub, Strahlung. Das sagt uns wohl ein gesunder Menschenverstand. Über die Aktivierung und Optimierung des ganzheitlichen Wohlbefindens durch natürliche adäquate Reize sind wir jedoch zu wenig informiert.

Die schöne Natur ist die Quelle der Lebensvitalität und der seelischen Kraft. Die Berg-Wasser-Gedichte sind die beste Medizin für die Aktivierung und Optimierung unseres ganzheitlichen Wohlbefindens. Es ist von höchster Wichtigkeit für jene, die sich um die eigene oder die Gesundheit anderer kümmern, die beste Lösung für das Kernproblem zu kennen. Die Hauptaufgabe der Medizin, egal ob moderne oder traditionelle, ist, die anormalen Funktionen zu korrigieren, oder die pathologischen Veränderungen des Gewebes zu beseitigen, um einen beschwerdefreien Zustand wieder herzustellen.

Allerdings kann das ganzheitliche Wohlbefinden nicht durch Arzneimittel gefördert und herbeigeführt werden. Man kann sich vor körperlichen und seelischen Störungen, die durch äußeres negatives Beeinflussen hervorgerufen worden sind, mit Meditation gewissermaßen schützen, um die Stabilität des Lebens möglichst beizubehalten. Aber die Harmonie von Psyche und Physis wird dadurch nicht wirklich verbessert, weil diese ein aktiver wechselseitiger Prozess ist. Mit der Dao Kultivierung kann man aktiv an der positiven Wechselwirkung zwischen schöner Natur und Mensch mitwirken, um alle psychosomatischen Vorgänge durch eigenes Bemühen zu harmonisieren, auszugleichen, zu stabilisieren und zu optimieren. Somit kann man das Niveau des Wohlbefindens ganzheitlich fördern und erhöhen und schließlich den optimalen Zustand des Wohlbefindens wirklich erreichen.

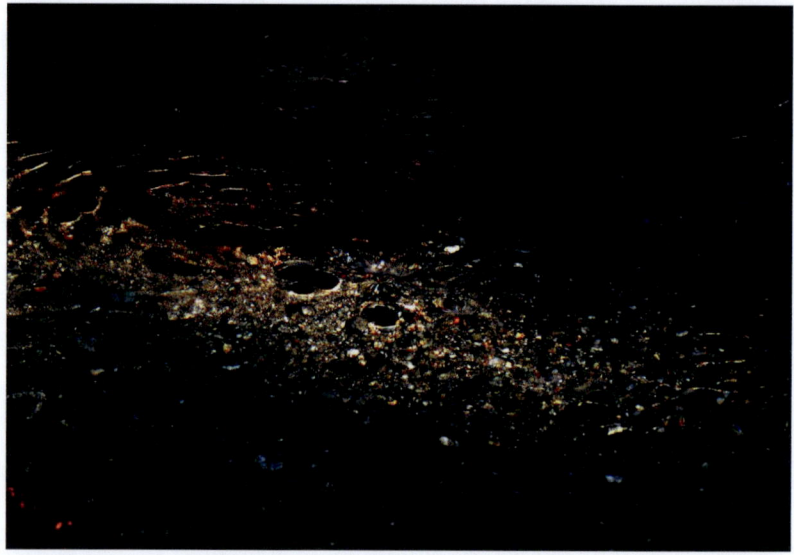

Riesachsee

Der Riesachsee liegt in 1338m Seehöhe und ist ein Juwel in den Bergen Schladming. Nicht nur die Wanderung durch das Untertal zum Riesachsee ist ein unvergessliches Wassererlebnis, sondern auch dieser Gebirgssee hinterlässt in uns viele unauslöschliche Erinnerungen. Die Luftblasen des Sees im Frühling zeigen ein aktives und farbiges Leben und lassen uns auf verschiedene positive Gedanken kommen. Das ist ein vorbildliches Beispiel, wie die schöne Natur uns ein buntes und vitales Leben beibringt.

6.15 Wurzel der Krankheiten von Grund auf abschaffen

Dao Kultivierung hat zwar keine starke direkte Einwirkung auf die pathologischen Veränderungen, aber durch die effektive Verbesserung der körperlichen und seelischen Koordination und die Optimierung aller psychosomatischen Vorgänge wird man von den Ursachen der Entstehung der Krankheiten von Grund auf frei gehalten. Medizin, Meditation und Dao Kultivierung unterscheiden sich zwar von einander, aber sie können einander auch ergänzen. Das Wichtige ist, wir sollen jegliche Wirkungsbereiche gut erkennen und miteinander kombinieren.

Heutzutage sind die Lebensbedingungen und Lebenslagen in vielen Ländern, vor allem in Industrie-Ländern in großem Ausmaß gebessert worden. Sowohl die moderne Medizin als auch viele traditionelle Medizinen haben sich auch weiter entwickelt. Wir haben jetzt mehrere und bessere Möglichkeiten, gegen negative Beeinflussungen aus der Umwelt und die Infektionskrankheiten vorzugehen. Aber die gesundheitlichen Probleme und Wohlstandskrankheiten, die durch Stress, falsche Lebensweise, überflüssige Ernährung, etc. verursacht werden, kommen immer mehr vor. Die innere Disharmonie, das Ungleichgewicht, die Instabilität und viele seelische Störungen sind uns und der Gesellschaft lästig und bedrohlich geworden. Dagegen haben wir moderne Menschen leider noch nicht die effektive Methode gefunden. Dank zahlreicher Berg-Wasser-Gedichte haben die Dichter in der Tang-Dynastie uns so viele Erfahrungen und so umfangreiche Erkenntnisse über die Wechselwirkung zwischen Natur und Mensch hinterlassen, sodass wir heutzutage glücklich dieses wertvolle Wissen rechtzeitig benützen können.

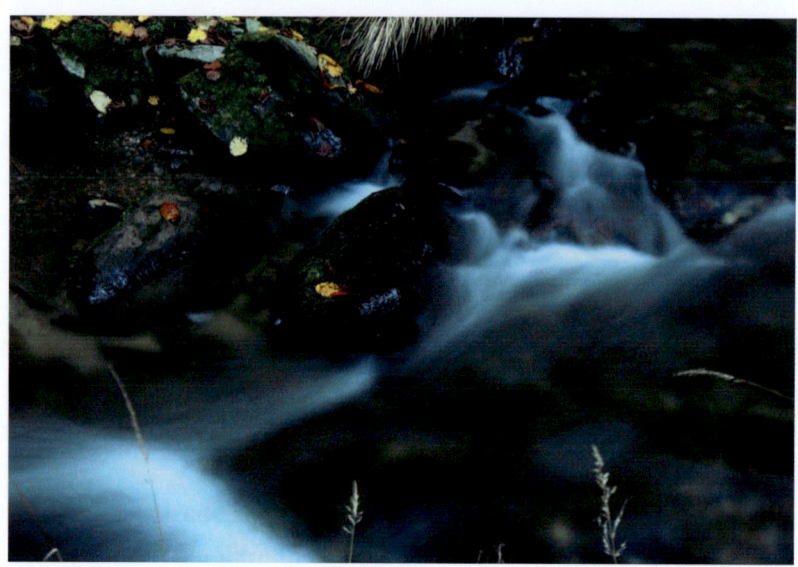

Zimitzbach in Schachen bei Grundlsee

Ein Tagesausflug in die Gegend Grundlsee wird durch die Wanderung entlang des Zimitzbach auf Zimitzalm gekrönt, weil der Zimitzbach sich entlang des Weges schlängelt und seinen Liebreiz überall präsentiert. Diese liebreizende Wasser-Szenerie löst in uns viel Begeisterungen aus. Geistige Klarheit und verstärktes Lebensbewusstsein stellen sich ein. Das ist die richtige und beste psychische Weitentwicklung im Leben. Außerdem werden Geistesarmut, Geistesschwäche und viele andere psychischen Störungen allmählich ausgeheilt, wenn man regelmäßig in der Natur geht und einem solchen, wohlgestalteten Bach entlang wandert.

6.16 Das beste Tonikum für unsere Seele

Weder Körper noch Seele kann stillgehalten werden wie das stehende Gewässer. Körper und Seele müssen ständig aktiv und wechselseitig gefördert werden, um den Funktionszustand von Vitalität und Harmonie zu erhalten. Dazu brauchen wir unbedingt die adäquaten Reize der schönen Natur, um unser Natur-Hirn optimal zu stimulieren und die ganzheitliche Wechselwirkung von Psyche und Physis zur Wirkung kommen zu lassen. Mit der Meditation kann man zwar nach einer großen Aufregung wieder in einen normalen Zustand kommen oder in tiefe Stille fallen, aber für die aktivierende und ganzheitliche Wechselwirkung von Psyche und Physis ist diese Methode ungeeignet. Das ganzheitliche Wohlbefinden und mit der Natur in Einklang zu stehen, kann man damit schon gar nicht erreichen. Die seelische Ruhe ist notwendig, aber die Harmonie von Psyche und Physis zu fördern und optimieren ist für ein sinnvolles und erfolgreiches Leben noch viel wichtiger.

Die Harmonie von Psyche und Physis ist ein aktiver Prozess, in dem viele naturgemäße körperliche Bewegungen und grundlegende psychosomatische Vorgänge wie z.B. Sensomotorik, sowie die Wahrnehmung des Natur-Hirns erforderlich sind. Es sollten auch die kognitiven[19] Funktionen dabei eine große Rolle spielen. Anders gesagt, wir sollen aktiv in die Natur gehen, wie z.B. wandern, um unsere naturgemäßen Bewegungen wie z.B. die koordinierenden und gleichgewichtigen Bewegungen auf unebenen Wegen zu verstärken. Wir sollen die positive Auswirkung der adäquaten Reize von der schönen Natur bewusst ausnützen, um die Aktivität des Natur-Hirns zu fördern. Darauf sollen wir auch die Aufmerksamkeit richten, um die Botschaft von Innen bzw. die Gefühle im tiefsten Herzen zu erfahren und zu verarbeiten, damit die kognitiven Funktionen und das Verständnis für unser Leben erhöht und unser Lebensbewusstsein verstärkt werden kann. Dadurch kann der Prozess der Harmonisierung zwischen Psyche und Physis vollständig durchgeführt werden.

Die Berg-Wasser-Gedichte aus der Tang-Dynastie haben eine direkte Auswirkung auf das Natur-Hirn, nämlich den Subkortex. Daher sind die wunderschönen Verse und die darin enthaltene Lebensphiloso-

---

19, Der Begriff „kognitiv" stammt aus der Psychologie und bezeichnet die Fähigkeit, mit der man die Information wahrnehmen, lernen und denken, erkennen und verarbeiten kann.

phie sowohl das beste Tonikum für unsere Seele, als auch die gut formulierte Aussage der Lebensorientierung.

6.17 Zusammenfassung

Das Leben mit der Natur im Einklang zu führen ist eine unerlässliche Aktivität des Menschen, um das ganzheitliche Wohlbefinden bzw. die psychosomatische Gesundheit zu erreichen, weil das Natur-Hirn und die entsprechenden naturgemäßen psychosomatischen Vorgänge das Fundament des Lebens bilden. Diese innere Natur kann nur durch die adäquaten Reize der schönen Natur, vor allem die liebreizenden Berg-Wasser-Landschaften, gefördert und belebt werden. Diese Wechselwirkung gilt als die wichtigste Orientierungshilfe des Lebenswegs.

Heutzutage wurde unser Leben in seinen Grundfesten stark erschüttert. Das für grundlegende psychosomatische Funktionen zuständige Natur-Hirn ist merklich geschrumpft. Dagegen sind alle bisher gefundenen Auswege ungeeignet und lösen nicht die Ursache. Das ist etwa so, wie man sich am Stiefel kratzt, wenn das Bein juckt. Da der Kern der psychosomatischen Gesundheit nicht erfasst wurde, brauchen wir jetzt unbedingt und dringend Mittel und Wege, um die Grundmauer des Lebens wieder zu befestigen. Dafür ist lyrisches Wandern am besten geeignet.

Ein Ausweg dient nur als Notmaßnahme, um das augenblickliche Problem kurzfristig zu lindern oder zu entschärfen. Allerdings darf man nicht viel und kein Wunder von Mittelchen, z.B. Stressabbau, Meditation, usw. erwarten.

7. Seelische Sublimation

Seele ist ein Sammelbegriff für das Innenleben und bezieht sich hauptsächlich auf die Gefühlswelt. Die seelische Sublimation bedeutet, dass man seine Gefühlswelt möglichst positiv erfüllt und rational verarbeitet, um dadurch ein höheres psychisches Niveau wie z.B. Auffassungsgabe, Lebensbewusstsein, etc. anzustreben.

Ein Gedicht für den hochgebildeten Mönch Chu

Von Dichter Zhang Qiao

竹色覆禅栖，*Der Aufenthaltsort, an dem die Mönche nach dem wahren Sinn des Lebens suchen, ist von grünem Bambus umgeben.*

幽禽绕院啼。*Der Hof ist erfüllt vom Gesang der Vögel aus dem Bambushain.*

空门无去住，*Im Buddhismus wird die Entleerung des Kopfes von Gedanken gefordert, damit man nicht auf irgendwelchen Einfall kommen oder an irgendwas denken kann.*

行客自东西。*Passanten gehen irgendwohin vorbei und jeder wählt seinen eigenen Weg.*

井气春来歇，*Aus dem Brunnen steigt der Dunst allmählich und erst im Frühling wird er rasten.*

庭枝雪后低。*Schwerer Schnee lastet auf den Bäumen und drückt die Zweige nieder.*

相看念山水，*Diese Szenen erwecken in mir die Erinnerung an die Berge und Gewässer in der Natur.*

尽日话曹溪。*Dann rede ich den ganzen Tag über den Zen-Buddhismus des sechsten Begründers.*

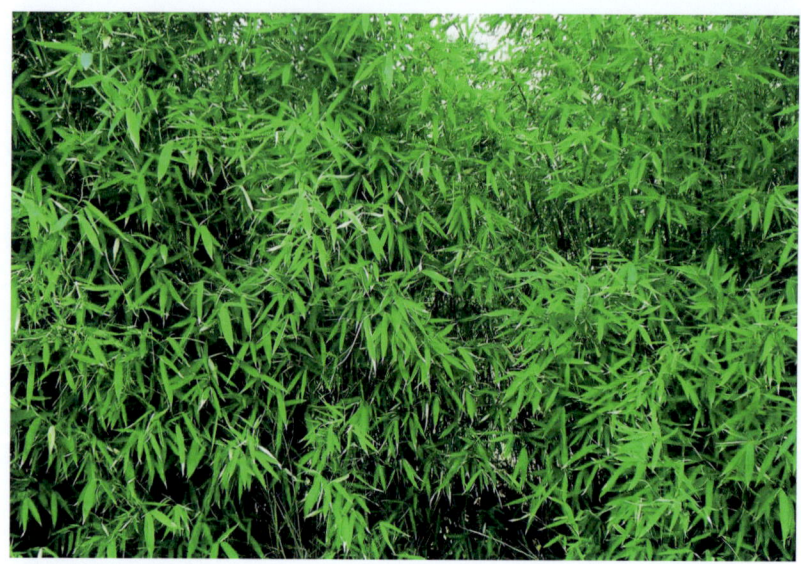

Charakter des Bambus

Diese leicht zu pflegende und immergrüne Graspflanze bildet nicht nur eine schöne Umgebung, sondern zeigt seinen unnachgiebigen und hoffnungsvollen Lebenscharakter. In den Augen der chinesischen Gelehrten und Dichter ist die schöne Natur die konkrete und herzstärkende Szenerie, die wir direkt angenehm wahrnehmen und uns zu neuen Geistesblüten anregen. Dadurch werden sich einfalls- und aufschlussreiche Ideen und Gedanken entwickeln. Das ist seelische Sublimation.

Die Harmonie von Psyche und Physis bedeutet sowohl ein gutes Gefühl mit tiefgehenden Gedanken, als auch ein sinnreiches Leben. Für das ganzheitliche Wohlbefinden ist von all diesen Voraussetzungen, nämlich gutes Befinden, tiefgehende Gedanken und sinnreiches Leben, keine einzige entbehrlich.

Im „Gedicht für den hochgebildeten Mönch Chu" hat Dichter Zhang Qiao uns seine Einsichten über den wahren Sinn des Lebens dargelegt. Der Begriff „wahre Sinn des Lebens" bezieht sich hauptsächlich auf die kognitiven Fähigkeiten und das praktische Verfahren, mit denen man die innere Beziehung zu einem Gefühl oder einer Empfindung herstellen kann. Wie zum Beispiel einen starken Sinn für Ästhetik entwickeln oder für gesunde Essgewohnheiten, etc. Man kann dann die Bedeutung einer Sache besser erfassen oder erkennt zum Beispiel die Dringlichkeit von Umweltschutz etc. Schließlich ist es das Ziel, sich nach einem Leben in Harmonie hin zu orientieren.

7.1 Einer der Zehn geistreichen Dichter

Dichter Zhang Qiao ist eine Person mit hohen Idealen. Schon in seiner Jugend hat er sich das hochgesteckte Ziel gesetzt, Jinshi[20] zu werden. In der Periode Xian Tong (869-874 n. Chr.) während der Tang-Dynastie ist er nach bestandener Staatsprüfung als Jinshi zugelassen worden. Er war ein bekannter Dichter aus der Spätzeit der Tang-Dynastie und wurde damals zusammen mit anderen Dichtern und Gelehrten als die „Zehn geistreichen Dichter in der Periode Xian Tong" bezeichnet. Von ihm gibt es zwei Gedichtbände mit insgesamt 168 Gedichten. Die meisten davon sind die Berg-Wasser-Gedichte sowie Lyrik über Natur.

In diesem „Gedicht für den hochgebildeten Mönch Chu" hat Zhang Qiao uns über die mit der Natur eng verbundenen körperlichen Gefühle und seelischen Empfindungen, über drei verschiedene Lebensorientierungen, nämlich die weltabgeschiedenen Menschen wie z.B. Mönche, die materiell orientierten und die harmonieorientierten Menschen, sowie die Bedeutung des Zen-Buddhismus erzählt. Nebenbei hat er auch den indischen Zen-Buddhismus, den der hochgebildete Mönch Chu ausgeübt hat, mit höflicher Zurückhaltung kritisiert. Es ist wirklich ein weises Berg-Wasser-Gedicht.

20, Jinshi, der höchste akademische Grad und Titel der früheren zentralen kaiserlichen Staatsprüfung.

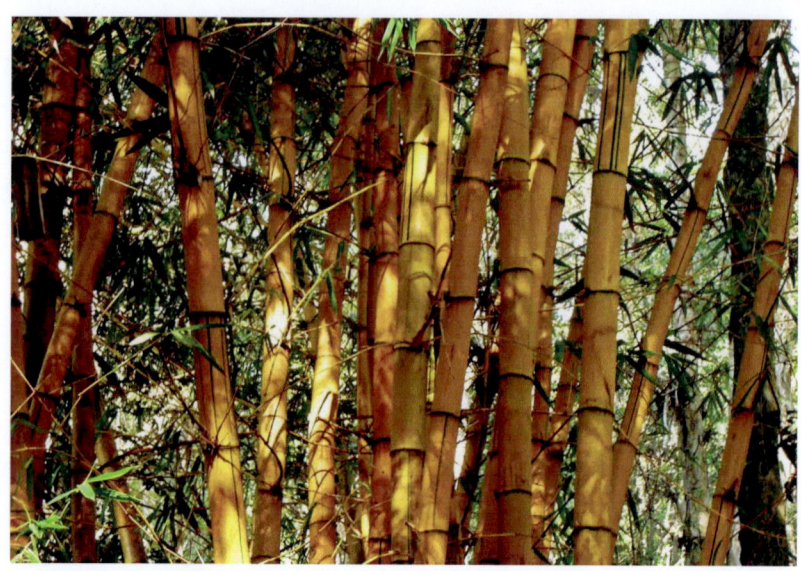

Lebenskraft des Bambus

Die Zähigkeit des Bambus war hochgeschätzt bei Gelehrten und Dichtern im alten China und steht als Symbol für edlen Charakter eines Menschen in schweren Zeiten. Für unsere seelische und geistige Entwicklung ist dieses Vorbild eine wichtige Hilfestellung. Für die Eigenschaften wie Standhaftigkeit, Zähigkeit und Zielstrebigkeit ist Bambus ein hervorragendes Vorbild.

Der wahre Sinn des Lebens besteht in der Harmonie von Psyche und Physis. Das haben die Menschen seit altersher immer gesucht. Nach Laozi (ein legendärer chinesischer Philosoph, er lebte ca. 600-470 v. Chr.) und nach Zhuangzi (ein großer chinesischer Denker, er lebte ca. 369-286 v. Chr.) ist es diesen Gelehrten in der Tang-Dynastie wieder gelungen, die Erkenntnisse und Praxis, die Harmonie von Psyche und Physis in Zusammenhang mit Natur herzustellen, wieder aufleben zu lassen. Denn die Gelehrten in der Tang-Dynastie sind nicht nur die akademische Elite in intellektuellen Kreisen der Gesellschaft, sondern auch gefühlvolle und tiefsinnige Dichter. Vor allem haben sie scharfe Augen für die Schönheit der Natur und ebenso ein gutes

Gefühl. Sie können die Bedeutung des Gefühls im Zusammenhang mit dem menschlichen Leben schneller erfassen und im Geist ganzheitlich verarbeiten, besser als die anderen, sogar hochgebildeten buddhistischen Mönche. Dichter Zhang Qiao ist sicher ein ausgezeichneter Gelehrter von ihnen.

7.2 Natur-Mensch und Tempel-Meditierender

Dieses Gedicht ist ein Geschenk für den hochgebildeten Mönch Chu während des Besuches. Um ein Gespräch über den wahren Sinn des Lebens mit dem hochgebildeten Mönch Chu durchzuführen, hat Dichter Zhang Qiao diesen Tempel besucht. Die Gedichtgeschenke von Dichtern bedeuten sowohl eine Erfüllung der gesellschaftlichen Etikette, als auch eine Art und Weise der gedanklichen Äußerung. Nach einem Besuch wird normalerweise ein Gedicht zum Zeichen der Dankbarkeit oder um der Meinung Ausdruck zu verleihen, geschrieben.

In diesem Gedicht hat Dichter Zhang Qiao seine Auffassung über den wahren Sinn des Lebens zum Ausdruck gebracht. In dieser Auffassung spiegelt sich das kognitive Niveau des Gelehrten über die harmonische Wechselwirkung zwischen Natur und Mensch in der Tang-Dynastie wider. Die ersten zwei Verse dieses Gedichtes stellen uns eine wunderschöne Umgebung des Tempels vor:

„Der Aufenthaltsort, an dem die Mönche nach dem wahren Sinn des Lebens suchen, ist von grünem Bambus umgeben.
Der Hof ist erfüllt vom Gesang der Vögel aus dem Bambushain."

Dichter Zhang Qiao weiß genau, wo sich die Leute aufhalten um über den wahren Sinn des Lebens zu meditieren. Es ist zwar ein Tempel, aber er weist nicht ausdrücklich darauf hin, sondern lenkt die Aufmerksamkeit zuerst auf die wunderschöne Umgebung von grünem Bambus. Das ist nicht als künstlerisches Ausdrucksmittel des Gedichts zu sehen, er möchte den Zusammenhang zwischen Natur und dem Meditierenden hervorheben.

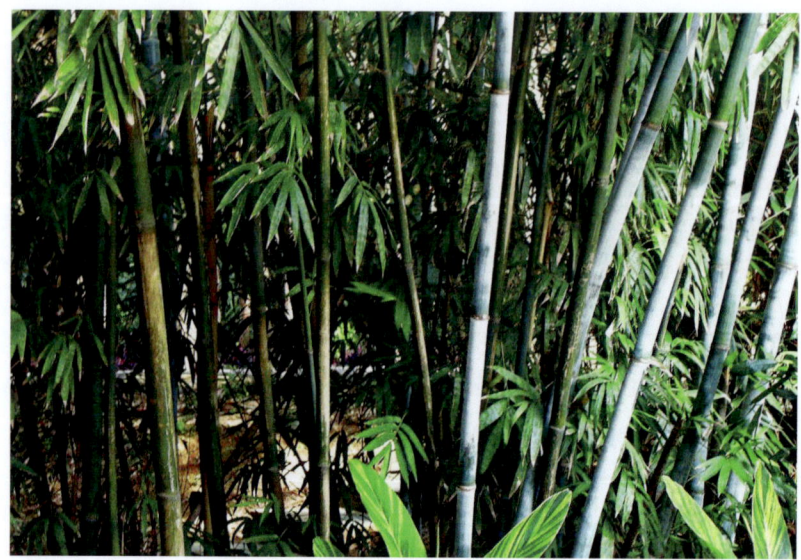

Bambus wurde als Lebensfreude bezeichnet
Diese dünne, hochragende, belastungsfähige und immergrüne Pflanze stellt den edlen, festen und Lebensfreude schenkenden Charakter des Lebens dar. Daher sagt Dichter Su Dongpo: „lieber ohne Fleisch leben, als ohne Bambus wohnen. Ohne Fleisch wird man zwar abgemagert, aber ohne Bambus wird man gewöhnlich und charakterlos".

Zwischen Natur-Mensch und Tempel-Meditierendem besteht ein großer Unterschied. Dieser Unterschied zeigt direkt das Auseinanderdriften des indischen Zen-Buddhismus und des chinesischen Zen-Buddhismus an. Im chinesischen Zen-Buddhismus ist die innere Beziehung zwischen Natur und Seele insbesondere hervorgehoben, hingegen sind Sutras, der buddhistische Gottesdienst und der Tempel im indischen Buddhismus wichtiger. Deswegen hat Dichter Zhang Qiao in dem Gedicht das Wort „Aufenthaltsort" ausgewählt, weil er diese Unterschiede erkannt hat.

7.3 Schöne Natur ist Quelle der Vitalität unseres Lebens

Der Aufenthaltsort bezieht sich hauptsächlich auf einen Ort, an dem die Menschen bleiben können. Die Mönche leben an diesem Aufenthaltsort ihr ganzes Leben lang, um nach dem wahren Sinn des Lebens zu suchen. Aber der wahre Sinn des Lebens versteckt sich weder im Tempel noch in Sutras, sondern in der harmonischen Wechselwirkung zwischen schöner Natur und Mensch. Außerdem ist Mönch nur eine Identität, mit der man im Tempel leben darf. Mönch und Tempel stehen in keinem direkten Zusammenhang mit dem wahren Sinn des Lebens. In den geistigen Augen der Gelehrten aus der Tang-Dynastie ist Mönch mit Zen-Buddhismus nicht identisch.

Der Begriff „Zen" drückt eine kognitive Erleuchtung aus, die durch das Suchen nach dem wahren Sinn des Lebens entsteht. Mönch ist nur ein Mann, der der Religion in besonderer Weise sein ganzes Leben lang dient. Um Zen zu erreichen, muss man nicht Mönch werden und auch nicht unbedingt im Tempel leben oder alle Sutras auswendig lernen. Viele hochgebildete Mönche, sogar „Chef-Mönche", haben sich Jahr um Jahr darum bemüht. Trotzdem ist es ihnen nicht gelungen, den Hauptinhalt des Lebens zu begreifen. Damit hat Hui Neng (der sechste Fortführer des Zen-Buddhismus) sich schon deutlich auseinandergesetzt. Ebenfalls hat Dichter Zhang Qiao mit dem Vers *„Der Aufenthaltsort, an dem die Mönche nach dem wahren Sinn des Lebens suchen, ist von grünem Bambus umgeben"*, darauf hingewiesen, dass die schöne Natur für das menschliche Leben unbedingt wichtig ist. Der Tempel ist nicht wirklich der Aufenthaltsort für ein sinnvolles Leben. Die schöne Natur ist die Quelle der Vitalität unseres Lebens. Wenn wir im Einklang mit Natur stehen und aktiv an der harmonischen Wechselwirkung zwischen Natur und Mensch mitwirken, dann wird uns immer klarer, was der wahre Sinn und der Hauptinhalt des Lebens ist.

7.4 Stimulierung für Harmonie von Psyche und Physis

Durch sein eigenes Erlebnis, mit der Natur im Einklang zu stehen, weiß Dichter Zhang Qiao, dass die angenehmen Reize von der schönen Natur sowohl ein erfreuliches Empfinden, als auch eine positive seelische Aktivität hervorrufen können. Er beschreibt dies als die aktive Stimulierung für die Harmonie von Psyche und Physis. In seinen Augen ist die innere Beziehung zwischen dem grünen Bambushain und dem Leben wichtiger als Tempel und Meditation. Er empfindet Vogelgesang wohlklingender und deutlicher als die Sutra-Lesung der Mönche. Das ist die Auffassung und Einsicht über den wahren Sinn des Lebens von Weisen, Gelehrten und Dichtern in China. Die Natur bildet substantielle Ressourcen für das materielle Leben und den Wohlstand. Sie ist aber ein wichtiger unabkömmlicher Ansprechpartner unseres Lebens, zu dem wir ein intimes und harmonisches Verhältnis aufbauen und nicht übersehen sollen. Leider ist der Mensch durch seinen Kampf ums Überleben in harter und karger Umwelt oder durch psychische Isolation von Äußerem (z.B. versengende Hitze) von diesem harmonischen Verhältnis weit abgewichen. Um bessere Lebensbedingungen zu erhalten, konzentrieren wir uns auf Besiegen und Erobern der Natur, um Wohlstand zu erlangen. Bei psychischer Isolation liegt der Schwerpunkt darauf, seine Gedanken möglichst zu löschen, um innere Ruhe zu bewahren.

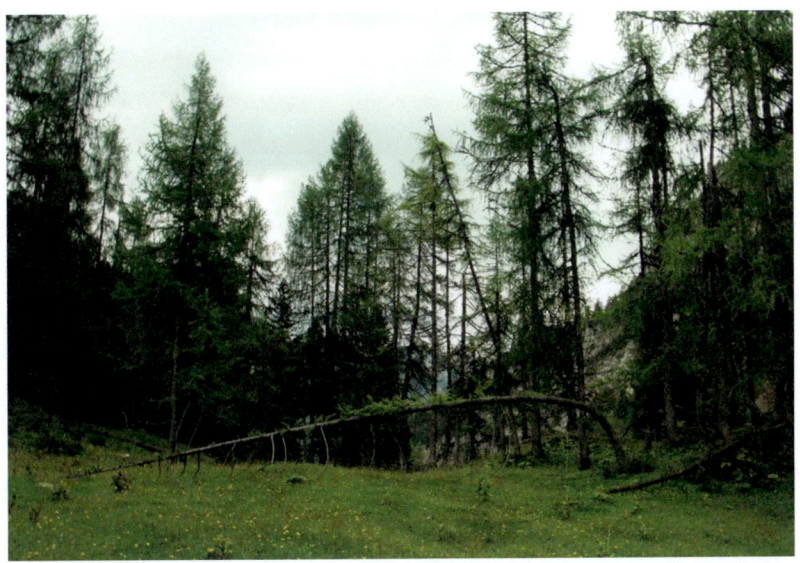

Lebenswille der Natur

In China nennt man Bambus, Chrysantheme und Kieferbaum „drei echte Freunde in der Natur", weil sie einen besonderen, herausragenden Selbsterhaltungstrieb besitzen: Bambus hat eine Festigkeit, die trotz starker Belastung immer gut hält und nicht zerbricht. Chrysanthemen blühen alleine im Herbst und genügen sich selbst, d.h. fühlen sich nicht einsam. Der Kieferbaum bewährt sich im strengen Winter. Obiger niedergedrückter Baum zeigt seine starke Belastbarkeit und Lebenswillen. Er veranschaulicht uns, wie man unverzagt und mit der Begeisterung sein Leben in schweren Situationen weiter führt. Von diesen echten Freunden kann man viel lernen.

7.5 Umwandlung des Zen-Buddhismus

Die Gedichtform der Berg-Wasser-Gedichte hatte ihren Ursprung in der Westlichen und Östlichen Jin-Dynastie (265-420 n. Chr.) und erreichte seinen Glanzpunkt in der Tang-Dynastie. Interessanterweise ist auch der Zen-Buddhismus in der Tang-Dynastie zu seinem Höhepunkt gelangt. Ursprünglich wurde der Zen-Buddhismus in der

Liang-Dynastie (502-557 n. Chr.) von Buddha Dharma[21] von Indien nach China gebracht. Nach der Legende wurde Buddha Dharma von seinem Meister mit dem Weitergeben beauftragt. Weil der Zen-Buddhismus in Indien keine Zukunft mehr hatte, sollte er nach Osten ins heutige China gebracht werden. Vom Zeitpunkt der Ankunft, dem Finden des ersten Schülers von Buddha Dharma und dem Beibringen des Zen-Buddhismus, bis zu dessen fünftem Fortführer wurde der weitergebene indische Zen-Buddhismus in China umgesetzt. Allerdings revolutioniert Hui Neng den indischen Zen-Buddhismus, als er der sechste Fortführer wird.

Hui Neng (638-713 n. Chr.), der sechste Fortführer des Zen-Buddhismus in China, hat viele chinesische Gedanken wie z. B. „die große Aufmerksamkeit für den wahren Sinn des Lebens auf das realistische Leben zu richten", „den verwirrenden Geist durchdringen, um das Herz des Lebens zu finden" etc., in den indischen Zen-Buddhismus eingesetzt und gedanklich miteinander in Beziehung gebracht. Vor allem hat Hui Neng die Hauptverfahren im Buddhismus, nämlich Meditation und Sutra-Lesung, mit denen man den wahren Sinn des Lebens begreifen könne, abgelehnt. Damit wurde der indische Zen-Buddhismus inhaltlich und gedanklich tiefgreifend geändert und in den chinesischen Zen-Buddhismus umgewandelt. Seitdem hat sich der chinesische Zen-Buddhismus neu entwickelt, die enge Begrenztheit des indischen Buddhismus durchbrochen und somit die neue Gedankenwelt erreicht. Der von Hui Neng begründete chinesische Zen-Buddhismus war damals hauptsächlich im Süden beheimatet. Im Norden jedoch ist der indische Buddhismus bekannt. Der Tempel, den Dichter Zhang Qiao besucht hat, steht offensichtlich noch unter dem Einfluss des indischen Zen-Buddhismus.

21, Der achtundzwanzigste Buddha im indischen Zen-Buddhismus. Er hat den indischen Zen-Buddhismus als erster nach China gebracht und wurde deswegen als der erste Gründer des Zen-Buddhismus in China bezeichnet.

7.6 Zentrale Ansicht des indischen Zen-Buddhismus

„Im Buddhismus wird die Entleerung des Kopfes von Gedanken gefordert, damit man nicht auf irgendwelchen Einfall kommen oder an irgendwas denken kann[22].
Passanten gehen irgendwohin vorbei und jeder wählt seinen eigenen Weg[23]."

In diesen zwei Versen hat Dichter Zhang Qiao interessanterweise zwei ganz verschiedene Lebensführungen bzw. Lebenswege von Mönchen und gewöhnlichen Menschen in eine Klasse eingestuft. Seiner Meinung nach ist offensichtlich, dass Dichter Zhang Qiao nicht mit den Ansichten des indischen Zen-Buddhismus einverstanden ist. In den Versen hat Dichter Zhang Qiao die zentrale Ansicht des indischen Zen-Buddhismus erfasst. Nach der Meinung des indischen Zen-Buddhismus ist „Gedanke zu entleeren" oder „Gedankenlosigkeit" die beste Lösung für seelische Probleme. Im alten Indien gehen Leute davon aus, dass alle Existenz auf der Welt, egal ob Berge, Flüsse und Felder, Lebewesen oder Mensch, weder von Gott geschaffen worden sind, noch sich aus sich selbst entwickelt haben, sondern durch die Zusammensetzung von vier Elementen, nämlich Erde, Wasser, Feuer und Wind entstanden sind. Aber diese Zusammensetzung verändert sich so oft, dass es nach der Vorstellung des indischen Zen-Buddhismus kein unvergängliches Dasein gibt. Was sie gesehen haben, ist nur ein vorübergehendes Phänomen des unun-

---

22, Hier meint der Dichter, dass die buddhistischen Mönche versuchen ihre Gedanken zu leeren, um ihre innere Ruhe beizubehalten. Dabei vernichten sie jedoch das lebenswichtige Bewusstsein der Harmonie zwischen Natur und Mensch.
23, Hier weist der Dichter darauf hin, dass gewöhnliche Leute zwar alle unterschiedlichen Gedanken über gesellschaftliche Tätigkeiten und materielles Leben haben, um für den Lebensunterhalt zu sorgen. Es fehlt aber das lebenswichtige Bewusstsein der Harmonie zwischen Natur und Mensch.

terbrochenen Veränderungsprozesses. Das heißt, dass alle Begriffe und Gedanken, die wir von der Welt aufgrund Erfahrung und Erkennung bekommen haben, illusorisch und unzuverlässig sind. Daher ist die Lebensführung nach diesem illusorischen gedanklichen Anhaltspunkt sinnlos und schafft uns nur Probleme. Wegen der starken Betonung der Entleerung der Gedanken wurde der Buddhismus auch als „die Tür der Leere" bezeichnet.

7.7 Psychosomatische Reaktionen in der extremen Hitze

Der Denkansatz des indischen Buddhismus hat die körperlichen und seelischen Reaktionen der alten Inder in der extrem drückenden Hitze deutlich und anschaulich zum Ausdruck gebracht. Weil in dieser Hitze nicht nur das Wachstum der Pflanzen, sondern auch der Metabolismus des Organismus vielmehr beschleunigt wird. Das heißt, das Leben verändert sich sehr schnell. Außerdem vermehren sich in der glühendheißen Umgebung genauso schnell alle Krankheitserreger und alle lebensgefährlichen Infektionskrankheiten.

Diese ständigen Veränderungen haben im Bewusstsein alter Inder einen starken Eindruck hinterlassen, sodass die Lebensprozesse veränderlich, instabil, kurz und unsicher geworden sind. Es kommt noch dazu, dass man mit dem stillgehaltenen Körper und der ruhigen Seele die Gluthitze gut überleben konnte. Die Gedankenentleerung im indischen Buddhismus ist eigentlich das unvermeidliche Resultat aus diesem Aspekt der Erfahrung.

Unter diesen extremen Umständen ist zwar dieser Denkansatz und die Meditation, um sich in Stille oder Leere zu versenken, gegen äußere Störung nützlich, leider helfen sie uns nicht, die Harmonie zwischen Natur und Mensch bzw. die Harmonie von Psyche und Physis zu verstärken, geschweige denn das ganzheitliche Wohlbefinden zu optimieren. Daher ist sie eine Notlösung für das Überleben, aber nicht die grundlegende Lösung für das Erreichen der ganzheitlichen, harmonischen, gleichgewichtigen und stabilen Lebensaktivitäten. Ein gescheiter Mensch muss sich nach den veränderten Umständen richten und den veränderten Gesundheitszustand entsprechend Maßnahmen treffen können. So können wir das Ziel des ganzheitlichen Wohlbefindens erreichen.

7.8 Materiell orientierte Menschen

„Passanten gehen irgendwohin vorbei und jeder wählt seinen eigenen Weg"

Im diesen Vers hat Dichter Zhang Qiao uns das Leben der materiell orientierten Menschen gezeigt. Im Vergleich zu den Mönchen, die sich meditierend um Entleerung der Gedanken bemühen, sind die Köpfe der einfachen Menschen voll von verschiedenartigen Ideen und Vorstellungen über das materielle Leben. Wir Menschen haben in unserem materiellen Leben vielerlei körperliche Bedürfnisse wie zum Beispiel Nahrung, Kleidung, Unterkunft und Transport. Wir haben auch das Bedürfnis von Liebe und Geliebt werden. Manche streben nach Macht und Reichtum, manche wollen sich selbst verwirklichen, usw. Aber alle solche Gedanken, Bedürfnisse und Wünsche spiegeln nur einen kleinen, begrenzten Teil der psychosomatischen Aktivitäten in unserem Leben wider. Das sind keineswegs die ganzheitlichen Lebensaktivitäten unseres Lebens.

Anders gesagt: was wir Menschen einfach denken und machen, sind mit gesellschaftlichen Produktionen eng verbundene Tätigkeiten. Unsere Gedanken, unser Bewusstsein und unsere Lebensweise sind völlig sozialisiert. Das heißt, wir haben uns von der Natur völlig getrennt und von Naturmenschen in Gesellschaftmenschen verwandelt. Dadurch ist der Subkortex (Natur-Hirn), der für die ganzheitlichen Aktivitäten des Innenlebens bzw. für die Harmonie von Körper, Organen und Seele zuständig ist, inaktiv geworden. Hingegen wird der für die gesellschaftlichen Tätigkeiten zuständige Neokortex (Gesellschaft-Hirn) immer hoch aktiviert.

Der jüngste Teil der Großhirnrinde, der sich seit der Entstehung der Menschheit entwickelt hat, übernimmt die Vormachtstellung in unserem Leben. Diese Situation bedeutet, dass dieser histologisch sechsschichtige Neokortex alle Entscheidungen über unsere Lebensaktivitäten treffen wird. Der Neokortex ist in der Stammesentwicklung der jüngste und damit der am höchsten organisierte Anteil der Großhirnrinde. Er nimmt beim Menschen fast die gesamte Hemisphärenoberfläche ein.

Es ist jedoch unmöglich, den für die Koordination, das Gleichgewicht und die Stabilität der organischen Funktionen zuständigen Subkortex zu ersetzen, geschweige denn, die Aufgabe der wechselseitigen Förderung und Optimierung zwischen Psyche und Physis zu übernehmen.

„Es ist selbstverständlich unbestritten, dass zahlreiche intellektuelle Leistungen des Menschen zum Teil den eng umschriebenen Arealen des Neokortex zugeordnet werden. Allerdings erfordern die meisten dieser Leistungen weit mehr als nur ein Funktionsareal der Großhirnrinde, und ihr Zustandekommen ist nur durch ein komplexes Zusammenspiel sehr vieler kortikaler und subkortikaler Gehirnzentren möglich[24]."

24, siehe „Neuroanatomie-Struktur und Funktion" 2. Auflage. S. 202. herausgegeben von Trepel. Verlag der Urban&Fischer, 1999.

7.9 Nicht zum naturwidrigen Leben führt…

Da die zahlreichen intellektuellen Leistungen in den gesellschaftlichen Angelegenheiten bei den meisten Menschen fast nur im Neokortex entstehen, verlaufen die geistigen Aktivitäten im Gehirn auf Grund eines zentralen Hemmungsmechanismus auf eine einseitige und ungleichgewichtige Art und Weise. Das heißt, dass der Neokortex ständig aktiver und hingegen der Subkortex ständig inaktiver geworden ist. Außerdem wenden wir uns ab von der Natur, der ursprünglichen Heimat des Menschen, ja, wir zerstören sie sogar. Das bedeutet: dadurch verliert der Subkortex die für seine Aktivitäten unbedingt notwendige natürliche Stimulation, somit ist der Subkortex noch schwächer geworden. Diese sind die Hauptursachen, die zum Problem des Auseinanderdriftens von Neokortex und Subkortex sowie der Disharmonie von Psyche und Physis führen.

Das materielle Leben ist an allem reichlicher geworden, was man zum Wohlstand braucht, auch die intellektuellen Leistungen, bzw. die zivilisatorischen orientierten Leistungsfähigkeiten des Menschen sind viel besser als früher, aber die Koordination, das Gleichgewicht und die Stabilität unserer inneren Lebensaktivitäten sowie die Harmonie von Psyche und Physis sind leider dadurch nicht begünstigt worden. Sondern ganz im Gegenteil: Es ist sowohl die ausschließliche Beschäftigung mit gesellschaftlichen Angelegenheiten, als auch das ausschließliche Meditieren kein richtiger Weg für ein glückliches, gesundes und sinnvolles Leben, wodurch wir das Problem der psychosomatischen Störungen im Grunde genommen als gelöst betrachten könnten. Ein naturfremdes oder sogar naturwidriges Leben ist die grundlegende Ursache bei der Entstehung der zahlreichen psychosomatischen Erkrankungen und psychischen Störungen. Das ist die Tatsache, mit der wir uns ernsthaft konfrontieren müssen.

7.10 Lebenszentrum mangelt an richtigen Informationen

Nach Anschauungen von Hui Neng wurde der Weg zum wahren Sinn des Lebens repräsentiert. Nach dem chinesischen Zen-Buddhismus hat die gedankliche Entleerung oder Versenkung in der Meditation nur eine beruhigende Wirkung, um wieder zu sich zu kommen, und sich ruhig und sicher zu fühlen. Allerdings werden dadurch weder unsere seelischen Probleme gelöst, wie z. B. die Gier nach Macht und Reichtum, Verärgerung und emotionelle Überbewertungen, Illusionen und Wahnsinn, seelische Verarmung und Dummheit, Depression etc., noch die Harmonie von Psyche und Physis gefördert. Weil Das für die inneren Lebensaktivitäten zuständige Zentrum, nämlich der Subkortex (Natur-Hirn) wird nicht in Anspruch genommen und brach liegengelassen. Das lebenswichtige Zentrum leidet somit immer an Mangel an notwendiger geistiger Energie und an Förderung der Aktivitäten.

Hui Neng hatte eine revolutionäre Idee, „sich mit den eigenen seelischen Problemen aktiv zu beschäftigen, obwohl es ihm unangenehm war, um die Eigenschaften des Natur-Hirns zu durchblicken". Diese Idee enthält einen Aspekt der chinesischen Lebensphilosophie hinsichtlich der Hochschätzung der Wechselwirkung zwischen Natur-Hirn und schöner Natur. Darüber hinaus hat Hui Neng das spezielle praktische Verfahren zur Erleuchtung in die Tat umgesetzt.

7.11 Öffnungs- und Sublimationsprozess der Seele

Dichter Zhang Qiao hält selbstverständlich an dem Standpunkt der Wechselwirkung fest. So hat er zwei wunderschöne philosophische Verse geschrieben:

„Aus dem Brunnen steigt der Dunst allmählich und erst im Frühling wird er rasten".
„Schwerer Schnee lastet auf den Bäumen und drückt die Zweige nieder".

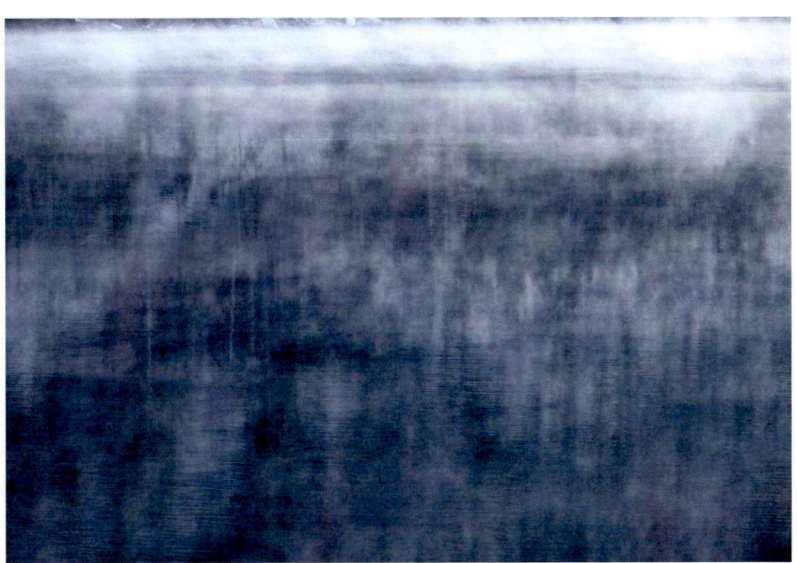

Leopoldsteinersee
Im späten Herbst sieht man öfters, dass Wasserdampf sich hoch über dem See bewegt und seine aktive Kraft zeigt. Dieser Anblick erwärmt unsere Herzen und veranschaulicht ein Bild des aufwärtsentwickelnden und blühenden Lebens.

Im Spätherbst oder Frühwinter ist es oft zu sehen, dass der Dunst allmählich und ununterbrochen aus dem Brunnen steigt. Das gleiche Phänomen kann man auch in den frühen Morgenstunden am See beobachten. Auf das Naturschauspiel reagieren wir ganz unterschiedlich: Buddhisten zum Beispiel, verwenden dafür keine Aufmerksamkeit oder gedankliche Aktivität, weil dieses natürliche Phänomen ihrer Auffassung nach eine Illusion ist und zu der Entleerung gehört. Deswegen sollte man es aus dem Herzen wegräumen, damit alle äußerlichen Einflüsse abgewehrt und die vielerlei Gedanken zum Erlöschen gebracht werden. Das Endziel des Buddhismus ist ein absoluter Ruhezustand.

Naturwissenschaftler hingegen interessieren sich für dieses Phänomen in der Natur. Analysen und Forschungen werden diesbezüglich durchgeführt und uns dann so erzählt: wegen der höheren Temperatur im Brunnenwasser ist der Wasserdampf im Brunnen dichter als draußen. Die Wassermoleküle bewegen sich immer in Richtung von hoher Dichte zu niederer Dichte. Die Temperatur in der Brunnenöffnung ist niedrig. Wenn der Wasserdampf aufwärts steigt, wird er schnell in der Luft gesättigt und kondensiert zu sichtbarem Wasserdampf. Gleichzeitig wird die Luft in der Brunnenöffnung erwärmt. So erscheint uns der Wasserdampf warm. Das gilt ebenfalls für Wasserdampf auf dem See.

Ein natürliches Phänomen wird bei Naturwissenschaftlern als ein Objekt betrachtet und erforscht. Während der Erforschung werden Wissenschaftler ihre lokale neuronale Schaltung[25] im Neokortex fördern und ein logisches Denken ausüben, um den erklärbaren Mechanismus zwischen den verschiedenen Elementen zu finden. Gleichzeitig versuchen sie, jegliche eigene Emotionen, Vorlieben und subjektive Einflüsse auszuschließen, um ein ganz objektives Resultat zu erzielen. Das sind die allbekannten wissenschaftlichen Forschungsmethoden und entspricht dem wissenschaftlichen Geist.

Im Vergleich zum Buddhismus und den Wissenschaftlern haben die Dichter in der Tang-Dynastie eine ganz andere Denkweise. Sie ziehen weder die Entleerung aller von außen kommenden Einflüsse oder

---

25, Unter neuronaler Schaltung versteht man die grundlegende Einheit der Informationsverarbeitung im Gehirn. Das Gehirn besteht aus zahlreichen Neuronen. Jedes Neuron hat eine große Menge von Synapsen. Durch Synapsen werden viele verschiedene Verbindungen zwischen Neuronen geschaltet, um die entsprechenden Übertragungen und Verarbeitungen zu ermöglichen. Einzelne Neuronen im Gehirn können diese Funktionen kaum durchführen.

innen entstehenden Gedanken, um eine isolierte innere Ruhe beizubehalten, noch die Erforschung aller natürlichen Phänomen, um das
Grundprinzip aller Dinge vereinzelt zu erklären, in Betracht.

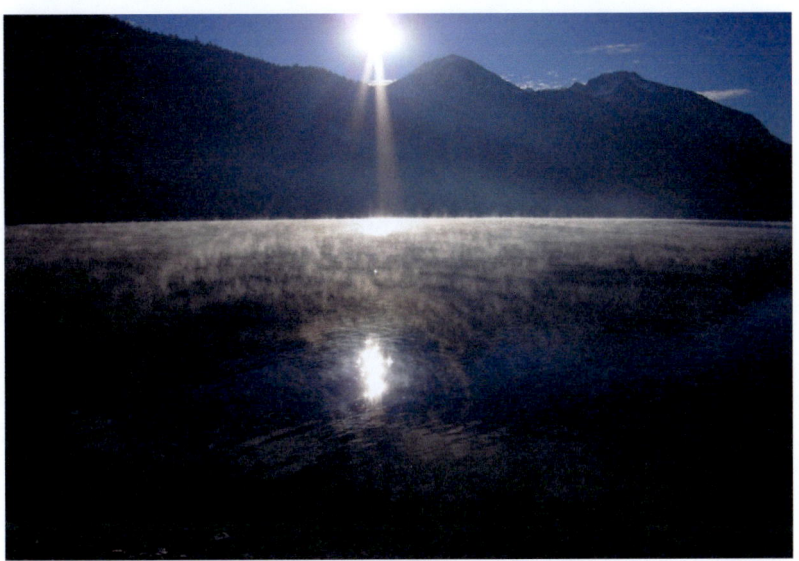

Achensee
Das beeindruckende winterliche Naturschauspiel in den frühen Morgenstunden am See, präsentiert eine sichtbare Aktivität in der Natur und erfüllt
uns im Herzen mit tiefsinniger Bedeutung unseres Lebens.

Die Dichter schenken der Wechselwirkung zwischen Natur und ihren
eigenen psychosomatischen Vorgängen eine große Aufmerksamkeit.
Als ein Dichter in der Tang-Dynastie ein herrliches Naturschauspiel
sah, hat es ihn zutiefst berührt. Er empfand und genoss diese natürliche Schönheit, fühlte sich in seiner Seele angesprochen, um dann
die Auswirkungen der schönen Natur auf die eigene Psyche und Physis und die Bedeutung für das Leben zu erfassen. Dieses Angesprochen sein löst viele psychische Aktivitäten aus und fördert eine besondere seelische Verfassung über das Zusammenspiel von Natur

und Menschen. Dies ist ein Öffnungs- und Sublimationsprozess[26] der Seele. In diesem Prozess muss zuerst die schöne Natur sinnlich wahrgenommen werden, anschließend dieser angenehme Reiz im Subkortex, nämlich dem Natur-Hirn, verankert werden, damit er Teil des ganzen Bewusstseins werden kann (begriffliche Wahrnehmung). Schließlich werden sich neue rationale Erkenntnisse und das Lebensbewusstsein von Wechselwirkung zwischen Natur und Mensch im Neokortex herausbilden. Darüber hinaus wird das Naturschauspiel nicht nur als Schönheit der Natur betrachtet, man empfindet lebendiges Sein!

Im Gegensatz zur Beobachtung und Erforschung eines Objekts aus der Entfernung, wonach Mensch und Natur getrennt sind, ist diese Vorgangsweise mit allen Ebenen unseres Lebens eng verknüpft. Das sind die geheimnisvollen positiven Antriebskräfte, die sich auf Mensch-, Natur- und Organ-Hirn auswirken.

Der Buddhismus spiegelt eine außergewöhnliche psychosomatische Reaktion auf die drückende Hitze wider. Man wünscht, alle negativen Einflüsse von außen so weit wie möglich abhalten zu können, um die Stabilität der inneren Lebensaktivitäten aufrechtzuerhalten.

Die Wissenschaft ist eine mit der Entwicklung der Gesellschaft ständig geförderte und verbesserte Denkungsart und Forschungsmethode. Dadurch hofft man, mehr und mehr Geheimnisse über die Natur aufzudecken, um die gewonnenen Erkenntnisse in der gesellschaftlichen Produktion anzuwenden beziehungsweise die Naturressourcen zu erschließen und zu benutzen.

Was die chinesischen Weisen und Gelehrten uns dargestellt haben, ist ein ganz besonderes Verfahren hinsichtlich der Wechselwirkung

---

26, Sublimation (von lat. Sublimis= „hoch in der Luft befindlich, hochheben, erhöhen") bedeutet ursprünglich den direkten Übergang eines Stoffes vom festen in den gasförmigen und reinen Zustand. Hier handelt es sich um die geistige Fähigkeit, alle verschiedenen Gedanken und das Bewusstsein zu einem grundlegenden, ganzheitlichen und naturgemäßen psychosomatischen Vorgang zu vereinigen.

zwischen Natur und Mensch und der Optimierung des ganzheitlichen psychosomatischen Zustands, um ein glückliches, harmonisches und sinnvolles Leben zu erreichen.

7.12 Zusammenspiel vom Körper und Geist

Die Dichter in der Tang-Dynastie haben die Tradition des Umgangs mit der Wechselwirkung zwischen Natur und Mensch weiter entwickelt. Der bedeutendste Beitrag, den die Dichter und Gelehrten dazu geleistet haben, ist die bildhafte und lyrische Sprache.

Sie wandern zum Beispiel gezielt in der Natur, um den Körper zu aktivieren. Während des Wanderns öffnen sie alle Sinne, sie spüren die schöne Landschaft der Natur und ihre sinnliche Wahrnehmung wird verstärkt. Alle psychosomatischen Gefühle von Natur und sensomotorischen Impulse von Bewegung werden im Subkortex gesammelt, zusammengespielt und integriert. Schließlich werden diese im Neokortex auf der Ebene des Bewusstseins weiter verarbeitet und kognitives Lernen wird angeregt. Nach dieser Reihe wechselseitiger Förderung zwischen körperlichen und geistigen Aktivitäten wird die Harmonie von Psyche und Physis aufeinander abgestimmt und optimiert. Wie hier Dichter Zhang Qiao uns in seinen Versen über sein eigenes psychisches Erlebnis erzählt:

Er sieht die warmen Dämpfe an einem winterlichen Tag aus dem Brunnen kommen und hat sofort ein warmes Gefühl in seinem Herzen (Natur-Hirn).

Wenn er durch allmählich steigenden Wasserdampf die lebendige Aktivität des Brunnenwassers in einer harten, lebensfeindlichen Umgebung sieht, ist sein Inneres begeistert aufgefordert, seine seelische Energie freizusetzen. Er fühlt sich wieder voll Lebenskraft und voller Schwung.

Zwar hegt Dichter Zhang Qiao den Gedanken, dass diese warmen Dämpfe verschwinden werden, wenn der Frühling kommt, doch erfüllt ihn jetzt schon große Vorfreude auf den Zauber dieser Jahreszeit. Dann erwacht die Natur wieder und alles blüht auf. Sein Herz wird noch viel mehr entzückt sein von den Schönheiten der Natur.

Dies ist nicht eine aus der Luft gegriffene Phantasie, sondern die Kommunikation zwischen der Seele und der schönen Natur. In dieser Kommunikation wird Seele und Geist angeregt und voll vitalisiert. Diese Vitalität ist die Voraussetzung dafür, dass man ein gutes Gefühl hat und die Schönheit der Natur wahrnehmen kann.

7.13 Hineindenken

„Schwerer Schnee lastet auf den Bäumen und drückt die Zweige nieder"

Dichter Zhang Qiao hat uns in diesem Vers seinen Wahrnehmungsprozess deutlich veranschaulicht. Die Zweige sind ziemlich nieder gedrückt von schwerem Schnee, aber sie sind ungebrochen. Das zeigt, dass diese widerstandsfähig und voll zäher Kraft sind, und die Anstrengungen lange ertragen werden können. In diese Zähigkeit und Lebenskraft können wir uns hinein fühlen und diese Zähigkeit einfach bewundern. Ein Gefühl von der schönen Natur nachvollzuziehen und mitzufühlen ist eine besondere seelische Fähigkeit, damit der Zugang zur eigenen inneren Gefühlswelt geöffnet und mit Empfindungen erfüllt wird. Das ist der Prozess der seelischen Sublimation. Bei diesem Entwicklungsprozess werden die positiven Eigenschaften und Fähigkeiten der Natur in unsere Seele transferiert. Daher ist das Naturschauspiel das beste Vorbild für uns, um diesem nachzueifern.

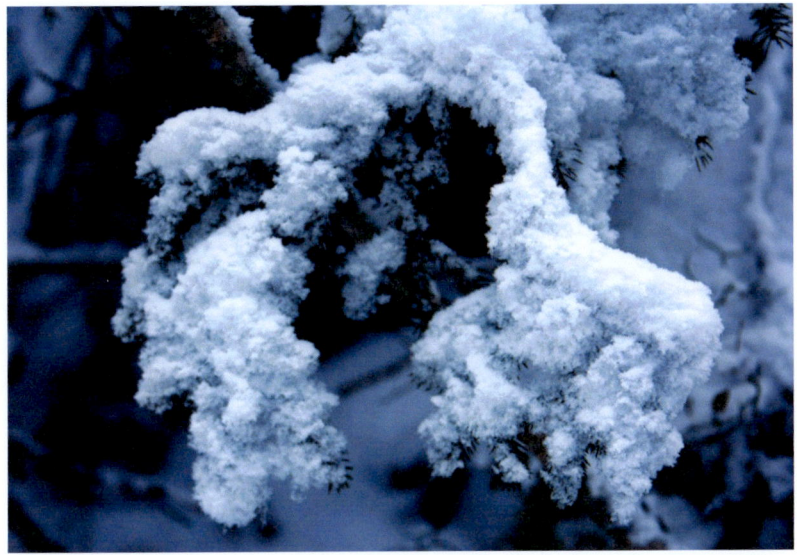

Der idyllische Waldmüller-Malerweg im Hallstätter Echerntal
Wenn wir uns in die ausdauernde Lebenskraft dieser dünnen Äste mitempfinden können, werden uns sowohl ihre Lebensvitalität, als auch ihr Enthu-
siasmus unmittelbar übertragen. Daher ist Energie in der Natur aufzutanken
gut, aber in die innere Lebenskraft jedes fesselnden Naturschauspiels hineinzudenken, ist noch besser.

Hineindenken ist ein ähnlicher seelischer Prozess wie Mitempfinden
und bedeutet, dass man sich in eine Person oder ein Lebewesen
hineinversetzen kann, um deren oder dessen Lebenszustand tiefer zu
fühlen und besser zu verstehen. Das ist eine häufig verwendete kognitive Methode im alten China. Die Hilfe für jemand ist wie für sich
selbst getan und die Situation, sich in jemanden hineinzudenken, ist
gleichbedeutend mit: sich selbst erleben. Damit kann man viele Be-
rührungspunkte aller Lebewesen positiv erfahren.
Wenn wir uns in die Zähigkeit der schwer belasteten Zweige hineindenken können, dann spüren wir auch diese starke Lebenskraft in

widrigen Umständen. Das ist ein gutes Beispiel, Probleme seelisch zu konfrontieren und ständig an sich zu arbeiten. Die wunderbaren Gefühle, die dabei spürbar werden, ermutigen uns, Schwierigkeiten zu überwinden.

7.14 Die wichtigste geistige Kost für unsere Seele

Die Schönheit der Natur muss nicht unbedingt großartig und imposant sein. Es genügen oft einige schöne Blätter, das erste Sonnenlicht oder ein fließendes Bächlein, etc. Diese schönen Naturschauspiele sind die wichtigste geistige Kost für unsere Seele.

Was die Dichter in der Tang-Dynastie uns erzählt haben, bezieht sich nicht nur auf statische Schönheit der Natur, sondern vielmehr auf die Öffnung unserer Herzen und Aktivierung unseres Natur-Hirns. Zum Beispiel: wie kann man die schöne Natur sinnlich und begrifflich wahrnehmen? Wie kann man durch die Kommunikation zwischen geöffneten Herzen und schönem Naturschauspiel die Wechselwirkung der Psyche und Physis fördern und schließlich das ganzheitliche Wohlbefinden erreichen?

Die wechselseitige Förderung von Psyche und Physis ist die beste Möglichkeit, um unsere psychosomatischen Störungen zu lösen. Dabei ist die Aktivierung des Natur-Hirns, nämlich des Subkortex, ein entscheidender Punkt. Hier möchte ich besonders darauf hinweisen, dass mit der Wechselwirkung von Psyche und Physis nicht die Beziehung von Neokortex und Bewegungsapparat gemeint ist, sondern in erster Linie die durch Aktivierung des Subkortex wieder hergestellte Zusammenarbeit zwischen Subkortex und organischem System und das Zusammenspiel zwischen Subkortex und Neokortex. Daher muss die Wechselwirkung von Psyche und Physis auf der Basis des Einklangs mit der Natur wiederhergestellt werden.

Buddhismus und Wissenschaft sind zweifellos geistige Ergebnisse der Menschheit und haben auch bestimmte nützliche Werte und Bedeutung. Zum Beispiel :

Mit dem Buddhismus und den dazu gehörenden Methoden wie Meditation, etc. können wir unsere Seele vor äußeren ungünstigen Einflüssen schützen und innere Ruhe notdürftig aufrechterhalten. Von der Wissenschaft können wir etwas über die Mechanismen und die Entwicklungsgesetze der Dinge erfahren.

Die Wechselwirkung von Psyche und Physis bzw. Natur und Mensch dient dazu, dass die inneren Aktivitäten unseres Lebens harmonisiert, ausgeglichen und stabilisiert werden können.

7.15 Innenleben belüftet, bestrahlt und ausgebessert

Vereinfacht gesagt: unser Leben ist wie ein Haus. Wenn ein heftiges Unwetter aufzieht, wird der hochgebildete buddhistische Mönch alle Fenster und Türen zumachen, um Wind und Regen nicht hinein zu lassen. Wissenschaftler werden sich mit dem auslösenden Faktor beschäftigen, um heraus zu finden, wann das Gewitter wieder kommt und wie man eine Gegenmaßnahme setzen kann. Die Dichter in der Tang-Dynastie werden alle Fenster und Türen wieder aufmachen und Sonnenschein und frische Luft herein lassen, wenn der Gewittersturm vorbei ist.

Wenn das Haus immer geschlossen bleibt, egal, ob es gutes oder schlechtes Wetter draußen gibt, wird es immer nässer, schimmeliger werden und schließlich verfallen. So ist es ebenfalls mit uns: wenn wir uns nur mit Dingen im Außen beschäftigen und uns nicht um das Haus im Inneren kümmern, wird der Schaden am Haus immer schlimmer und letztlich zum Zusammenbruch führen. Genau das gilt für uns heute, wo die Seelen entleert und verdorben sind.

Zahlreiche psychosomatische Probleme, an denen wir moderne Menschen heutzutage leiden, sind genau dadurch entstanden. Die meisten von uns haben das eigene Innenleben weder rechtzeitig gut belüftet und bestrahlt, noch regelmäßig ausgebessert, um einen harmonischen, gleichgewichtigen und stabilen Zustand zu erhalten. Es ist kein Wunder, dass unser Innenleben und viele psychosomatische Vorgänge so schief gegangen sind.

Daher sind die chinesische Lebensphilosophie und die Berg-Wasser-Gedichte ein einzigartiges Mittel, das wir dringend brauchen um mit der schönen Natur seelisch kommunizieren zu können. Diese Kommunikation bedarf eines ganz bestimmten Mittels der Übertragung. Chinesische Lebensphilosophie und Berg-Wasser-Gedichte bedeuten strahlendes Sonnenlicht und frische Luft für das womöglich dunkle und schimmelige Innenleben.

7.16 Geschichte über Hui Neng

In der letzten Zeile des Gedichts hat Dichter Zhang Qiao den 6. Fortführer des Zen-Buddhismus, nämlich Hui Neng, eigens erwähnt. Hui Neng (chin. 慧能, lebte von 638 bis 713 n. Chr.) ist der sechste (letzte) Fortführer des Zen-Buddhismus in China und wird als der Gründer des chinesischen Zen-Buddhismus angesehen. Er gilt als eine der wichtigsten Figuren in der gesamten Zen-Tradition. Hui Neng entstammte im Jahr 638 n. Chr. einer ärmlichen Familie Lu in Südchina. Nach dem frühen Tod seines Vaters sorgte er schon früh durch Brennholzschlagen für den Unterhalt der Familie und lernte weder lesen noch schreiben. Als er eines Tages Brennholz auf den Markt brachte, hörte er einen Mann das Diamant-Sutra rezitieren. Bei dem

Satz: *„Man soll seine Einsicht über das Innenleben von nirgendwo[27] hervorbringen"*, hatte er etwas Erwachendes in seinem Inneren bemerkt. Er erkundigte sich bei dem Mann nach dem Ort und bei wem er gelernt hätte, dann stellte er die Versorgung seiner Mutter sicher und ging zum fünften Gründer Hong Ren (弘忍, lebte von 601 bis 674 n. Chr.). Er wollte bei ihm den Zen-Buddhismus praktizieren. Dieser erkannte seine Begabung und ließ ihn zunächst als Gehilfen in der Küche des Klosters arbeiten. Eines Tages spürte der 5. Gründer Hong Ren, einen Nachfolger finden zu müssen. Er forderte alle Schüler seines Klosters auf, ein Gedicht als Ausdruck ihrer Zen-Ansicht zu verfassen. Ein von allen hochgeschätzter Schüler Shen Xiu (chin. 神秀) schrieb dann ein Gedicht auf die Wand:

„Die Pagodenfeige[28] ist der Anhaltspunkt des Zen-Praktikers.
Alle Gedanken spiegeln sich im geistigen Spiegel wider.
Die Aufgabe des Zen-Buddhismus ist, diesen Spiegel fleißig zu putzen,
damit er immer sauber bleibt."

Als Hui Neng in der Küche von diesem Gedichte hörte, wusste er, dass Shen Xiu noch nicht den Kernpunkt des Zen-Buddhismus verstanden hatte. Er verfasste ein Gedicht und ließ einen Schüler auf die Wand schreiben:

„Der Anhaltspunkt des Zen-Praktikers beschränkt sich nicht auf die Pagodenfeige.

27, Hier bedeutet „nirgendwo" doch eine Stelle, an der alle sensomotorischen Impulse angesammelt, aber wieder weiter geleitet werden. Weil an dieser Stelle alle Informationen ständig in Bewegung sind und nicht stehen bleiben, wird diese als „nirgendwo" bezeichnet.
28, Die Pagodenfeige ist ein Baum. Da Buddha Shakyamuni darunter meditiert und sich oft daran angelehnt hat, werden Sutras und Meditation usw. dann in übertragener Bedeutung auch als Pagodenfeige betrachtet. Damit meint Shen Xiu, dass Sutras und Meditation usw. die unverzichtbaren Hilfsmittel für den Zen-Praktiker sind, wie Buddha Shakyamuni die Pagodenfeige körperlich gebraucht hat.

Das tiefste Innerste zeigt sich nicht in diesem geistigen Spiegel.
Da das Innerste frei und rein ist,
woher kommt denn der Staub?"

Es ist offensichtlich, dass Hui Neng zwei Welten unterscheidet: die von der Gesellschaft oder Umgebung geprägten geistigen Welt und das mit dem Innenleben eng verbundene Innere. Hingegen kennt Shen Xiu nur diese oberflächliche geistige Welt, nämlich den Neokortex. Hui Neng hat uns darauf hingewiesen, dass es die wichtigste Aufgabe des Zen-Buddhismus ist, das tiefste Innere für Zen-Praktiker und alle Menschen zugänglich zu machen.

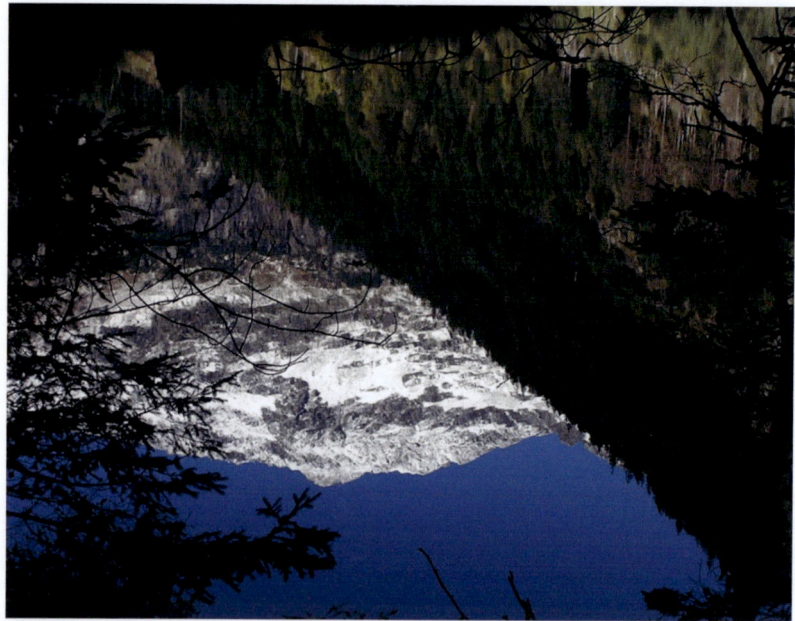

Schwarzensee beim Naturpark Sölktäler
Der Schwarzensee in den Schladminger Tauern liegt auf 1.150 m Seehöhe im Kleinsölker Obertal. Ein von Schnee bedeckter Gipfel und grüner Berg spiegeln sich im stillen See und bilden ein tiefbeeindruckendes schönes Gemälde, das sich auch in unserem Natur-Hirn wider spiegelt.

Der 5. Gründer Hong Ren erkannte sofort, dass sich in dem Gedicht von Hui Neng eine weitaus größere Tiefe der Verfassung als in dem von Shen Xiu ausdrückte. Um die Eifersucht Shen Xiu's und die Missgunst der anderen Schüler zu vermeiden, wischte er das Gedicht mit seinem Schuh weg, ging in der Nacht zu Hui Neng in die Küche und erklärte ihm weitere Inhalte des Sutras. Er übergab ihm die Robe und Schale als Bestätigung seiner Erleuchtung. Damit setzte er Hui Neng als 6. Fortführer ein. Danach mahnte er ihn, das Kloster sofort zu verlassen und in den Süden Chinas zu gehen, damit ihm niemand Schaden zufügen konnte.

Als alle anderen Schüler am nächsten Tag merkten, dass Hui Neng die Robe und Schale bekommen und das Kloster verlassen hatte, machten sie Jagd auf ihn. Hui Neng wurde von einem Schüler erwischt. Aber dieser Schüler sagte zu ihm, er hätte ihn nicht wegen Robe und Schale gejagt, sondern um die Erklärung über den geheimnisvollen Zen-Buddhismus zu erbitten. Hui Neng hatte ihm dann eine Frage gestellt: „Wenn du weder Gut noch Böse denkst, was ist deine eigene Einsicht über dein Innenleben?" Der Schüler war wie vom Blitz getroffen. Nach einer Weile nahm er dankend und zufrieden Abschied von Hui Neng. Das war die erste Lektion, die der 6. Gründer dem Schüler über das tiefste Innere erteilte.

7.17 Eigene Einsicht vom Innenleben klar erfahren

Es ist überhaupt wichtig, dass wir unsere eigenen Einsichten vom Innenleben klar erfahren, da diese mit den grundlegenden psychosomatischen Vorgängen hinsichtlich der Stütze unseres Lebens zu tun hat. Dies wurde schon vor langer Zeit von chinesischen Weisen erkannt und mit vielen verschiedenen Bezeichnungen wie z.B.: „der Boden der Herzen", „im Innersten", „die Herzen der Himmel und

Erde", „die Herzen der Seen", „das Dao-Hirn" etc., zum Ausdruck gebracht.

Diese zeigen sowohl eine große Bedeutung für das Innenleben, als auch den einzigen Verbindungsknotenpunkt für die Wechselwirkung zwischen Natur und Mensch. Nur wenn das Dao-Hirn aktiviert ist und die Führung unseres Lebens übernimmt, können wir im Einklang mit der Natur stehen und viel gescheiter, sinnvoller, glücklicher und gesünder leben.

7.18 Ihr Geist wäre in Bewegung

Hui Neng begann jedoch erst nach weiteren 15 Jahren als 6. Gründer zu wirken und begründete damit die Südliche Schule des chinesischen Zen-Buddhismus, aus dem alle großen Schulen des Zen-Buddhismus in China hervorgingen. Als Hui Neng zum ersten Mal nach 15 Jahren unbekannten Lebens bei einer buddhistischen Versammlung aufgetaucht war, hörte er eine heftige Diskussion über die Bewegung der Fahne zwischen zwei Mönchen. Einer meinte, die Fahne bewege sich selbst. Der andere meinte, der Wind bewege die Fahne. Hui Neng sagte, weder die Fahne bewege sich selbst, noch der Wind bewege die Fahne: Ihr Geist wäre in Bewegung. Das heißt, wir definieren das Phänomen der Dinge je nach Auffassungsniveau in obersten geistigen Ebenen, nämlich im Neokortex, und reagieren oder machen uns darauf aufmerksam. Schließlich bekommen wir die unterschiedlichsten Gedanken. Nach Hui Neng's Einsichten ist dieser Prozess der Wahrnehmung oberflächlich, punktuell und das Innenleben isoliert. Weil der Verlauf in der obersten Großhirnrinde stattfindet und in einzelnen kortikalen Säulen verarbeitet wird. Noch schlimmer ist es, dass bei diesem Prozess das Gefühl nicht beteiligt war. Das war die Lektion von Hui Neng zum Thema geistiger Defekt.

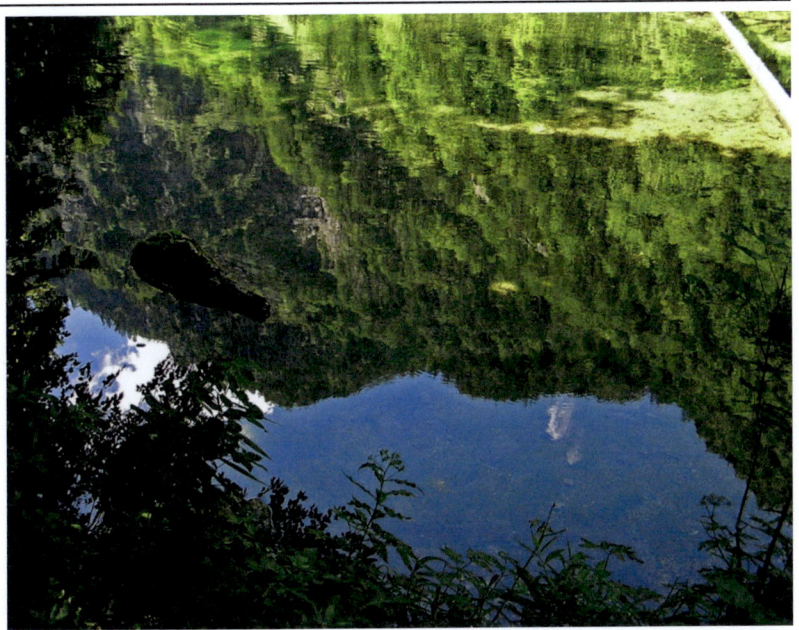

Lunzer See in Niederösterreich
Wenn ein grüner Berg, blauer Himmel und weiße Wolken sich in einem glatten und ruhigen Bergsee spiegeln, wird ein malerisches Landschaftsgemälde gebildet. Und wenn diese wunderschöne Berg-Seen-Landschaft unser Herz berührt, dann spürt man sein freies und reines Innerste.

Nun ist das schwierige Rätsel der psychosomatischen Störungen gut erklärt. Die Ursache der psychosomatischen Probleme liegt darin, dass unsere Einsicht des Innenlebens in Bezug auf die Lebensweisheit überhaupt zu schwach und deswegen unfähig ist, eine richtige Entscheidung hinsichtlich eines harmonieorientierten Lebensweges zu treffen. Die Einsicht des Innenlebens basiert auf erfüllte und aktive Gefühlswelt und ergibt sich aus der Zusammenarbeit des Sub- und Neokortex. Wenn der Geist in Bezug auf den von außen bestimmten und geprägten Verstand einseitig und überaktiviert wird, sind wir nur Verstandesmenschen, die sich kaum von Gefühlen leiten lassen und daher ihr Inneres entleeren und inaktivieren. Deswegen haben wir die Fähigkeit verloren, den wahren Sinn des Lebens zu erkennen und die richtigen Entscheidungen in wichtigen Angelegenheiten unseres Lebens zu treffen. In diesen Problemkreis sind wir geraten und kommen wir nur schwer heraus.

7.19 Das Innere erleuchten

Aus der Sicht des chinesischen Zen-Buddhismus ist die Lösung für psychische Probleme weder alle Gedanken zu entleeren, noch den Geist mit allen buddhistischen Klosterregeln[29] zu putzen, sondern die verwirrte und gestörte Psyche mit Hilfe, „Das Innere zu erleuchten", zu retten. Hui Neng hat diese Erleuchtung in die Tat umgesetzt und damit großen Erfolg erzielt. Er verweist deutlich darauf, dass man durch alle unterschiedlichen und verwirrenden Gedanken durchfinden muss, um das tiefste Innere wahrzunehmen. Das Innere zu erleuchten nach Hui Neng's Verfahren ist eine der brillanten Ideen, um in die tiefste Tiefe vorzudringen, nämlich zum Tor des Bewusstseins. Dieses Tor bezieht sich hauptsächlich auf den Thalamus und die primären Hirnrindenfelder. Diese Beide bilden das lebenswichtige Zentrum für Wahrnehmung und Verarbeitung aller sensorischen Informationen, die von außen und innen gekommen sind.

Menschen stehen stets im Zusammenhang mit ihrer natürlichen oder sozialen Umgebung. Es hat keinen Sinn, das eigene Innenleben andauernd mit einer Schutzmauer einzuzäunen. Hingegen ist es bes-

---

29, Es gibt viele Regeln für buddhistische Mönche und Nonnen, die im Klosterleben, wie z.B. nicht töten, nicht stehlen, nicht lügen, kein Geschlechtsverkehr, keinen Alkohol zu trinken, nicht tanzen, singen, Musikinstrumente zu spielen, sich nicht schmücken oder parfümieren, kein hohes und breites Bett zu nutzen, kein Essen nach dem Mittag einzunehmen, Gold und Silber nicht zu berühren und zu besitzen, etc.

ser und gescheiter, die innere Lebensweisheit zu fördern anstatt blind den Anweisungen, die von außen kommen, nachzulaufen. Hui Neng und seine vielen Meisterschüler tragen dazu bei, zu ergründen, wie man sein Inneres finden und auf die Stimmen des Innenlebens Acht geben kann.

Es ist sehr wahrscheinlich, dass die Erwähnung des sechsten Gründers des chinesischen Zen-Buddhismus in der letzten Zeile des Gedichtes dazu dient, den hochgebildeten Mönch Chu auf die Entwicklung des Zen-Buddhismus aufmerksam zu machen. Wie auch immer, Dichter Zhang Qiao hat uns seine tiefgehende Einsicht über chinesische Psychologie in diesem wunderschönen Gedicht dargelegt. So ein schönes, auf ganzheitlichen Gedanken beruhendes Berg-Wasser-Gedicht!

7.20 Zusammenfassung

Die Seele ist ein Allgemeinbegriff für Gefühle und moralisches Empfinden eines Menschen. In der chinesischen Kultur ist Seele mit dem Herz identisch und bezieht sich hauptsächlich auf das Innenleben und die Gefühlswelt.

Was findet man in seiner tiefsten Seele? Ist sie bunt und freudevoll oder grau und freudelos oder sogar leer? Wie kann man seine Gefühle positiv erfüllen und dadurch seine geistige Fähigkeit verstärken? Wie kann man sein Lebensbewusstsein hoch entwickeln, damit den wahren Sinn des Lebens finden und sein Leben gesund, fröhlich und glücklich führen? Alle diese Fragen gehen darauf zurück, ob man seine Seele durch entsprechende Leistungen in ein höheres Niveau heben kann. Im alten China haben Weise, Gelehrte und Dichter sich mit dem Thema Seele/Herz schon vor abertausenden Jahren befasst. Als Ergebnis wurden viele tiefsinnige philosophische Darstellungen, medizinische Erklärungen und dichterische Erfassungen präsentiert. Davon ist die Veranschaulichung der Berg-Wasser-Gedichte mit dem lyrischen Wandern besonders ansprechend und von hohem ästhetischem und geistigem Wert.

In diesem Kapitel hat Dichter Zhang Qiao uns den Prozess der seelischen Sublimation mit seinem wunderschönen Berg-Wasser-Gedicht erläutert. Dabei hat er die Mönche wegen ihres, von der Natur abgetrennten Lebens im buddhistischen Tempel und den Mann von der Straße (im Gedicht Passanten genannt) sanft kritisiert. Zum Beleben der Seele und des Herzens hat ihnen der Dichter Naturschauspiele präsentiert, wie z.B. grünen Bambus oder aus dem Brunnen aufsteigender Dunst oder von Schnee schwer belastete Zweige,
Zum Schluss würdigte er den Beitrag von Hui Neng und deutet darauf hin, dass das Innere zu erleuchten einen praktischen Zugang zur Aktivierung des Natur-Hirns darstellt.

8. Wälder-Bäche-Herz

Über die Zusammenarbeit der Psyche auf verschiedenen Ebenen hat man sich vor abertausenden Jahren in China auseinandergesetzt und diese klar dargestellt. Wir Menschen haben sowohl das seit Beginn der Menschheit entwickelte Mensch-Hirn, als auch das in der Natur aufgebaute uralte Natur-Hirn, das hier als Wälder-Bäche-Herz bezeichnet wird. Dieses ist für eine gesunde Psyche und fröhliches und sinnvolles Leben von großer Bedeutung.

Ein Gedicht für Zen-Meister Yang Shan

Von Dichter Zhang Qiao

仰山因久住，*Ich bin mit dem Berg Yang Shan befreundet, weil ich dort eine Weile gelebt habe.*
天下仰山名。*Zen-Meister Yang Shan ist allgemein bekannt wie dieser aufragende Berg.*
井邑身虽到，*Ich lebe zwar in Gesellschaft um meinen Lebensunterhalt zu verdienen,*
林泉性本清。*Aber im Innenleben halte ich mein Wälder-Bäche-Herz unberührt rein.*
野云居处尽，*Die Wolken bewegen sich so frei und gemächlich um meinen Wohnsitz herum.*
江月定中明。*Der Mond scheint auf den Fluss besonders klar, während ich seelenruhig bin.*
仿佛曾相识，*Es scheint, als ob ich dieses Naturschauspiel früher schon gesehen hätte.*
今来隔几生。*Ich komme wahrscheinlich hierher seit einigen Leben.*

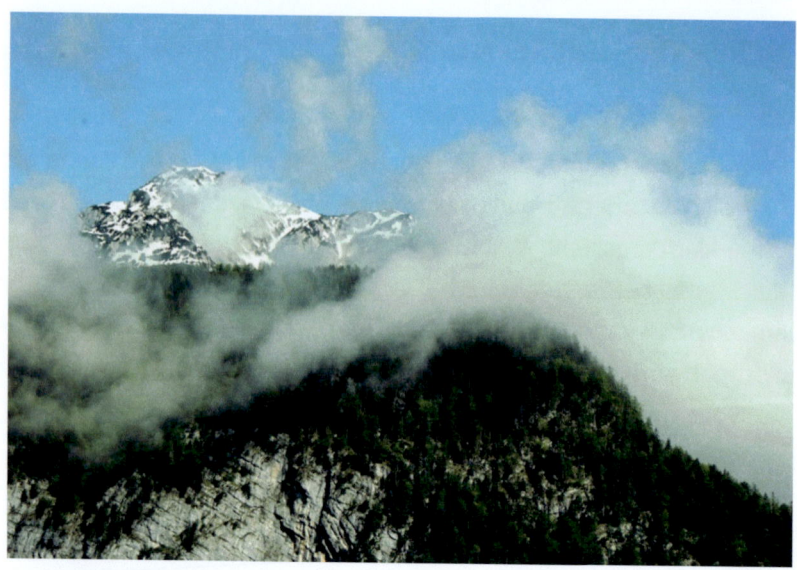

Schneidkogel bei Hallstatt

Der Schneidkogel liegt auf 1551m Seehöhe über Hallstatt im Dachsteinge-biet. Sein Eis schmilzt während der Frühling kommt. Die Wolken verfliegen und der Nebel steigt auf, wenn die Sonne aufgeht. Das ist ein höchst ermutigender Anblick für die deprimierte Psyche und Physis. Auf dem Gipfel hat man von Ost bis West einen herrlichen Ausblick zum Hallstättersee und eine einmali-ge Aussicht ins nahe Dachsteinmassiv.

Dieses Gedicht ist ein Geschenk von Dichter Zhang Qiao für Zen-Meister Yang Shan. Er hat es während seines Besuchs geschrieben. Der buddhistische Name von Zen-Meister Yang Shan heißt Hui Ji. Da er im Berg Yang Shan lange gelebt und dort die Lehren des chinesi-schen Zen-Buddhismus verbreitet hatte, wurde er liebevoll: Yang Shan, genannt. In diesem Gedicht hat sich Dichter Zhang Qiao über seine Einsicht von der chinesischen Lebensphilosophie, den wahren Sinn des Lebens sowie das Innenleben kurz und bündig ausgedrückt, um seine Meinung mit Zen-Meister Yang Shan auszutauschen. Man

kann sagen: ein erfolgreicher Dialog zwischen chinesischer Lebensphilosophie und chinesischem Zen-Buddhismus!

8.1 Treffende Darstellung über „Herzen"

Da Dichter Zhang Qiao in diesem Gedicht eine wichtige Auffassung
über Herzen dargelegt hat, ist es eine große Hilfe für uns, den Begriff
der Psyche zu klären um die seelische Armut und die damit zusam-
menhängenden psychosomatischen Probleme zu lösen. In der chinesischen Lebensphilosophie wurde schon vor einigen tausend Jahren die treffende Darstellung über „Herzen" gegeben.
Zum Beispiel: in dem frühesten chinesischen Geschichtswerk „Shang
Shu" (chin. 尚书) wurde eine weitsichtige Ansicht über die Desin-
tegration des Herzens zum ersten Mal in der menschlichen Geschichte geäußert. Das heißt, dass unser Großhirn in zwei Hauptabschnitte, nämlich dem Mensch-Herz (Neokortex) und dem Dao-Herz
(Subkortex), eingeteilt ist. Die beiden Herzen sollten zusammenarbeiten, um alle Aktivitäten unseres Lebens ganzheitlich durchzuführen. Durch die konstanten Fortschritte in der materiellen Welt werden die beiden Zentralsysteme entgegengesetzt auseinanderentwickelt: Das Mensch-Herz (Neokortex) wird immer aktiver werden, das
Dao-Herz (Subkortex) hingegen immer inaktiver. Diese Auseinanderentwicklung beider Herzen ist die grundlegende Ursache der
psychischen Probleme und psychosomatischen Störungen.
Im Werk „Das Lebenszentrum trifft mit Lebensaktivitäten zusammen" (geschrieben in den Streitenden Reichen, 475-221 v. Chr.) hat
man sich eingehend mit der Innenwelt auseinandergesetzt. Das lau-
tet: „Das Lebenszentrum (Subkortex) trifft mit Lebensaktivitäten
zusammen. Die Lebensaktivitäten haben sich in der Natur entwickelt.
Dao (Harmonie zwischen Natur und Mensch) gestaltet sich immer

zuerst durch Gefühle. Gefühle bedeuten sensorische Impulse für das Lebenszentrum". Daher ist es klar, dass das Lebenszentrum für die naturgemäßen Lebensaktivitäten und Gefühle zuständig ist. Darüber hinaus wurde das Mensch-Herz (Neokortex) in dem Werk als das beeinflussbare psychische Zentrum für unterschiedliche Zwecke betrachtet. Aus neuro-biologischer und psychologischer Sicht ist diese Auseinandersetzung heutzutage auch überzeugend.

Auf der Basis dieser Erkenntnisse wurde im Werk „Doktrin der Mitte" eine wichtige Zusammenfassung dargestellt: „Das Lebenszentrum dient dazu, die naturgemäßen Lebensaktivitäten abzustimmen. Dao bedeutet, dass man sein Leben immer nach dem Lebenszentrum richtet. Bildung heißt, den Menschen Dao Kultivierung beizubringen". Im gleichen Zeitraum hat Laozi im „Dao De Jing", sowie Zhuangzi im seinen Werk „Zhuangzi" viel über Dao-Herz erzählt. Aus solchen Dokumenten kann man genau ersehen, dass die Weisen im alten China den Unterschied zwischen dem Mensch-Herz (Neokortex) und dem Dao-Herz (Subkortex) oder Lebenszentrum genau gekannt haben und das Gewicht auf Dao-Herz gelegt haben. Der Grund ist einfach: das Dao-Herz hat eine zentrale Steuerungsfunktion für alle inneren psychosomatischen Vorgänge. Es spielt auch eine sehr wichtige Rolle bei der Integration aller Ebenen der Nervensysteme, vor allem beim Innenleben.

8.2 Sinnliche Erkenntnisse

Viele Dichter in der Tang-Dynastie kennen alle diese Ansichten in- und auswendig und sind in der chinesischen Lebensphilosophie durch eine gut aufgebaute kulturelle Ausbildung sehr bewandert. Während des Wanderns durch berühmte Berge und schöne Flüsse bzw. Bäche haben sie die Schönheit der Natur hautnah erlebt und sind eine vertrauensvolle Beziehung zu ihnen eingegangen. Dadurch haben sie den Zusammenhang zwischen schöner Natur und Dao-Herz bzw. Natur-Hirn sinnlich wahrgenommen und viele Sinneseindrücke in Verse gebracht. Diese sinnlichen Erkenntnisse haben die chinesische Lebensphilosophie und die chinesische Psychologie vollständig gemacht. Darüber hinaus interessierten sich die Dichter für den Zen-Buddhismus, in dem das Herz auch ein Schwerpunkt ist. Sie versuchen, die nützlichste Methode herauszufinden, das Programm der Harmonie von Psyche und Physis zu ergänzen. Das ist der Beweggrund, warum Dichter Zhang Qiao den Zen-Meister Yang Shan besucht und dieses Gedicht geschrieben hat.

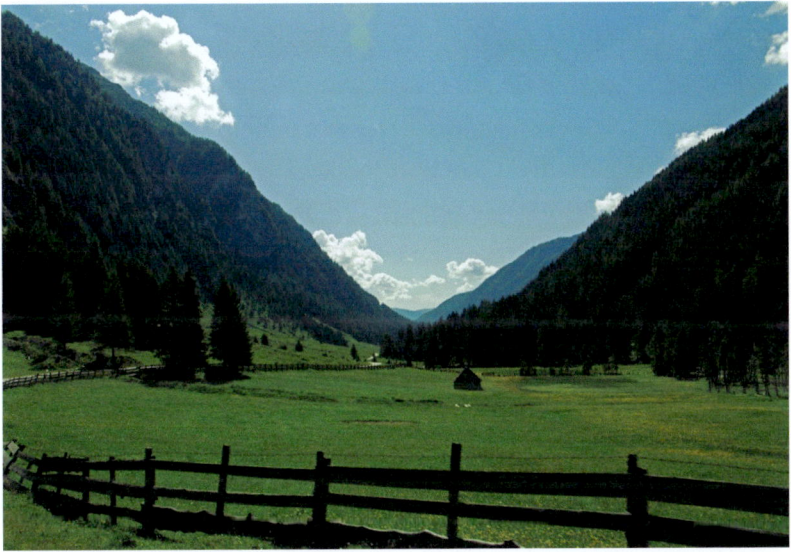

Pöllatal in Rennweg am Katschberg
Das Pöllatal gehört zu den schönsten Wandergebieten Kärntens und ist ideal für eine gemütliche Wanderung, die sich entlang des flachen Bacherlebnisweges erstreckt. Das sich weithin erstreckende Feld und das ausgedehnte Tal erweitern die psychische Räumlichkeit, Brust und Herz werden weit, unser Sorgen verfliegen. Der schöne Berg macht unser Herz weich und barmherzig. Hier fühlt es sich ruhig, erfüllt und aktiv an.

8.3 Ein wacher Mensch (Buddha) werden

Der Zen-Buddhismus wurde in der Liang-Dynastie (502-557 n. Chr.) zwischen den Südlichen- und Nördlichen Dynastien (420-581 n. Chr.) durch Buddha Dharma von Indien nach China gebracht. Von Buddha Dharma bis zum fünften Fortführer wurde alles in der Richtung des indischen Zen-Buddhismus weitergegeben. Seit Hui Neng die Führung übernimmt, hat er viele Anhaltspunkte und Anwendungsmethoden des indischen Zen-Buddhismus umgestaltet. Durch sein Motto: „Konfrontieren mit den eigenen seelischen Problemen und aktivieren des Lebenszentrums, um ein wacher Mensch (Buddha) zu werden", hat sich der chinesische Zen-Buddhismus in China weiter verbreitet. Über Herzen und Lebenszentrum gibt es auch viele unübliche Auffassungen im chinesischen Zen-Buddhismus. Das hat natürlich das Interesse der Dichter erweckt. Unter diesen Umständen besuchen viele Dichter die Tempel, um die Meinungen über Herzen und Lebenszentrum mit den Zen-Meistern auszutauschen.

8.4 Die Quelle des Geistes

Zen-Meister Yang Shan Hui Ji (chin. 仰山慧寂, lebt von 807 bis 883 n. Chr.) ist seit seinem neunten Lebensjahr schon im Kloster. Ab seinem achtzehnten Lebensjahr bereist er viele Tempel in China, um einsichtsvolle Erkenntnisse über den Zen-Buddhismus zu erfahren und um Rat zu bitten. Als er sich bei Zen-Meister Wei Shan Lin You (chin. 沩山灵佑, lebt von 771 bis 853 n. Chr.) Rat holt, der einige deutliche Hinweise enthalten hat, ist für ihn alles klar. Wei Shan ist eigentlich nur seine Auszeichnung, weil er im Berg Wei Shan den Tempel gebaut und lange für die Verbreitung der Lehren des chinesischen Zen-Buddhismus gearbeitet hat. Sein buddhistischer Name ist Lin You. Zen-Meister Wei Shan sagte ihm:

„Man sollte die Wahrnehmung zuerst richtig erfassen, dann sein wunderbares Gespür auf innere Lebensaktivitäten richten. Wenn man mit seinem Gespür und seinem Verstand zu der Quelle des Geistes (das Tor des Bewusstseins) zurückkehrt, findet man dort den tatsächlich vorhandenen Zusammenhang zwischen dem Wesen und der Erscheinung aller Dinge, sowie der Sache und ihre entsprechende Entwicklung. Schließlich erreicht man dann den wahren Zustand des Buddha".

Seither bleibt Hui Ji beim Zen-Meister Lin You für fünfzehn Jahre bis der Zen-Meister stirbt. Dann ist Hui Ji für den Zeitraum zwischen 836 bis 840 n. Chr. zum Berg Yang Shan gegangen. Dort baut er seinen Tempel und bekommt die Auszeichnung: „Zen-Meister Yang Shan". Dichter Zhang Qiao hat eine Weile im Berg Yang Shan gelebt, somit viel vom Zen-Meister Yang Shan Hui Ji gehört. Deshalb beginnt dieses Gedicht mit seiner Vorstellung:

„Ich bin mit dem Berg Yang Shan befreundet, weil ich dort eine Weile gelebt habe. Zen-Meister Yang Shan ist allgemein bekannt wie dieser aufragende Berg."

Der Berg Yang Shan ragt sehr hoch, er liegt ca. 40 Kilometer von der Stadt Yi Chun in der Provinz Jiang Su entfernt. Weil man zu diesem Berg aufblicken, aber nicht leicht hinauf gehen konnte, wurde dieser Berg als Yang Shan (Yang 仰 bedeutet in Chinesisch aufblicken) bezeichnet.

8.5 Glückseligkeit und Zufriedenheit im Tiefsten

Im Sommer ziehen die Wolken um die Gipfel und bringen oft Regenschauer. Im Berg sind überall klare Bächlein und schöne Felsenquellen oder Wasserfälle zu sehen. Pfade und Fußwege schlängeln sich hoch oben durch die Wälder. Am frühen Morgen zwitschern und singen alle Vögel so wunderbar wie eine schön klingende Symphonie. In der Abenddämmerung geht die Abendsonne langsam unter, dann herrscht tiefste Stille. Im Winter fällt der Schnee, sobald der Himmel trübe und bewölkt wird. Die weißschimmernden Schneeberge bilden eine prächtige Winterlandschaft, die manchmal sehr lange andauert. Man kann sich an diesem Anblick sehr erfreuen. Die Schneewehe im Berg Yang Shan kann lange halten und bedeutet für viele in Südchina eine schöne Landschaft.

Jeder Mensch, der im Berg Yang Shan eine Weile gelebt hat, fühlt sein Herz erfrischt und ruhig, sein Empfinden belebt und in seiner Erinnerung hinterlässt diese malerische Landschaft einen starken Eindruck. Natürlich hat Dichter Zhang Qiao dieses Empfinden ausnahmslos erlebt. Auf dem Berg kann man oft die verschiedensten angenehmen Düfte von Blumen und Kräutern riechen. Sogar Bäume strömen ihre eigenen Düfte aus. Diese Düfte sind ganz anders als wir in einem Stadtpark oder einem Garten wahrgenommen haben. Das passiert nicht, weil diese Blumen und Kräuter auf dem Berg in der freien Natur wachsen, somit nicht von Menschen angepflanzt sind, sondern deshalb, weil wir während des Wanderns durch die Natur die psychosomatischen Vorgänge stärken. Vor allem wird unser Natur-Herz aktiviert und geöffnet. Diese Öffnung bewirkt, dass die Düfte, der angenehme Geruch von wildwachsenden Blumen und Kräutern auf dem Berg zwar mit der Nase wahrgenommen wird, aber im ganzen Körper tief verteilt wird und eine besondere Freude von

Glück und Zufriedenheit im tiefsten Inneren erzeugt. Diese Herz-freundlichen Anreize, die unsere innere Natur aufwecken und jene Prozesse motivieren, die mit der Natur im Einklang stehen müssen, sind nur in der Natur zu bekommen.

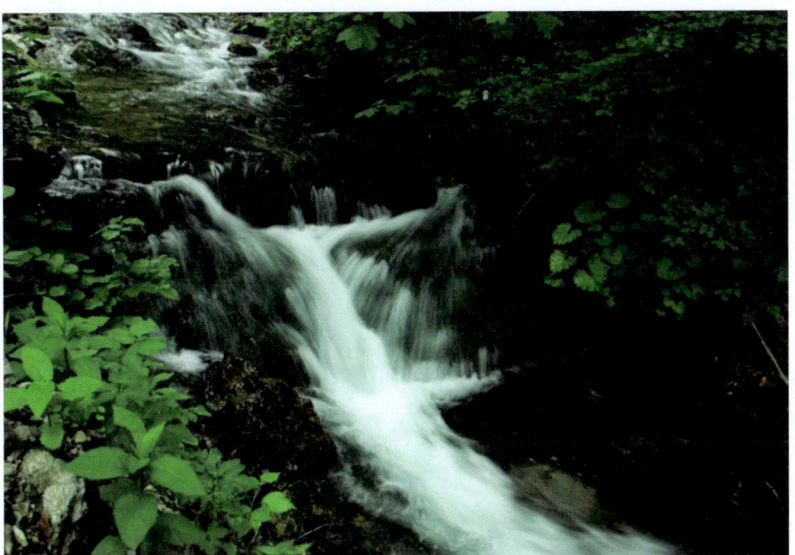

Fischbach bei Türnitz
Der Fischbach entspringt in der Paulmauer und ist ein Quellfluss, der zu-sammen mit dem Traisenbach durch das Ortsgebiet von Türnitz fließt. Das murmelnde Bächlein singt ein wohlklingendes und lustiges Lied und ist sehr angenehm für unsere Herzen.

Nicht nur diese Freude spürt man, sondern auch die über die mäch-tigen und himmelhoch erscheinenden Bäume, die leergefegten und ruhigen Wälder, die wunderschöne Berglandschaft mit dem schöns-ten Panoramablick auf die höchsten Berge. Alles zusammen hinter-lässt einen unvergesslichen Eindruck und ein schönes Erlebnis im Herzen. Das ist es, weshalb Dichter so gern und bewusst durch sol-che Landschaften mit Bergen und Flüssen wandern.

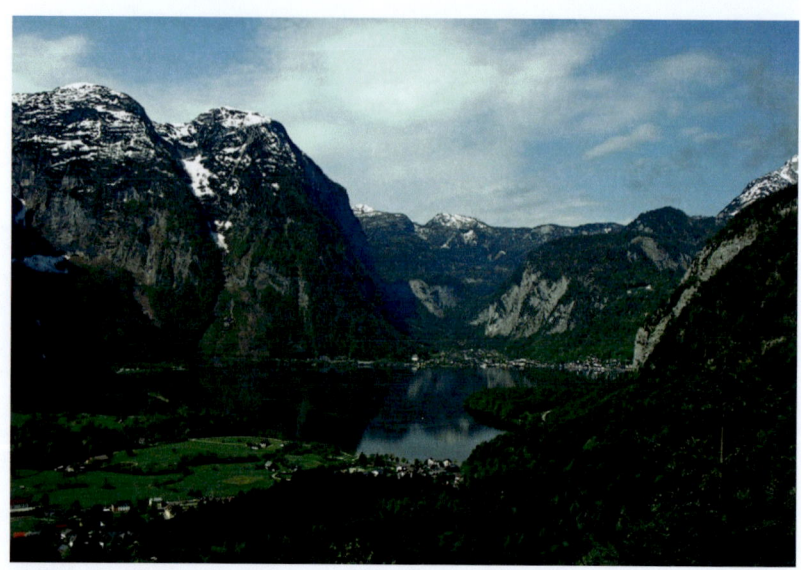

Wasserfallwand in Obertraun im Salzkammergut

Obertraun am Hallstättersee im Salzkammergut ist ein besonderes Wanderparadies. Ausdrucksvolle Gebirgszüge, grüne Wälder, weite Wiesen und wunderschöne Blicke auf den Hallstättersee und die Obertraunerbucht. Der würdevolle Charakter und die quicklebendige Eigenschaft der Berg-Seen-Landschaft machen uns unseren Lebenswert bewusst und verstärkt unser Gespür.

8.6 Gespür auf innere Lebensaktivitäten richten

In den ersten zwei Versen des Gedichtes sind viele interessante Gedanken enthalten. Dichter Zhang Qiao hat Zen-Meister Yang Shan mitgeteilt, dass er auch im Berg Yang Shan eine Zeit lang gelebt und viel von ihm gehört hat. Natürlich ist der Dichter oft auf den Berg gewandert. Er hat die Sinneseindrücke über das eigene Herz immer während der Wechselwirkung zwischen Mensch und Natur durch Aktivierung und Verstärkung des Natur-Hirns bekommen.

Die wunderschönen seelischen Gefühle, die während des Wanderns durch die Schönheit der Natur hervorgerufen werden, sind das wichtigste Thema in des Dichters Herzen zusammen mit der gleich danach entstehenden Erkenntnis über den Sinn des Lebens.

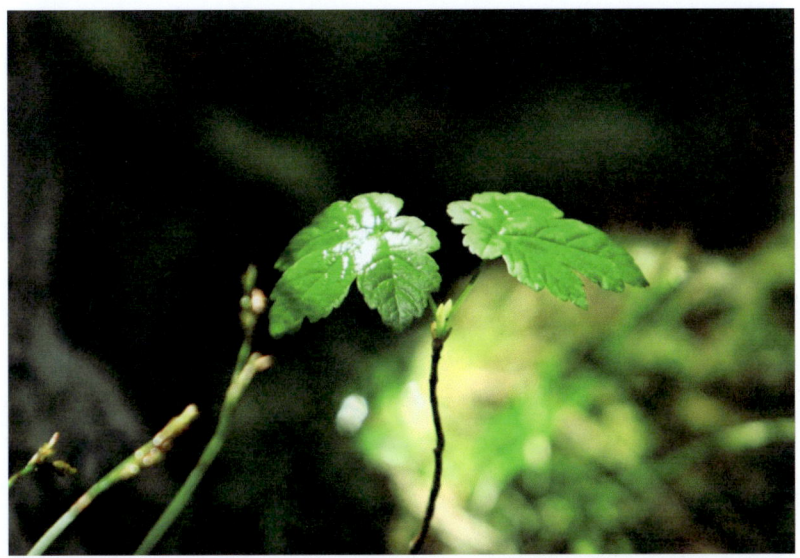

Die Schönheit der Natur muss nicht unbedingt prächtig und brillant sein. Nur zwei zarte Blätter - der Wald ist voller neuer Lebenskraft. Wenn wir diese fast unbemerkbaren Blätter im Wald gesehen und im Herz aufgenommen haben, ist unser Leben mit Lebenswillen aufgefrischt worden.

Im Unterschied zum Dichter legt der chinesische Zen-Buddhismus das Gewicht auf die Zusammenhänge zwischen Umwelt und Gespür. Die Aussage von Zen-Meister Wei Shan Lin You „Man sollte Wahrnehmung zuerst richtig erfassen, dann sein wunderbares Gespür auf die inneren Lebensaktivitäten richten", ist eine wichtige Ergänzung des ganzheitlichen Bewusstseins. Wahrnehmung ist der unmittelbarste Weg zur Umwelt. Sobald wir wach sind, vermitteln uns unsere Sinne (Hören, Sehen, usw.) vielschichtige und vielgestaltige Botschaften aus der Umgebung. Aber ist diese Botschaft adäquat und günstig für unser Leben und sinnvoll für die Harmonie von Psyche und Physis? Können wir uns auf das, was uns die Sinne mitteilen, wirklich verlassen? Diese Fragen gehören zu den ältesten Anliegen des Menschen.

Wahrnehmung bezieht sich gewöhnlich auf das bewusste Erleben von Dingen und Ereignissen und ist jedoch nicht das Gleiche wie Empfindung. Als Empfindung bezeichnet man meist die verschiedenen Arten von Eindrücken wie z.B. Kälte, Schmerz, Freude, Liebe etc., die den verschiedenen Sinnesorganen zur Verfügung stehen. Das Bewusstsein ist ein Wachzustand, in dem man die eigene Existenz und seine Umwelt normal wahrnehmen kann und anschließend durch den Verstand behandelt werden kann. Deshalb sind unser Bewusstsein und unsere Gedanken dem Umfang und der Orientierung der Wahrnehmung unterworfen. Das gilt umso mehr für das Lebensbewusstsein.

8.7 Ablenkung unserer Wahrnehmung

Die meisten Menschen richten ihre Aufmerksamkeit nur auf die Umwelt, vor allem auf die soziale Umgebung, und betrachten die Information über gesellschaftliche Angelegenheiten als das Wichtigste. Dadurch wird bei uns das Gesellschaft/Mensch-Hirn (Neokortex) immer gefördert und entwickelt. Gleichzeitig sind das Lebenszentrum (Subkortex) und Lebensbewusstsein allmählich schwächer geworden. Darüber haben sich die Weisen im alten China ein lebenswissenschaftlich fundiertes Urteil gebildet. Die bekannte Feststellung: „Mensch-Hirn (Neokortex) und Natur/Dao-Hirn (Subkortex) haben sich entgegengesetzt auseinanderentwickelt". Es handelt sich dabei um eine Ablenkung, die unsere Wahrnehmung nur auf die soziale- und überlebensfeindliche Umgebung gerichtet und die inneren Lebensaktivitäten vernachlässigt hat. Wenn wir die Aktionen und Reaktionen der inneren psychosomatischen Vorgänge nicht wahrnehmen können, wie sollen wir im Bewusstsein gescheit und sicher beurteilen, was wir gegessen, gesehen, gehört, gerochen, unternommen haben, was vorteilhaft für unser Leben ist, was vor allem die Harmonie von Psyche und Physis begünstigt?

8.8 Abgelenkte Wahrnehmung im Bewusstsein korrigieren

Der chinesische Zen-Buddhismus hat das Problem mit scharfen Augen bemerkt und eine Lösung gefunden. Das zeigt die Aussage vom Zen-Meister Wei Shan Lin You. Nach seiner Auffassung sollte man die abgelenkte Wahrnehmung in seinem Bewusstsein korrigieren. Er hat darüber sehr konkret und detailliert berichtet: Zuerst den Sinn und die Bedeutung der Wahrnehmung herausfinden, nämlich in sich das Gespür schärfen, dann sich mit dem leistungsfähigeren und wunderbaren Gespür auf die inneren Lebensaktivitäten konzentrieren und wahrnehmen. Wenn man seinen Verstand mit diesem Gespür immer mehr vertieft und schließlich die Quelle bzw. das Tor des Bewusstseins (Thalamus) erreicht hat, sieht man dort den wahren Zusammenhang zwischen Wesen und Erscheinung der Dinge sowie Ereignissen und deren Entwicklung. Diese Lösung hat viel dazu beigetragen, die chinesische Psychologie zu vervollständigen. Dafür interessiert sich auch Dichter Zhang Qiao.

Das Gespür ist eine besondere psychische Fähigkeit, um Dinge oder Handlungen instinktiv richtig zu erfassen. Das Ziel des chinesischen Zen-Buddhismus ist, Gespür mit dem inneren Erleuchten zu entfalten.

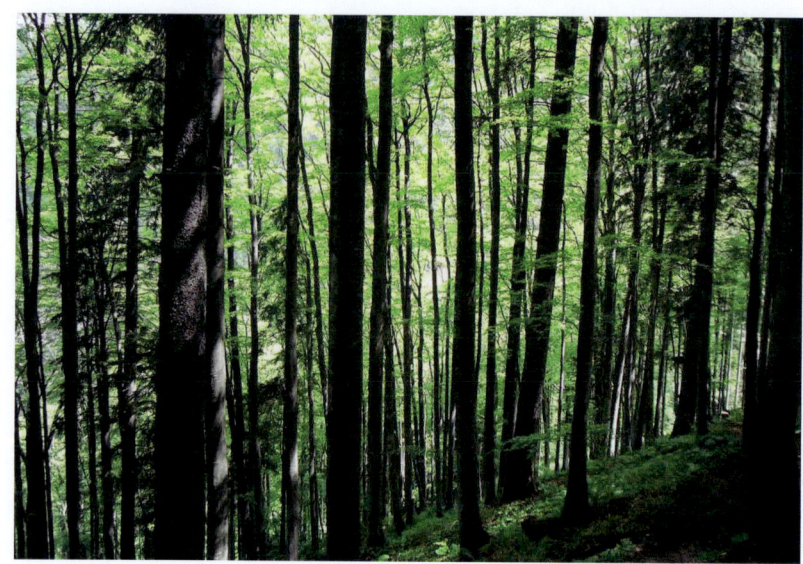

Emporwachsende Bäume dienen uns als ein gutes Vorbild für aktives Leben und bieten ein Bild blühenden Aufschwungs für unsere Psyche. Wandern durch diesen Wald wird unser Herz himmelhoch jauchzen lassen.

8.9 Ein interessanter Dialog

Zen-Meister Wei Shan und sein Schüler Yang Shan haben gemeinsam eine Zen-Richtung „Wei-Yang" gegründet. Durch ein Beispiel bekommen wir Einblick in die exzellente Wirkungsweise ihres Lebensbewusstseins:

An einem Tag kehrte Yang Shan den Boden im Hof auf. Wei Shan sah ihn und fragte:

„Man kann den Staub mit dem Besen nicht entfernen und die Leere wird dadurch nicht entstehen. Was weist darauf hin, dass der Staub mit dem Besen nicht entfernt werden kann?"

Als Antwort fegte Yang Shan noch einmal.

Wei Shan fragte weiter: „Warum wird die Leere dadurch nicht entstehen?

Yang Shan zeigte mit dem Finger auf ihn selbst und Wei Shan.

Wei Shan fragte wieder: Weder den Staub entfernen noch die Leere dadurch entstehen lassen. Was gibt es dann noch?"

Yang Shan kehrte noch mal und zeigte mit dem Finger auf ihn selbst und Wei Shan.

Im Buddhismus ist Staub die Andeutung von: den wahren Sinn des Lebens nicht begünstigenden geistigen Aktivitäten. Die Leere ist als Ruhe oder Sicherheit des Lebens gemeint. Jeder Mensch hat seine eigene Einstellung zum Leben. Ob diese für sein Leben Glück, Harmonie und Gesundheit vorteilhaft bringen kann, ist eine andere Frage. Nach dem chinesischen Zen-Buddhismus ist es sinnlos, die vielfältigen Einstellungen, nämlich die verschiedenen geistigen Aktivitäten, zu erlösen, um eine künstliche Ruhe zu erzeugen. Es kommt dadurch weder der wahre Sinn des Lebens zum Vorschein, noch kann der Mensch gescheiter werden.

Ruhe bedeutet Störungsfreiheit. Aber nur störungsfrei sein, ist viel zu wenig für die Aktivierung der ganzheitlichen psychosomatischen Vorgänge. Was wir dringend machen müssen, ist aktiv und tatkräftig an der Förderung der Harmonie von Psyche und Physis mitzuwirken. Deshalb hat Yang Shan mit einem nochmaligen Fegen des Bodens darauf geantwortet. Den Boden nochmals zu fegen veranschaulicht die Selbstanstrengung von Yang Shan. Er ist tatkräftig dabei, an der Aktivierung der ganzheitlichen psychosomatischen Vorgänge zu arbeiten. Darüber hinaus, hat er Zen-Meister Wei Shan zweimal darauf hingewiesen (mit dem Finger auf ihn und Wei Shan), dass man sein Gespür bei jeder Gelegenheit in sich vertiefen muss.

Es gibt viele solche Geschichten über Wei Shan und Yang Shan. Dichter Zhang Qiao hat sicher viele davon gehört. Er möchte Zen-Meister

Yang Shan aber eine andere Geschichte über das Lebensbewusstsein erzählen. In den folgenden Versen hat Dichter Zhang Qiao eine wichtige Aussage der chinesischen Lebensphilosophie niedergeschrieben:

8.10 Eigenschaft des Herzens

„Ich lebe zwar in Gesellschaft, um meinen Lebensunterhalt zu verdienen.
Aber im Innenleben halte ich mein Wälder-Bäche-Herz unberührt rein".

In diesen zwei Versen hat Dichter Zhang Qiao ein aktuelles und jeden betreffendes Thema über die Eigenschaft des Herzens mit Wälder-Bächen abgehandelt. Das ist der Schwerpunkt in diesem Gedicht. Das Herz (Lebenszentrum gemeint) ist ein interessanter Punkt, in dem sich alle unterschiedlichen Gedankengebäude der Welt berühren. Es gibt in der traditionellen chinesischen Kultur auch zahlreiche verschiedene Darlegungen über das Herz. Davon stellt die Erläuterung über die Eigenschaft des Herzens hinsichtlich des Natur-Hirns und Mensch-Hirns eine ganz besondere Einsicht von Weisen im alten China dar. Durch die Erkennung des Natur-Hirns ist es möglich, die harmonische Wechselwirkung zwischen Natur und Mensch in Neurophysiologie und Neuropsychologie gut zu erklären.

Das Natur-Hirn ist die mit der Natur verbundene primäre Hirnstruktur unseres zentralen Nervensystems und dient dazu, dass alle grundlegenden und naturgemäßen psychosomatischen Vorgänge entsprechend veranlasst und dynamisch reguliert werden.

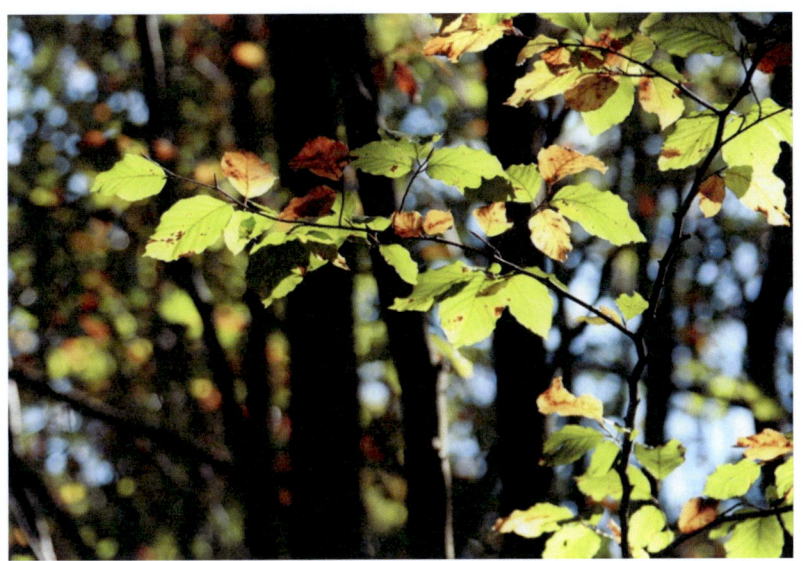

Wunderschönes herbstliches Laub veranschaulicht nicht nur farbenprächtiges Leben, sondern gibt uns auch viele Denkanstöße für unser eigenes, sinnvolles Leben

Es wird für uns eine wichtige Aufgabe sein, das Natur-Herz zu verstärken, weil gerade dieses eine entscheidende Rolle bei der Zusammenarbeit der inneren Lebensaktivitäten spielt, um Harmonie, Gleichgewicht und Stabilität im inneren Leben zu erhalten. Das Natur-Herz bezieht sich auf alle Aspekte unseres Lebens und ist ausschlaggebend für die psychosomatischen Vorgänge.

Leider wurde das Natur-Herz während der Entwicklung der menschlichen Gesellschaft einerseits durch das überaktivierte Mensch-Herz (Neokortex), das für zahlreiche gesellschaftliche Angelegenheiten steht, unterdrückt, und andererseits durch die immer schlimmer werdende Umweltverschmutzung und globale Erwärmung sowie den übermäßigen Abbau der Naturressourcen negativ beeinflusst.

Heutzutage legen wir den größten Wert unserer Gedanken und Bestrebungen in erster Linie auf mehr Geschäft und mehr Gewinn. Kaum jemand kümmert sich wirklich um die eigenen Bedürfnisse des inneren Lebens und die harmonische Beziehung zwischen Natur und Mensch. Das macht der zentralen Steuerung der inneren Lebensaktivitäten zu schaffen und verursacht seelische Verarmung und viele psychosomatische Störungen.

Natur-Herz hat eine große Bedeutung und ist für uns die Wurzel des Daseins, die Quelle der Energie, der wahre Sinn des Lebens, die feste Basis der glücklichen Liebe und das ganzheitliche Wohlbefinden, etc.

Das Wälder-Bäche-Herz, das Dichter Zhang Qiao im Vers erwähnt hat, bedeutet die Wechselwirkung zwischen Wälder-Bächen und Natur-Herz.

8.11 Wichtige Schaltstellen im Subkortex

In der chinesischen Lebensphilosophie und in den Berg-Wasser-Gedichten aus der Tang-Dynastie ist Natur-Herz zweifellos mit Subkortex identisch. Allgemein gesehen lässt sich unser Gehirn in Neokortex und Subkortex einteilen. Unter Neokortex wird der stammesgeschichtlich jüngste Teil der Großhirnrinde verstanden und ist nur bei Säugetieren zu finden. Neokortex befindet sich auf den äußeren Zonen des Gehirns und ist Träger der gedanklichen Vorgänge im Gehirn. Seit der Entstehung der Menschheit hat sich der Neokortex stark entwickelt. Deswegen wurde der Neokortex als Mensch-Hirn bezeichnet, nämlich der Kortex für Mensch.

Der Subkortex liegt unterhalb der Gehirnrinde und umfasst alle wichtigen Hirnstrukturen im Marklager des Gehirns wie z. B. Thalamus, Hypothalamus, Striatum, Kleinhirn und Hirnstamm, etc. Hier finden alle grundlegenden zentralen psychosomatischen Vorgänge statt. Der Thalamus bildet den größten Teil des Zwischenhirns und ist die bedeutendste Schaltstelle zwischen den Sinnesorganen und dem Großhirn. Wegen der hohen sensorischen Informationsflüsse über den Thalamus zum Neokortex und zu den Organen, wird der Thalamus das „Thalami-kortikale System" genannt. Thalamus, Hypothalamus und Striatum sind die drei wichtigsten Schaltstellen im Subkortex. Zwischen ihnen gibt es zahlreiche Verbindungen. Diese sind für die meisten unbedingten Reflexe[30] , die für die Existenz des Organismus lebensnotwendig sind, zuständig.

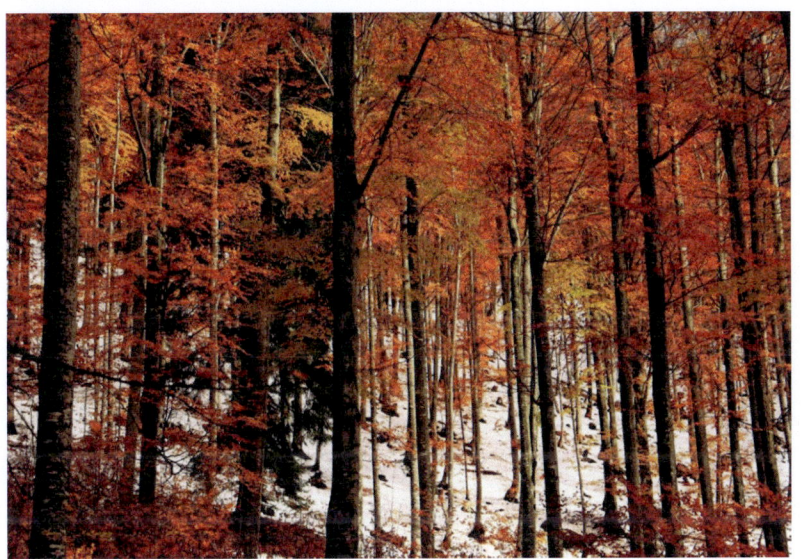

Rote Herbstblätter und weißer Schnee verbinden sich auf dem Berg zu einem märchenhaft schönen Bild und hinterlassen ein unvergessliches Erlebnis in unserem Herzen.

Dichter Zhang Qiao hat für uns im Vers eine relevante Aussage gemacht. Er meint, dass in der Gesellschaft man zwar in seinen materiellen Bedürfnissen zufrieden gestellt wird und die entsprechenden

30, Unter unbedingte Reflexe versteht man alle angeborenen stabilen und beständigen Reaktionen, die von Geburt an vorhanden sind oder im Laufe der Entwicklung ausreifen. Sie dienen der raschen Verhütung bzw. Beseitigung schädlicher Einwirkungen auf den Organismus.

Lebensbedingungen gebessert werden. Aber für die Existenz der unbedingt notwendigen inneren grundlegenden psychosomatischen Vorgänge wie z.B. die unbedingten Reflexe und die Aktivitäten des Subkortex, sind das soziale Leben und die gesellschaftlichen Angelegenheiten nicht wirklich hilfreich. Ganz im Gegenteil, die Aktivitäten des Subkortex sind sehr gestört und gehemmt! Wälder und Bäche in der Natur haben die Kraft, unser Natur-Hirn wieder zu aktivieren und sind deswegen die allerbeste Reizinformation für unsere Seele.

8.12 Unübersehbare Rolle des Subkortex

Der Neokortex wird vom modernen Menschen immer höher geschätzt, dem Subkortex hingegen schenken wir zu wenig Aufmerksamkeit. In Wirklichkeit spielt der Subkortex bei der Aufrechterhaltung der grundlegenden Reizbarkeit der Großhirnrinde eine unübersehbare Rolle.

Die Forschung über die elektrische Entladung der Großhirnrinde mittels Mikroelektroden im Neuron hat bewiesen[31], dass, wenn Nukleus ventralis posterior Thalami stimuliert und ein spezifischer Impuls auf die sensorische Rinde projiziert wird, entlädt sich das Neuron nur einmal. Trotz der Verstärkung der Stimulation, entlädt sich das Neuron höchstens 2-3 Mal. Wenn jetzt die unspezifischen Kerne im Thalamus stimuliert werden, entlädt sich das Neuron in der sensorischen Rinde kaum. Aber nach wiederholten Stimulationen des Nukleus ventralis posterior Thalami entlädt sich das Neuron für eine gewisse Zeit mehr als 4-5 Mal. Die unspezifischen Thalamuskerne selbst können die Entladung der Neuronen in der Großhirnrinde nicht fördern, aber können den grundlegenden aktiven Zustand we-

---

31, Siehe „Physiologie". 3. Auflage, S. 413, herausgegeben von Zhou Yangjiao, Zhang Jingru, Verlag der Volksgesundheit,1991

sentlich erhöhen. Diese Auswirkung ist besonders sinnvoll für uns moderne Menschen, um die Arbeitsleistungen und die Fähigkeit, Stress zu bewältigen, zu verbessern.

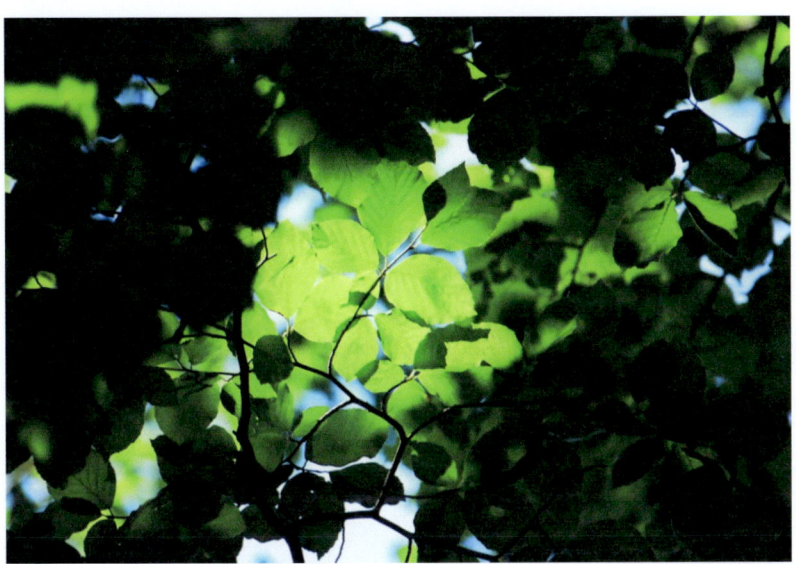

Nur ein einzelner Strahl des Morgenlichts und ein paar grüne Blätter liefern unserem Herz volle Lebensfreunde. Die Natur zeigt sich immer von ihrer ästhetischen Seite und regt in uns unvergessliche Gemütsbewegungen an. Aber nur, wenn wir unsere Aufmerksamkeit darauf bewusst legen. Diese Gemütsbewegungen sind beste Mittel gegen alle Gemüts-Erkrankungen.

Es ist natürlich schade, dass wir die Natur verlassen. Mangels der notwendigen Stimulation für die Aktivitäten des Subkortex nimmt seine unspezifische Projektion allmählich ab. Deswegen kann die grundlegende Reizbarkeit der Großhirnrinde nicht mehr aufrecht erhalten werden. Viele Probleme können in der Folge entstehen, wie z.B. seelische Verarmung, Depression, Nervosität, tiefsitzende Ängste, Beziehungsprobleme, Burnout Syndrom etc. und andere zahlreiche psychosomatische Störungen.

8.13 Besonderheit der Wolken auf den Bergen

„Die Wolken bewegen sich so frei und gemächlich um meinen Wohn-sitz herum.
Der Mond scheint auf den Fluss besonders klar, während ich seelen-ruhig bin".

Dichter Zhang Qiao hat den Zusammenhang zwischen den positiven Wirkungen der schönen Natur und unserer Seele in dieser schwierigen Sache mit diesen zwei Versen veranschaulicht.

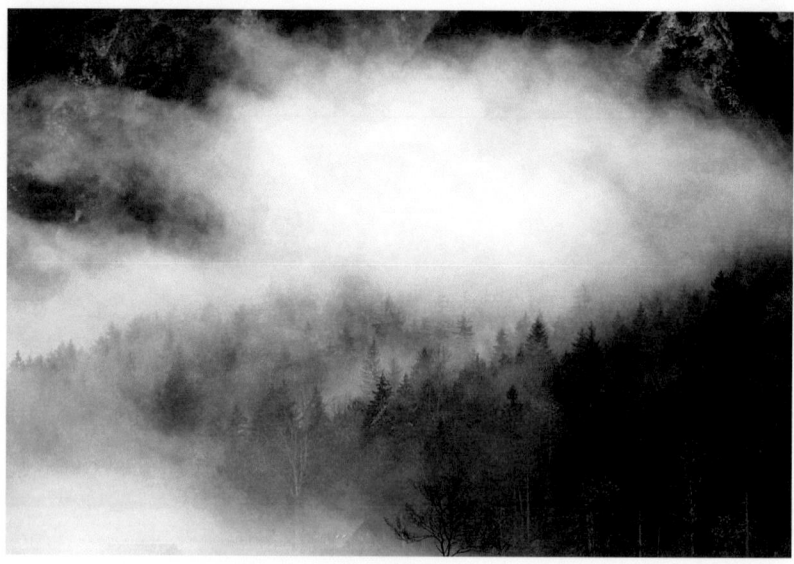

Almsee-Wanderung in Grünau im Almtal
Der Almsee liegt im Almtal 11 km südlich von Grünau im Almtal und ist ein See im oberösterreichischen Teil des Salzkammergutes. Im Herbst wird er öfters von einer Nebeldecke eingehüllt. Das stellt ein besonderes Natur-schauspiel dar. Die sich leicht und schnell bewegenden Wolken machen die, in diffuses Licht getauchte, Berglandschaft noch faszinierender. Das bezaubert unser Natur-Hirn in besonderem Maße.

Die Leute, die am Berg leben, kennen die Wolken sehr gut. Diese Wolken bewegen sich ständig und sind daher sehr wetterwendisch. Es kann in einem Moment noch aufgelockert sein, aber plötzlich wechselt es und ein Regenschauer beginnt. Es gibt einen großen Unterschied zwischen den Wolken auf den Bergen und jenen am normalen Himmel.

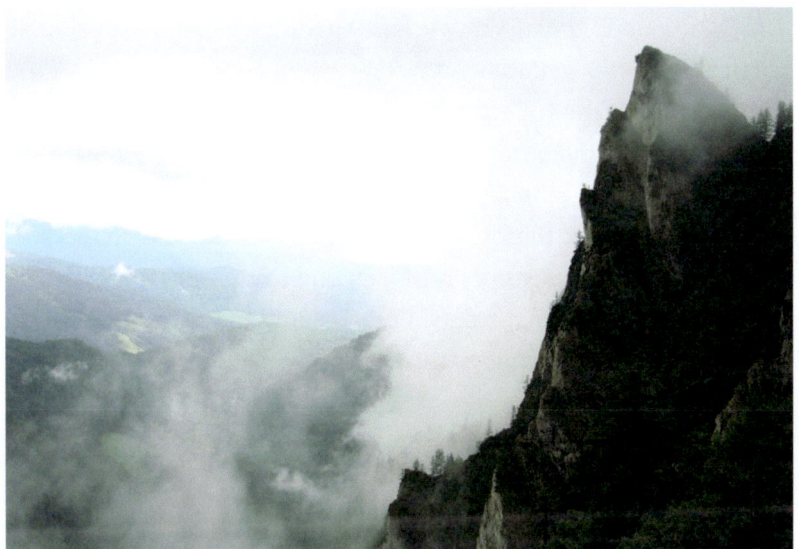

Eisenerzer Reichenstein-Krumpensee
Das Gebiet Eisenerzer Reichenstein-Krumpensee wurde zum Naturschutzgebiet erklärt. Die geschmeidigen Wolken machen den harten, hochragenden Berg viel sanfter und intimer.

Aufgrund der weiten Entfernungen ziehen die Wolken über den Himmel ziemlich langsam und man merkt kaum, dass sie sich ständig verändern. Normalerweise hat man keine direkten Empfindungen, weil Wolken nicht anfassbar und berührbar sind. Hingegen Wolken auf dem Berg bewegen sich unmittelbar um uns herum und sind so nah und direkt spürbar. Sie streichen über unser Gesicht, befeuchten unsere Atemwege, absorbieren die UV-Strahlen und lassen unsere Haut nicht verbrennen. Vor allem am frühen Morgen scheint die Sonne durch die Wolken auf dem Berg so verstreut und strahlt ein sehr angenehmes und goldenes Licht aus. Das Dunst-Sonnenlicht auf dem Berg wird sehr geschätzt von Dichtern und hat mehrfache beinah zauberhaft positive Auswirkungen auf die Psyche. Dieses goldene Licht verstärkt die unspezifische Projektion vom Thalamus zur Großhirnrinde und dadurch wird die zugrunde liegende Funktionalität des Neokortex gefördert.

Die Wolken auf dem Berg stellen ein herrliches und wechselvolles Panorama dar. Einmal zeigt sich eine verschwommene Szenerie und Berglandschaften, einmal bilden sie eine tänzerische, lebhafte und schwungvolle Figur. Dieses abwechslungsreiche und fesselnde Naturschauspiel berührt uns tief im Herzen und erfreut unsere Seele. Daher gehören Wolken auf dem Berg zu den adäquaten, optimalen Reizen zur Aktivierung des Natur-Hirns.

8.14 Erfahrene Erkenntnisse und rationale Gedanken

Aber nicht jeder Anblick der Natur dient als adäquater Reiz für die Harmonisierung von Psyche und Physis und wirkt sich positiv, effektiv auf das Natur-Hirn aus. Selbst wenn man wandern geht und sich in schöner Natur befindet, wird dadurch das Natur-Hirn nicht automatisch aktiviert. Um das Natur-Hirn wieder in Schwung zu bringen, muss man zuerst die wechselseitige Förderung zwischen Neokortex und Subkortex starten. Das heißt, die rationale Einsicht und Auffassung über den wahren Sinn des Lebens, die im Neokortex entstanden ist, muss mit dem Gespür für die inneren Lebensaktivitäten, die im engen Zusammenhang mit dem Subkortex stehen, abgestimmt werden.

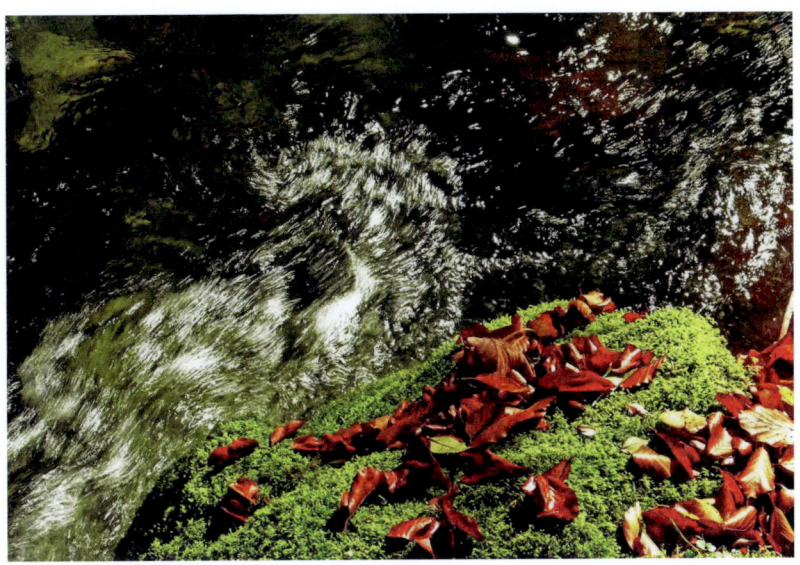

Zimitzbach in Schachen bei Grundlsee

Wenn wir dem Bach entlang wandern, werden wir von der schönen Natur angenehm überrascht sein. Rotes Herbstlaub, grüne Moose und klares Quellwasser verstärken den Sinn für die schöne Natur und das Schönheitsempfinden. Diese ganz natürliche und feinfühlige Schönheit ist das höchste Gut zum Beleben unserer Psyche.

Unser Lebensbewusstsein setzt sich zusammen aus erlebten, sinnlichen Kenntnissen. Diese sinnlichen Erkenntnisse durch Erfahrungen aus dem harmonieorientierten Lebensweg werden nach der chinesischen Lebensphilosophie bewertet. Anders gesagt, einerseits müssen die sinnlich erfahrbaren Kenntnisse mit dem Lebensbewusstsein bearbeitet und danach beleuchtet werden, ob man damit wirklich sein Ziel des harmonischen Lebens erreichen kann. Andererseits müssen sich das Lebensbewusstsein und die Lebensphilosophie durch entsprechende praktische Erfahrungen bewähren, ob sie wirklich die unwiderlegbare Wahrheit hinsichtlich des wahren Sinn des Lebens sind. In dieser Hinsicht haben chinesische Weise und Dichter sowohl viele tiefsinnige Lebensphilosophie und rationale Gedanken dargestellt, als auch zahlreiche bewährte praktische Erfahrungen gesammelt. Diese zeigen höchstes kognitives Niveau in Bereichen der Lebenswissenschaft und sind unerlässliche und wertvolle Botschaften für uns, um das ganzheitliche Wohlbefinden zu verwirklichen.

8.15 Erweiterung der Schönheitsempfindung

Die Erkennung der adäquaten Reize ist sicher die Voraussetzung dafür, dass das Natur-Hirn aktiviert werden kann. Aber auf der anderen Seite ist unbedingt notwendig, dass die Auswirkungen der gefundenen Erkenntnisse und der Sinn der sinnlichen Erfahrungen und des rationalen Wissens über die Schönheitsempfindung zu vertiefen. Es ist gut für uns, die schöne Natur zu spüren und darauf eine positive seelische Reaktion zu zeigen. Noch besser ist es, die Auswirkung und den Sinn der schönen Natur zu erfassen. Am besten ist es, die Gefühle mit Sprache oder Schrift auszudrücken. Wie schon gesagt, das ist fast unmöglich für uns moderne Menschen, diese wunderschöne Natur-Lyrik kombiniert mit den vielfältigen Lebensphilosophien nieder zu schreiben. Aber wir können durchaus den Ideengehalt in diesen Gedichten genießen, intuitiv erfassen und erspüren. Davon können wir auch das Verfahren, wie das Natur-Hirn mit der schönen Natur aktiviert werden kann, erlernen.

In dem Vers *„Der Mond scheint auf den Fluss besonders klar, während ich seelenruhig bin"* hat Dichter Zhang Qiao uns gezeigt, was er bei der Wechselwirkung mit dem Schein des Mondes empfunden hat. Um den Schein des Mondes optimal wirken zu lassen, müssen wir zuerst den richtigen Zeitpunkt und den idealen Ort finden. Ein guter Zeitpunkt ist irgendwann in der Nacht, je nachdem, wann der Mond in der richtigen Höhe aufgestiegen ist. Ein Platz an einem flachen Ufer ist normalerweise besser als am Boot auf den Fluss. Denn wir können dazwischen spazieren gehen und Bewegung im Freien machen. Außerdem platschen die Flusswellen rhythmisch. So als ob jemand eine schöne Melodie mit dem Schlaginstrument spielt. Dieser akustische Effekt und die Wirkung von der Bewegung der Wassermoleküle in den Flusswellen können die Hirn-Rückenmarks-Flüssigkeit optimal aktivieren. Somit werden die positiven Auswirkungen von Fluss und Mond auf das Natur-Hirn an besten verstärkt. Das ist die wertvolle Erfahrung aus der Wechselwirkung zwischen Natur (Mondschein) und Mensch.

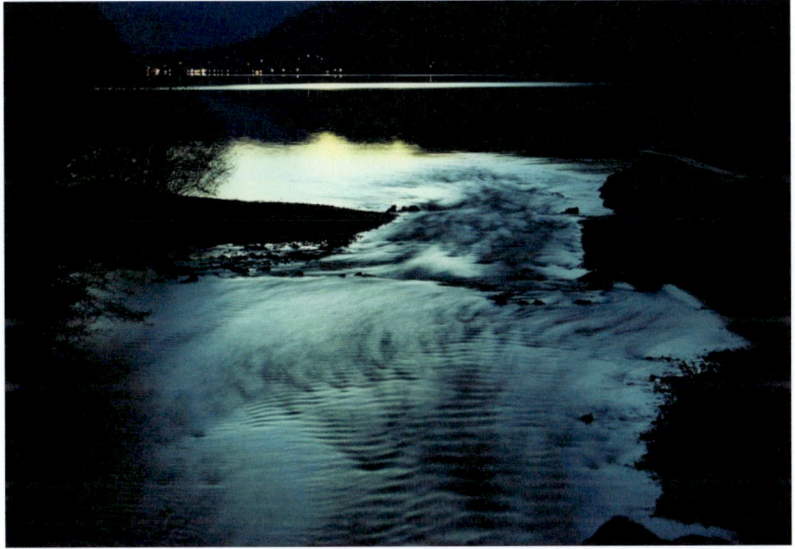

Grundlsee in der Nacht
Wenn der Grundlsee im natürlichen Dunkel gehüllt liegt und während der Nacht tiefste Stille herrscht, ist hier der richtige Platz und die beste Zeit, um sich selbst zu hören und zu spüren, was das Herz sagt oder wahrnimmt. Der Mondschein auf dem See macht die Nacht nachdenklich und lässt die Seele beim leise plätschernden Bach frei und leichtfüßig baumeln. Wer in diesem Moment keinen Gedanken im Kopf hat, dem/der ist zum Gleichmut zu gratulieren.

8.16 Im eigenen inneren Leben lesen zu können

Das aktuelle Thema der Psychologie im 21. Jahrhundert dreht sich um die wechselseitige Förderung der Harmonie zwischen Neo- und Subkortex. So kann man das Problem des Auseinanderdriftens von Neo- und Subkortex lösen, um die zahlreichen psychischen sowie psychosomatischen Störungen von Grund auf zu beheben. Das Ziel ist, eine komplette und harmonische Seele zu erlangen. Dafür brauchen wir moderne Menschen unbedingt die sinnlich erfahrbaren und rationalen Kenntnisse der chinesischen Weisen und Dichter über die Harmonie zwischen Natur und Mensch.

Unser psychosomatischer Zustand steht im engen Zusammenhang mit der Natur. Darüber haben die Dichter in der Tang-Dynastie ganz klare Vorstellungen. Sie haben sowohl eine sehr gute und umfangreiche Ausbildung in der Literatur, als auch eine ausgezeichnete Kunstfertigkeit im Umgang mit der Wortwahl und dem Satzbau. Darüber hinaus haben sie eine ganz besondere Fähigkeit, im eigenen inneren Leben zu lesen. Somit haben sie nicht nur ihre Gefühle ausgedrückt und uns viele schöne Berge und Gewässer mit lyrischen Versen naturgetreu nahegebracht, sondern auch viele wichtige Darlegungen ihrer Ansichten über den wahren Sinn des Lebens.

Dazu gehört es, die inneren Lebensaktivitäten anzusehen und deren Bedeutung zu erfassen, sowie ein eigenes Kapitel über sein sinnvolles Innenleben in Hülle und Fülle zu schreiben. An dieser Fähigkeit und an psychischen Aktivitäten fehlt es uns modernen Menschen, deshalb sind diese Kapitel eine dringend notwendige seelische Hilfe für uns. Im Innenleben zu lesen, wenn wir unsere eigenen Lebensaktivitäten ansehen und ihre Bedeutung erfassen, ist nicht dasselbe, wie ein Buch zu lesen. Das Buch des Lebens zu lesen ist ein spezieller aktiver Prozess, in dem wir zuerst die Sprache des Lebens, nämlich die psychosomatischen Gefühle, aktivieren müssen. Ohne Gefühle sind wir so gut wie Analphabeten und verstehen beim Lesen des Lebensbuches kein Wort.

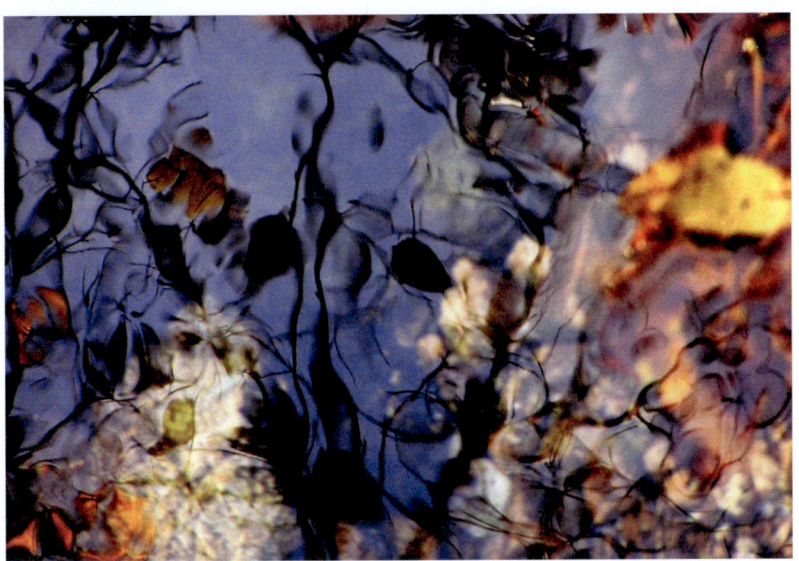

Straneggbach im Almtal
Es ist öfters unglaublich und überraschend zu sehen, was die schöne Natur uns zeigt. Wenn man im Herbst dem Straneggbach entlang wandert und darauf aufmerksam achtet, darf sich solch geschmackvolle Bach-Wiederspiegelungen vom blauen Himmel, dem verfärbten Laub und Bach-Stein nicht entgehen lassen. Das Natur-Hirn und die naturgemäßen psycho-somatischen Vorgänge werden damit aktiviert, vor allem wird man sein Innenleben farbenprächtig gestalten und glücklich werden.

Der beste Weg zur Aktivierung der psychosomatischen Gefühle führt zurück zur Natur. Das heißt: Wir sollen unsere Seelen ganz öffnen, um beim Wandern uns mit den schönen Bergen und Gewässern in vertrauliche Berührung zu bringen, damit wir die darauffolgenden angenehmen psychosomatischen Reaktionen spüren und erfassen können. Wenn diese naturgemäßen psychosomatischen Gefühle verstärkt werden, kann man demzufolge alle Lebensaktivitäten, sowohl im Inneren als auch in der Gesellschaft, dynamisch abstimmen und harmonisieren. Die inneren Lebensaktivitäten werden gefördert, das ganzheitliche Wohlbefinden wird erreicht, um ein glückliches und zufriedenes Leben zu führen. Darin liegt der wahre Sinn des Lebens und das ist der spezielle initiative Prozess, um das Leben zu lesen.

8.17 Erfahrbares und rationales Wissen

Dichter Zhang Qiao hofft, mit diesem Gedicht Zen-Meister Yang Shan einige wichtige Informationen über die Lebensphilosophie und die Harmonie zwischen Natur und Mensch zu vermitteln. Er möchte die Methode von der Zen-Richtung „Wei-Yang", nämlich *„die Wahrnehmung richtig zu erfassen, dann sein Gespür auf innere Lebensaktivitäten richten, Gespür mit Verstand zu der Quelle des Geistes zurückzukehren"*, unterstützen. Nach der Meinung der Zen-Richtung „Wei-Yang" soll man beim Bewusstsein und im Verstand in tiefste Tiefen gehen, um die inneren Lebensaktivitäten zu „ergreifen" und zu erfassen, um schließlich ein kognitives System aufzubauen. Damit man die Beeinflussung der Außenwelt richtig einschätzen und sich den wahren Sinn des Lebens klar machen kann.

Aus neuropsychologischer Sicht ist dieses Verfahren eine wechselseitige Förderung zwischen Großhirnrinde und Thalamus. Prinzipiell ist dies eine gute Methode für die Zusammenarbeit zwischen Neokortex und Subkortex. Allerdings übersieht die Zen-Richtung „Wei-Yang" zwei erforderliche Voraussetzungen, nämlich die rationalen und erfahrbaren Kenntnisse über den wahren Sinn des Lebens. Einfach gesagt, wenn man im Kopf keine Ahnung vom sinnvollen Leben hat, wie kann man seine inneren Lebensaktivitäten richtig erfassen?

Außerdem: Wenn man keine empirischen Kenntnisse über die harmonische Wechselwirkung zwischen Natur und Mensch hat, wie kann man sein Innenleben verstärken und ein gutes Gespür bekommen? Ohne diese zwei wichtigen Voraussetzungen ist das Verfahren der Zen-Richtung „Wei-Yang" schwierig durch zu führen. Genauso wenig kann ein Chefkoch eine üppige Mahlzeit ohne Lebensmittel zubereiten. Das ist die Ursache, warum seit Zen-Meister Yang Shan kaum jemand diese Zen-Richtung weiter führen konnte.

Deshalb sind die rationalen und erfahrbaren Kenntnisse über den wahren Sinn des Lebens für uns sehr wichtig. Ohne diese Voraussetzungen ist das Ziel des Wohlbefindens unerreichbar.

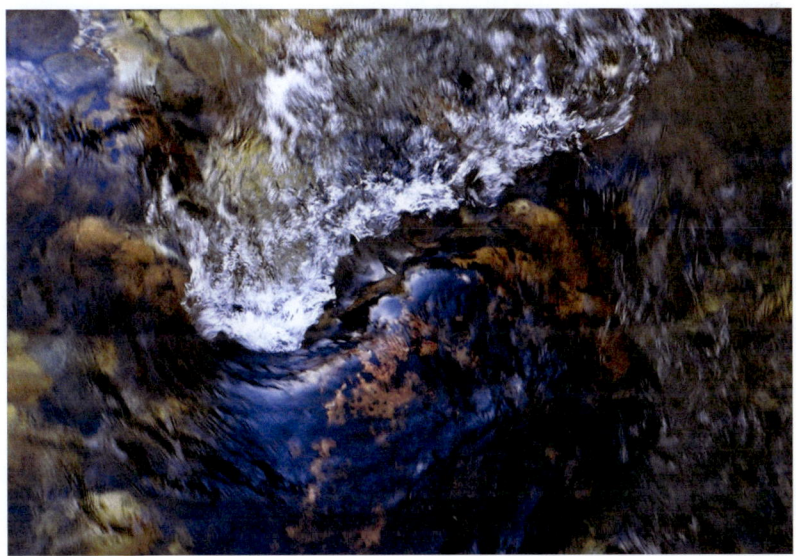

Salza in den Wildalpen
Von der aufschlussreichen Verbundenheit der schönen Natur kann man nie genug sehen. Hier spielen Bach und Stein harmonisch miteinander und bilden eine bedeutungsvolle Szene: Sie veranschaulichen die Wechselwirkung zwischen Natur- und Mensch-Hirn, bzw. Neo- und Subkortex, männlichem und weiblichen Charakter sowie Gedanken und Fühlen. Daraus ergeben sich der Gemeinsinn und die Ganzheit.

8.18 Zusammenfassung

Beim Menschen ist die Aktivität der Psyche nicht auf die oberste Schicht der Großhirnrinde, nämlich Mensch-Hirn (Cortex cerebri, auch Neokortex genannt) begrenzt, sondern erstreckt sich vom Neokortex bis zu allen Hirnstrukturen im subkortikalen System. Dieses uralte zentrale Nervensystem, das bei Urmenschen vor zwei Millionen Jahren ein komplettes und gänzliches Gehirn war, wurde im alten China als Dao-Herz, oder Himmel-Erde-Herz, oder Seen-Herz, oder in diesem Kapitel als Wälder-Bäche-Herz umschrieben. Da alle Bezeichnungen mit der Natur in einem engen Zusammenhang stehen, habe ich es mit einem gemeinsamen Namen, nämlich Natur-Hirn bezeichnet.

Die große Leistung der Gelehrten und Dichtern im alten China hinsichtlich der Psyche bestand darin, herauszufinden, dass die Antriebkraft des uralten Natur-Hirns durch lyrisches Wandern in Gang zu setzen ist. In obigem Kapitel erläuterte uns Dichter Zhang Qiao die wichtigste psychische Aktivität des Wälder-Bäche-Herzens. Dabei hat er die Verfahrensweise, in der das lyrische Wandern durchgeführt wurde, mit dem chinesischen Zen-Buddhismus verglichen.

Das sich auf Berg-Wasser-Gedichte beziehende lyrische Wandern und der chinesische Zen-Buddhismus sind zwei Wege zur Aktivierung des Natur-Hirns. Die beiden Lehren haben Eingang in die Praxis gefunden. Beim lyrischen Wandern liegt der Schwerpunkt auf direkte Wechselwirkung zwischen Natur und Mensch. Für den chinesischen Zen-Buddhismus ist das Innere zu erleuchten, nämlich die auf Intuition beruhende Wahrnehmung, das zentrale Thema. Für uns moderne Menschen sind diese zwei Verfahren zum Stärken der psychischen Fähigkeiten und Lebenskraft überaus hilfreich.

9. Quelle des Herzens

Zur Kräftigung verschiedener psychischer Ebenen spielt die entsprechende Informations-Quelle eine entscheidende Rolle. Für das Mensch-Hirn sind schriftliche, wissenschaftliche Erkenntnisse wichtig. Hingegen sind die adäquaten Reize der schönen Natur zur Belebung des Natur-Hirns unbedingt notwendig. Wo man die Energiequelle für die Psyche findet, erklärt uns der Dichter im folgenden Gedicht.

Übernachten beim hochgebildeten Mönch Shen und einen Bach aus der Ferne anhören

Von Dichter Li Duan

泉声宜远听，*Das murmelnde Bächlein sollte man aus der Entfernung anhören.*

入夜对支公。*Am Abend unterhalte ich mich mit dem verehrten Mönch Shen.*

断续来方尽，*Das Bächlein plätschert dazwischen. Bald verschwindet es, dann höre ich es plötzlich wieder.*

潺湲咽又通。*Es fließt langsam und ruhig, und klingt bald schluchzend und dann fröhlich fließend.*

何年出石下，*Seit wann ist das Bächlein unter den Steinen heraus geflossen?*

几里在山中。*Wie weit ist sein Verlauf auf dem Berg?*

君问穷源处，*Sie fragen, wie kann man die nie versiegende Quelle der Lebensaktivitäten finden?*

禅心与此同。*Auch im Zen-Buddhismus sollte man im Herzen den Sinn für ein sinnvolles Leben wie das Bächlein haben.*

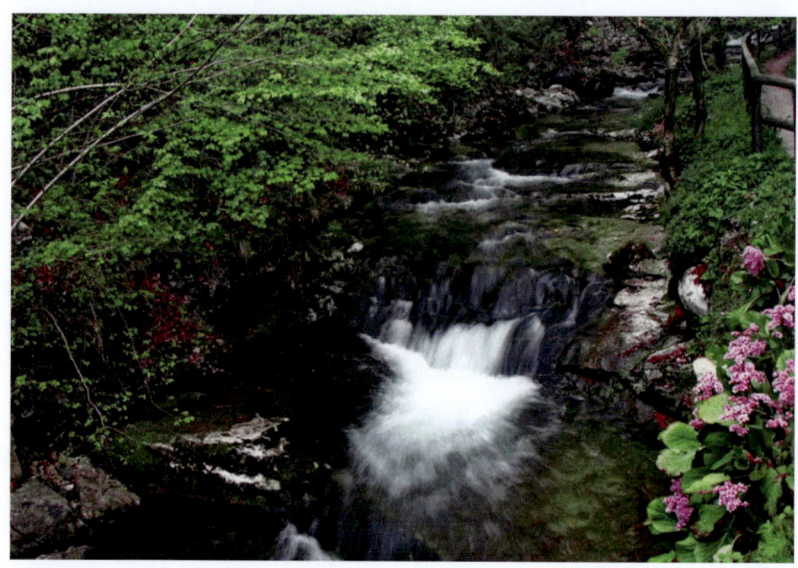

Dittlbach bei St. Wolfgang im Salzkammergut

Das leidenschaftliche Sprühwasser, die angenehme Melodie der murmelnden Bachströmung und die, das Herz berührende Frühlingsmalerei: So ein
wunderschönes Bächlein darf man sich nicht entgehen lassen. Die wohlklingenden Klänge vom dahinplätschernden Bächlein, die man hört, erzeugen in unserem Leben eine positive Resonanz.

Die Dichter in der Tang-Dynastie (618-907 n.Chr.) interessieren sich
sehr für den Zen-Buddhismus, weil dieser einen Weg auf das Innenleben darstellt. Die Dichter besuchen die hochgebildeten Mönche
gern und häufig, um den Zugang zum Innenleben und dessen Bedeutung intensiv zu diskutieren. Dichter drücken fast immer ihre Meinung über den wahren Sinn des Lebens mit den landschaftlich reiz-
vollen Berg-Wasser-Gedichten aus. Das ist eine besonders schöne
Art und Weise, seine Gedanken zu äußern. Durch die Gedichte können wir die Gedanken und Gefühle der Dichter in der Tang-Dynastie
näher kennenlernen und ihre Erfahrung und Einsicht über Harmonie

zwischen Natur und Mensch aufnehmen. Das ist eine große Hilfe für uns moderne Menschen, um die Funktionen und Bedeutungen des eigenen Natur-Herzen zu empfinden und letztlich zu begreifen.

9.1 Pädagogische Methode im alten China

Die Dichter in der Tang-Dynastie haben alle eine gute kulturelle Grundlage und Ausbildung. Sie sind die intellektuelle Elite in der Gesellschaft. Zahlreiche klassische Werke haben sie von klein auf unter dem Ansporn privater Lehrer auswendig gelernt. Eine solide kulturelle Basis war somit vorhanden. Im alten China gab es nur private Einklassenschulen, in denen ein privater Lehrer mehrere Kinder unterrichtet. Das ist eine besondere Bildungsform im alten China. Die damals einzige und überall angewandte Unterrichtsmethode war, alle Kinder dieser Schule (meistens nur ein Zimmer und einige Kinder) zu drängen, alle ausgezeichneten klassischen Werke auswendig zu lernen und vorzutragen. Dann erst interpretiert und erklärt der Lehrer den Sinn. Diese pädagogische Methode entspricht der physiologischen Besonderheit der Neuronen (Nervenzellen) im Großhirn bei Kindern. Im Alter von 5-6 Jahren sind die Neuronen des jungen Menschen besonders aktiv. Der Dendrit[32] des Neurons vermehrt sich schnell und ständig, um so viele Informationen wie möglich von der Außenwelt zu empfangen. Deshalb haben Kinder ein sehr gutes Gedächtnis. In dieser Phase ist das Auswendiglernen von klassischen Werken für Kinder gut geeignet. Mit der Körperentwick-

---

32, Als Dendrit (griech. Dendrites: zum Baum gehörend) bezeichnet man die Fortsätze des Neurons (Nervenzelle), die sich zahlreich baumartig verzweigen, um die Aktionspotenziale von anderen Nervenzellen zu empfangen und zum Zellkörper weiterzuleiten. Ein Neuron besteht aus einem Axon, das die Impulse des Neurons über weite Strecken zu anderen Neuronen leitet, und zahlreichen Dendriten. Ein Neuron interagiert mittels Axon und vielen Dendriten mit bis zu 1000 anderen Neuronen und ist mit bis zu 10,000 Synapsen übersät.

lung beginnen die Neuronen im Gehirn sich miteinander in Verbindung zu setzen und sich zu integrieren. Das Denkvermögen steigt. Während dieser Zeit hat man die Möglichkeit, die zahlreichen schriftlichen Informationen von den klassischen Werken, die man früher auswendig gelernt und in seinem Kopf gespeichert hat, als die Grundstoffe des Denkprozesses eingehend zu verarbeiten und daraus eine gute Auffassungsgabe herzustellen. Ob man eine leichte oder schwere Auffassungsgabe hat, hängt sehr viel damit zusammen. Viele klassische Werke im alten China enthalten einen Schatz an Kenntnissen und Erfahrungen über die Harmonie zwischen Natur und Mensch. Dies gilt als Samen von bester Qualität. Mit den zunehmenden Lebenserfahrungen und den aufschlussreichen Informationen über Harmonie von Psyche und Physis wird damit begonnen, die Gedanken im Herzen keimen und sie tief im Innenleben verwurzeln zu lassen, zu einer schönen Blüte zu bringen und schließlich große Erfolge des ganzheitlichen Wohlbefindens zu ernten.

9.2 Erfahrungswert zur Aktivierung des Natur-Hirns

Das Gedicht hat Dichter Li Duan während des Besuches beim hochgebildeten Mönch Shen geschrieben. Dichter Li Duan ist Jinshi (der höchste akademische Grad und Titel der früheren zentralen kaiserlichen Staatsprüfung) während der Periode Dali (766 bis 779 n. Chr.) in der Tang-Dynastie gewesen. Er war der Prüfer aller Entwürfe und Büchersammlungen im Kaiserhof und später als Stabschef des Provinzgouverneurs bei Hangzhou tätig. Dichter Li Duan ist in den Gedanken einfallsreich und in der Dichtung gewandt. Deswegen wurde er als einer der zehn begabtesten Gelehrten dieser Zeit bezeichnet. Er hat aber seine Karriere nicht weiter verfolgt und sein Amt ziemlich früh niedergelegt. Nach dem Rücktritt von seiner amtlichen Stellung lebt er am Heng-Berg, einen der fünf schönsten und bekanntesten Berge in China. Er lebt als ein zurückgezogener Mann. Im ersten Vers des Gedichts hat Dichter Li Duan rasch auf einen wichtigen technischen Punkt zur Aktivierung des Natur-Hirns hingewiesen, nämlich:

„Das murmelnde Bächlein sollte man aus der Entfernung anhören."

Der Dreh- und Angelpunkt der Harmonie zwischen Natur und Mensch bzw. der Wechselwirkung von Psyche und Physis liegt an der Aktivierung des Natur-Hirns. Der Inhalt der Wechselwirkung von Psyche und Physis beschränkt sich nicht auf die Ebene des Neokortex und des Körpers. Das heißt, dass Psyche sich nicht nur auf den Geist, die Seele, den logischen und rationalen Gedanken, das Ich- und soziale-Bewusstsein im Neokortex beschränkt. Sie schließen auch eine dreidimensionale Integration des Gefühlslebens, der sinnlichen Erkenntnis und der Sinneseindrücke, des Lebensbewusstseins, der sensomotorischen Impulse der Organe, sowie aller Aktivitäten im Neokortex, etc. ein. Dafür ist unser Natur-Hirn, nämlich Subkortex, das ausschlaggebende Zentrum.

Die Aktivierung des Natur-Hirns ist somit ein kurzer und effizienter Weg, um diese dreidimensionale Integration in Gang zu setzen. Allerdings ist die Aktivierung des Natur-Hirns weder ein einfacher Prozess, noch eine spontane Reaktion, wenn wir in der Natur herum gehen. Dafür braucht man sowohl viele rationale Erkenntnisse vom Neokortex, als auch reichlich bewährte Erfahrungen und Techniken aus vielen Beobachtungen und langjähriger Praxis. Was Dichter Li Duan im ersten Vers geschrieben hat, ist genau die wertvolle Aussage über die Aktivierung des Natur-Hirns in der altertümlichen chinesischen Lebenswissenschaft. Außerdem spricht er aus seiner eigenen bewährten Erfahrung, nämlich: Das Zusammenspiel des adäquaten

Reizes und der eigenen Bemühungen ist die unbedingte Voraussetzung dafür, dass die Aktivierung des Natur-Hirns in die Tat umgesetzt und verwirklicht werden kann.

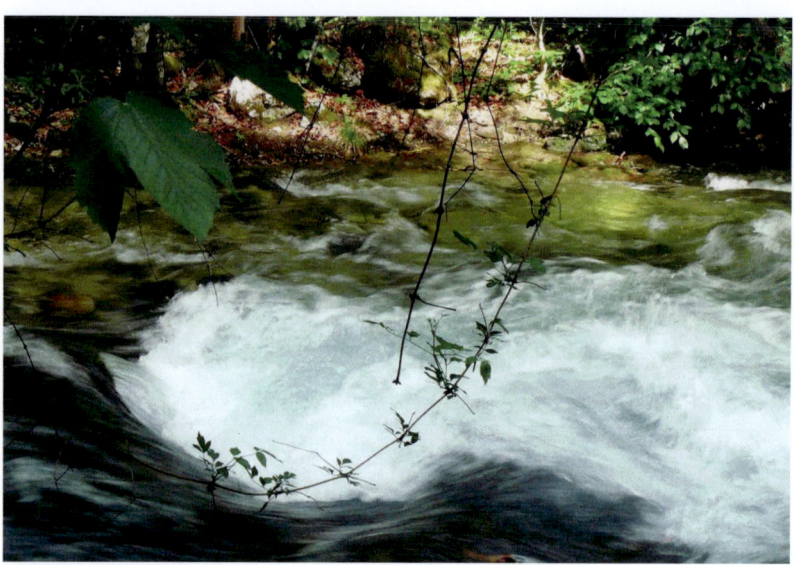

Grundlseer Traun
Die Grundlseer Traun entspringt in der Steiermark im Toten Gebirge hinter dem Kammersee und durchfließt den Toplitzsee und anschließend den Grundlsee. Eine lange und grüne Ranke streicht über die stürmische Welle und bewegt dabei unser heiteres und kindliches Gemüt. Der Sonnenschein ist durch ein fließendes Bächlein noch glänzender und zeigt uns, wie groß die Bedeutung von Flüssigkeitszirkulationen für unser Leben ist.

9.3 Voraussetzungen zur Aktivierung des Natur-Hirns

Jedes Sinnesorgan hat seine "richtige" Reizform, mit der ein Aktionspotential maximal in den Rezeptoren ausgelöst werden kann. Zum Beispiel: Licht für Foto-Rezeptoren des Auges, chemische Substanzen für Geruchssinn der Nase und Geschmackssinn der Zunge, Berührung für Tastsinn der Haut, Schallwellen für Hör-Sinn des Ohres, sowie Bewegungen für Gleichgewichtssinn, usw. Weil diese richtige Reizform mit der geringsten Energie ein maximales Aktionspotential in den Rezeptoren stimulieren kann, wird diese Reiz-Form als adäquater Reiz bezeichnet.

Die schöne Natur ist zwar der adäquate Reiz für die Aktivierung des Natur-Hirns. Doch damit allein schafft man es nicht, das Natur-Hirn maximal zu aktivieren, weil die sensorischen Leitungsfunktionen und Bahnen, die die adäquate Stimulation von schöner Natur zum Natur-Hirn weiterleiten, durch zahlreiche gesellschaftliche Tätigkeiten sehr gestört und blockiert sind. Außerdem entstehen Empfindungen und Sinneseindrücke hauptsächlich im Gehirn und sind schwer messbar (nur spürbar).

Deshalb ist die Aktivierung des Natur-Hirns an und für sich eine besondere wechselseitige Förderung zwischen Natur-Hirn und adäquaten Stimulationen von schöner Natur. Diese Förderung verfügt über drei nötige Bedingungen: Schöne Natur als äußerer adäquater Reiz, Informationen und sinnlich erfahrbare Erkenntnisse über Harmonie von Psyche und Physis als innere Grundlage, und bewährte Erfahrungen und Fertigkeiten als Technik zum Ausführen dieser Förderung. Diese drei sind unerlässliche Voraussetzungen dafür, dass wir das Natur-Hirn aktivieren und ganzheitliche Integration unseres Gehirns vervollständigen können. Damit wir eine komplette zentrale Steuerung für das sinnvolle Leben haben.

9.4 Geheime Fertigkeit zur Aktivierung des Natur-Hirns

Der hochgebildete Mönch Shen, den der Dichter Li Duan besucht, ist ein Meister im Zen-Buddhismus und der Abt des buddhistischen

Tempels. Dichter Li Duan hat sich mit ihm den ganzen Abend über den Zen-Buddhismus unterhalten. Sie haben sicher lange geredet. Aber in diesem Gedicht hat Dichter Li Duan nur den Bach erwähnt. Es steckt bestimmt noch mehr dahinter!

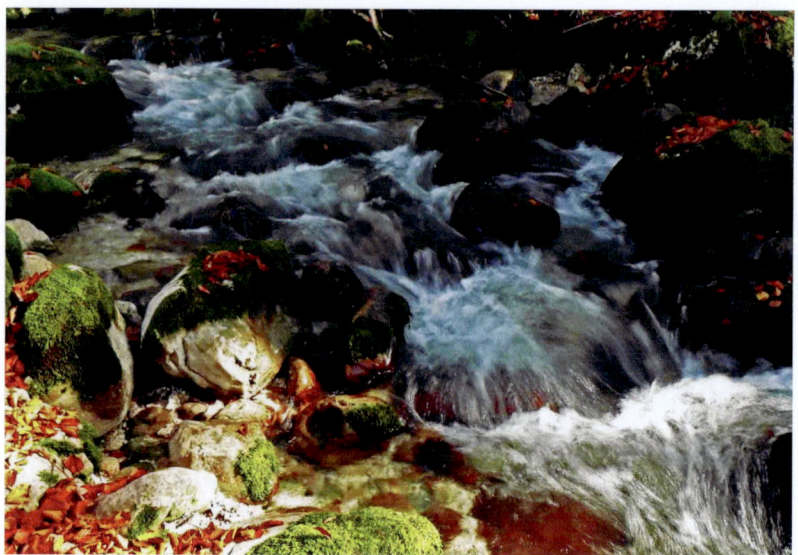

Zimitzbach in Schachen bei Grundlsee
Der leicht erreichbare Zimitzbach bei Grundlsee präsentiert seine unvergessliche Schönheit in allen Jahreszeiten. Vor allem im Herbst bietet das Bächlein, geschmückt mit ein paar roten Herbstblättern, einen besonderen warmherzigen schönen Anblick.

Nach außen hin scheint es, als ob der erste Vers *„Das murmelnde Bächlein sollte man aus der Entfernung anhören."* überhaupt nicht mit dem Zen-Buddhismus zusammenhängen würde. In Wirklichkeit zeigt dieser Vers eine geheimnisvolle Fertigkeit zur Aktivierung des Natur-Hirns. Dichter Li Duan hat im Gespräch mit dem hochgebildeten Mönch Shen hingewiesen, dass man ein murmelndes Bächlein nicht aus der Nähe anhören soll.

Zu nah sind die Ohren voll von Geräuschen und es ist unmöglich, die auf- und absteigende Melodie und die abwechslungsreiche Stimme zu unterscheiden und zu genießen. Am besten sollte man aus einer gewissen Entfernung dem Orchester des Bachs zuhören. Allerdings nicht zu weit entfernt, sonst hört man überhaupt nichts mehr. Nur mit der passenden Entfernung kann man sein eigenes Bemühen optimal motivieren, um die wunderschöne, sich verändernde Melodie wahrzunehmen. Hohe Töne wechseln mit tiefen, einmal hört man sie langsam und gemächlich, ein anderes Mal kurz wie Stromschnellen, usw.

Hier ist die schöne Melodie des Bachs oder des Bächleins der adäquate Reiz für unser Natur-Hirn. Auf einen adäquaten Reiz folgt eine Reaktion, die durchaus von nachfolgenden Verschaltungen gehemmt werden kann. Mit dem entsprechenden größeren Abstand kann man die Intensität des adäquaten Reizes besser regulieren und reduzieren, um die eigene Aufmerksamkeit zu verstärken und die Reaktionen des Natur-Hirns zu optimieren und dauernd zu erhalten.

Wir müssen die Intensität mit viel Verstand kontrollieren, obwohl wir den adäquaten Reiz wahrgenommen haben. Denn, wenn der adäquate Reiz zu intensiv ist, wird die Reaktion gehemmt anstatt gefördert. Wenn dieser zu schwach ist, wird die Reaktion nicht hervorgerufen. Darüber hinaus braucht das zentrale Nervensystem unbedingt die subjektive Bemühung für die Interaktion zwischen adäquaten Reiz und Reaktion, um eine optimale seelische Aktivität zu fördern. Das ist eine geheimnisvolle Fertigkeit, mit der man die positiven Anregungen oder Reaktionen des Natur-Hirns ideal stimulieren kann. Hier muss die Tatsache nochmals verständlich betont werden, dass diese positiven Anregungen oder Reaktionen nicht mit irgendwelchen Geräten gemessen und dann beurteilt werden können. Sondern eher aufgrund eigener Empfindungen und Sinneseindrücke und daraus resümierender Erfahrungen. Auf diese folgen dann die rationale Erkenntnis und Aussage.

Der Vers *„Das murmelnde Bächlein sollte man aus der Entfernung anhören"* hat uns nicht nur viele bildhafte schöne Melodien präsentiert, sondern darüber hinaus eine wertvolle Erfahrung mit der subjektiven Bemühung gebracht, aktiv und klug an der Aktivierung des Natur-Hirns mitzuwirken.

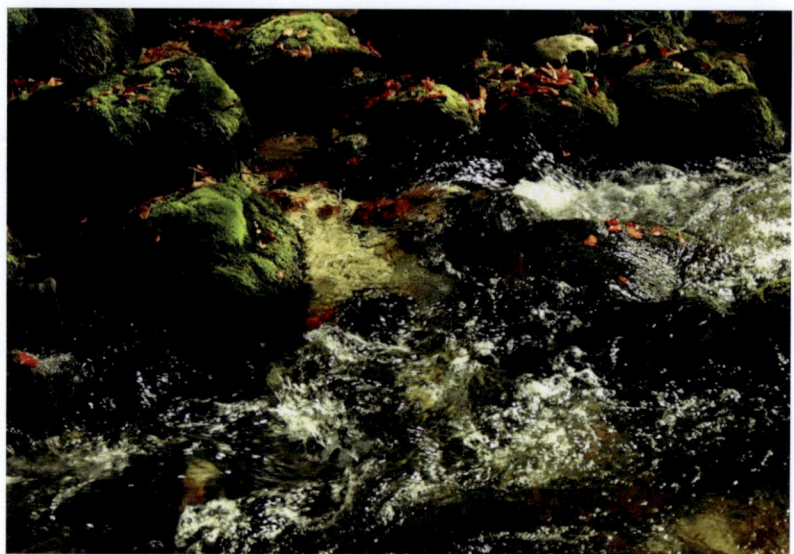

Zimitzbach in Schachen bei Grundlsee
Von Schachen bei Grundlsee geht der leicht ansteigende Weg entlang dem geräuschvollen Zimitzbach zur Zimitzalm. Der Bach hat sich während des Verlaufs mit sanfter Stimme sehr gut mit uns unterhalten und viele Natur-Lieder für uns gesungen.

9.5 Der wichtigste Knotenpunkt des Lebens

Im Einklang mit der Natur zu stehen ist in Wirklichkeit eine Wechselwirkung zwischen Natur-Hirn und wohltuender Natur, nämlich der natürliche adäquate Reiz. Allerdings nur mit angenehmer Natur ohne subjektive Bemühung gelingt es uns nicht, die Harmonie zwischen Natur und Mensch zu schaffen. Hier bedeutet die subjektive Bemühung, dass man sich mit seiner Wahrnehmung, Aufmerksamkeit und Weiterverarbeitung, etc. vom Neokortex auf den Subkortex konzentrieren muss. Das ist die Voraussetzung für die optimale Förderung des Zusammenspiels zwischen den beiden kortikalen Zentren. Das Natur-Hirn muss optimal stimuliert und effektiv aktiviert werden, dann kommt es unter anderem dazu, dass Sinneseindrücke und Empfindungen psychisch und rational bewältigt werden können. Das Natur-Hirn ist der wichtigste Knotenpunkt des Lebens. Wenn es aktiviert ist, können die Verbindungen zwischen Neokortex und den Organen verschaltet werden und dadurch Psyche und Physis tatsächlich in Einklang gebracht werden. Wenn es so weit ist, haben wir das Ziel des ganzheitlichen Wohlbefindens erreicht. Das ist die wesentliche Errungenschaft und Leistung der Aktivierung des Natur-Hirns.

9.6 Orchester des Bächleins spricht unsere Seele gut an

Dichter Li Duan hat uns in den folgenden Versen die Sinfonie des Bächlein-Orchesters präsentiert:

„Das Bächlein plätschert dazwischen. Bald verschwindet es, dann höre ich es plötzlich wieder.
Es fließt langsam und ruhig und klingt bald schluchzend und dann fröhlich fließend."

Was ein Bach oder Bächlein gesungen hat, ist ein beschwingtes und naturpures Lied. Das kommt uns irgendwie bekannt vor, vielleicht ist es sehr ähnlich wie das Geräusch des Kreislaufs, das wir als Baby im

Bauch unserer Mutter schon gehört haben. Oder eine angenehme Erinnerung aus alter Zeit, die immer noch in der tiefsten Tiefe gespeichert ist.

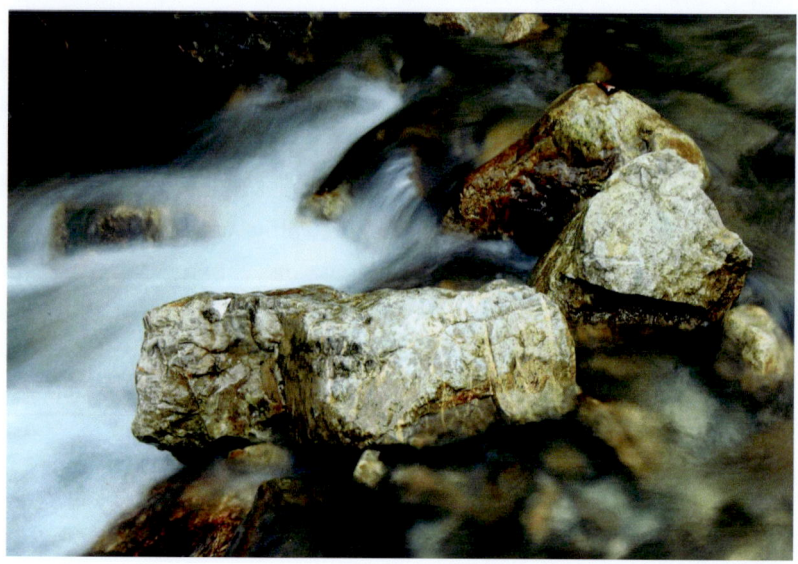

Lassingfall bei Garming
Seit ewiger Zeit fließt das Bächlein unter den Steinen und beide bilden eine harmonische und voneinander abhängige Beziehung. Ohne Steine ist das Bächlein ein langweiliger und schwungloser Wasserstrom und umgekehrt sind Steine ohne das Bächlein leblose, farblose, harte Dinge. Beide zusammen sind so optimal, wie die ideale Beziehung zwischen Natur und Mensch

Das Orchester des schönen Bächleins braucht sich überhaupt nicht vor der besten Sinfonie zu verstecken. Das Geplätscher des Bachs oder Bächleins hat unterschiedliche Melodien. Je nach dem welche Tages- oder Jahreszeit wir haben. Man muss dem Orchester des Bächleins am Berg zuhören. Die frische Luft lässt unser Gehirn wirklich aufwachen und der unwegsame Bergpfad beschleunigt unseren Kreislauf und stärkt unseren Körper, wenn wir an einem Bergbach entlang gehen. Irgendwo und irgendwann hören wir plötzlich ein rieselndes Bächlein, das vor sich hin summt, zwischen den Felsen als ein langsam fließender Bach gluckert und gluckert. In diesem Moment werden viele tiefe positive Aktivitäten und Gefühle im Herzen hervorgerufen, so wie zum Beispiel die Berge ein akustisches Echo haben. Noch ein Beispiel: Es tauchen viele gute Erinnerungen von schönen Erlebnissen aus der Vergangenheit auf, an die wir uns sonst kaum erinnert hätten. Die Stimmung wird leichter und beschwingter. Wir singen auf einmal ganz spontan ein Lied, das wir schon lang nicht mehr gesungen haben, etc. Das sind die Zeichen, dass das Natur-Hirn beginnt, aktiv zu werden.

9.7 Verhältnis zwischen Natur und Mensch

Nach den zwei wunderschönen Versen hat Dichter Li Duan zwei Fragen in weiteren Versen gestellt:

„Seit wann ist das Bächlein unter den Steinen heraus geflossen?
Wie weit ist sein Verlauf auf dem Berg?"

Die zwei Fragen haben nichts mit Geologie zu tun, sondern verdeutlichen das Verhältnis zwischen Natur und Mensch. Das Bächlein ist sicher seit ewigen Zeiten unter den Steinen heraus geflossen. Das sagt uns der gesunde Menschenverstand. Doch möchte Dichter Li Duan mit diesen Fragen das Verhältnis zwischen Natur und Mensch hervorheben. Ohne Natur sind die Entstehung der Menschheit, die Entwicklung der Zivilisation bis zum heutigen Tage sowie auch die Existenz in der Zukunft unmöglich. Das Problem ist, dass sich die Menschheit immer mehr und mehr der Natur entfremdet. Deshalb gerät die harmonische Beziehung zwischen Natur und Mensch auch aus den Fugen. Darüber wird im Zen-Buddhismus weder diskutiert noch nachgedacht. Der hochgebildete Mönch Shen hat Dichter Li Duan und uns darüber nichts gesagt.

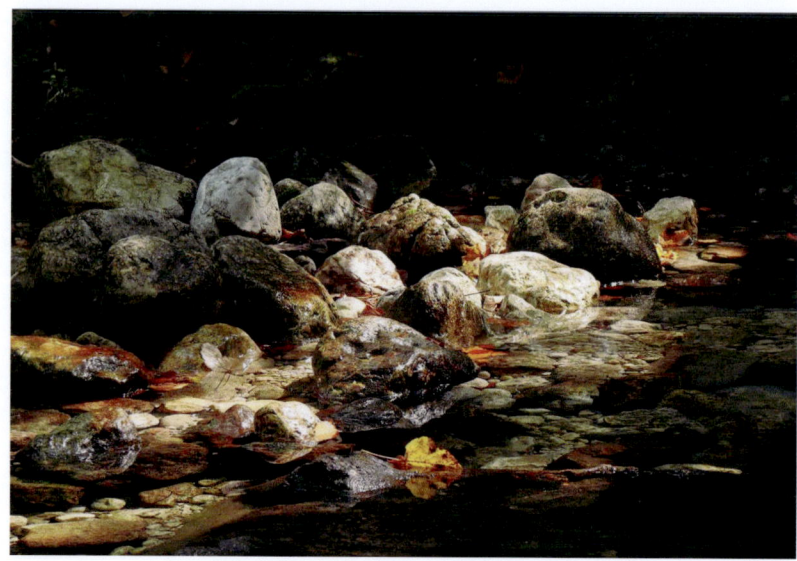

Der idyllische Waldmüller-Malerweg im Hallstätter Echerntal
Wenn Sie zur Ursprungsquelle des Waldbachs - oberhalb des Hallstätter Echerntales wandern und mit allen Sinnen und Gedanken auf eine Biegung oder eine Ecke des Bächleins hinhören, vernehmen Sie nicht nur das leise Gespräch zwischen Bächlein und Steinen, sondern auch die Flüsterstimme im eigenen Herzen. Da diese Quelle namens „Ursprung" nur nach Regenfällen aktiv ist, fließt der Waldbach hier sehr langsam und ruhig. Deshalb ist die Gegend friedlich und still.

Hier hat Dichter Li Duan den Zen-Buddhismus mit höflicher Formulierung kritisiert. Denn der Zen-Buddhismus legt das Gewicht und die Aufmerksamkeit nur auf das Mensch-Hirn, also den Neokortex. Die hochgebildeten Mönche versuchten lediglich alle gedanklichen Störungen zu lösen und sich davon zu befreien, weil sie hofften, sich damit über den wahren Sinn des eigenen Lebens klar zu werden. Das kann nur gelingen, wenn das Natur-Hirn noch sehr aktiv ist und man eine gute Auffassungsgabe hat, wie z.B. Hui Neng, der Gründer des chinesischen Zen-Buddhismus. Allerdings ist es sehr schwer für die meisten modernen Leute, deren Natur-Hirn schon inaktiv geworden und gestört ist, sich von gedanklichen Störungen zu lösen und zu befreien. Selbst wenn man dies mit größter Anstrengung geschafft hat, wird es noch lange dauern, bis das Natur-Hirn langsam in Gang kommt. Manchmal ist es gut, sich von gedanklichen Störungen zu lösen und sich davon zu befreien, doch das Endziel ist es nicht.

9.8 Reizbarkeit, adäquater Reiz und Schaltstelle

Alle Lebewesen, vor allem die Menschen, reagieren ständig sowohl auf Einflüsse aus der Umwelt, als auch auf innere sensomotorische Impulse, die durch den Organismus selbst hervorgerufen werden, mit bestimmten psychosomatischen Reaktionen. Dieser Grundsatz ermöglicht die Wechselwirkung zwischen den Systemen innerhalb eines Lebewesens, sowie auch zwischen Lebewesen und Umwelt. Diese funktionelle Eigenschaft bezeichnet man in der Biologie und Medizin als Reizbarkeit oder Erregbarkeit und ist die wichtigste psychosomatische Aktivität von Lebewesen. Zum Beispiel: Wenn in unser menschliches Auge Sonnenstrahlen gelangen, kneifen wir blitzschnell die Augen zu. Das ist der pupillare Lichtreflex. Bei kaltem Luftzug hat man sofort eine Gänsehaut. Das ist eine Reaktion des vegetativen Nervensystems, etc. Es sind die Reaktionen auf Umweltreize. Es gibt in Schaltstellen auf verschiedenen Ebenen auch entsprechende psychische Reaktionen, die durch entsprechende adäquate Reize ausgelöst werden. Die betreffenden Reize zu kennen und zu nutzen, ist die Voraussetzung dafür, unsere Psyche zu verbessern.

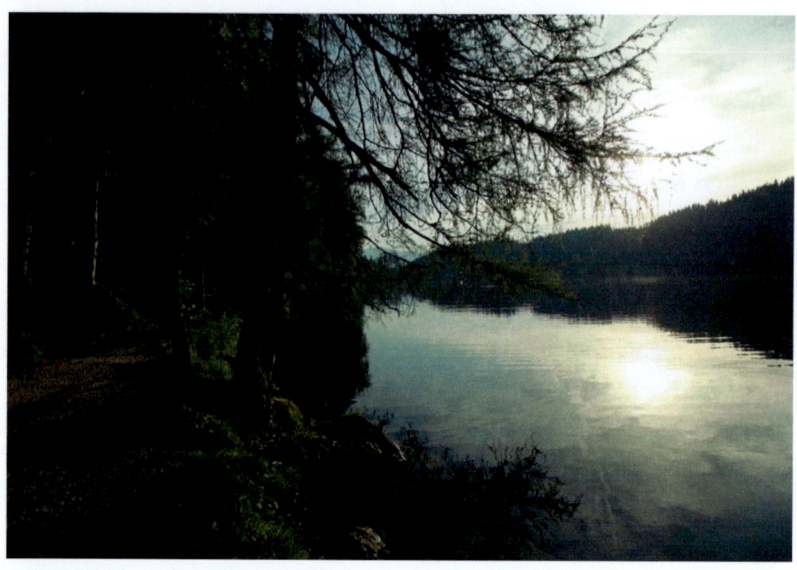

Gleinkersee in Oberösterreich

Der Gleinkersee ist ein Naturjuwel in Oberösterreich und ein idealer Ausgangspunkt für zahlreiche Wanderungen. Während des Spaziergangs rund um den See kann man seine Seele baumeln lassen und geistige Energie auftanken.

Bei uns Menschen haben sich viele spezielle Sinnesorgane weiter entwickelt, um die Umweltreize und inneren Impulse am besten aufzunehmen. Die peripheren Nervenfasern leiten die Erregungsimpulse dann zu zentralen Schaltstellen der Informationsverarbeitung wie z.B. Rückenmark, Kleinhirn, Mittelhirn, Hypothalamus, Thalamus und Großhirnrinde, etc. weiter. Dort werden alle Reaktionen auf die äußeren und die inneren Reize verarbeitet und integriert. Diese Prozesse laufen meist unbewusst ab. Auf einen adäquaten Reiz folgt eine optimale Reaktion, die allerdings durchaus durch nachfolgende Verschaltungen aufrechterhalten oder gehemmt oder verstärkt werden kann. Daher ist es sinnvoll für jene Menschen, die Wohlbefinden anstreben, die Auswirkung des adäquaten Reizes zu spüren und den richtigen Reiz für sein Wohlbefinden als solchen zu erkennen. Auch muss man um die zentrale Schaltstelle der Informationsverarbeitung und Integration Bescheid wissen. So wird man vom Ziel nicht abweichen und die richtige Richtung nicht verlassen.

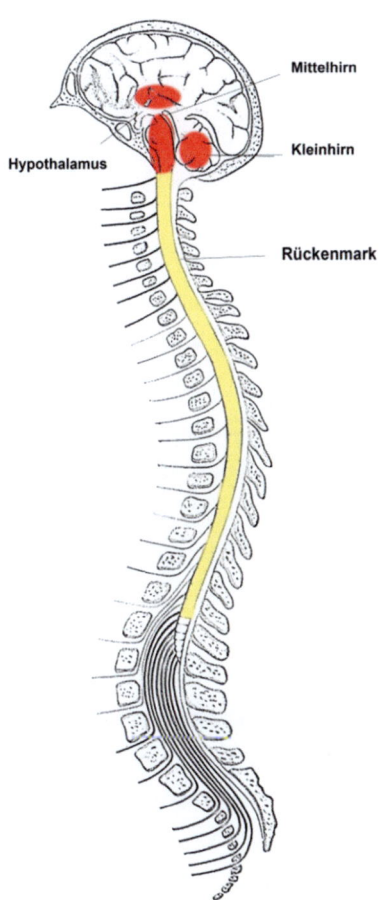

9.9 Verschiedene zentrale Schaltstellen

Es ist der entscheidende Punkt für uns moderne Menschen, die ausschlaggebende zentrale Schaltstelle der Informationsverarbeitung für die Harmonie zwischen Natur und Mensch hinsichtlich des Zusammenspiels von Psyche und Physis zu finden und zu aktivieren. Es gibt nämlich beim Menschen viele solcher zentraler Schaltstellen für die Informationsverarbeitung. Jede hat eine eigene Aufgabe und einen bestimmten Arbeitsbereich. Somit ist nicht jede Stelle, der schweren Aufgabe der Harmonisierung von Psyche und Physis gewachsen.

Mehrere Beispiele:

Das Rückenmark bildet hauptsächlich ein autonomes Reflexorgan, welches eigenständig auf gewisse Reize schnell reagiert, ohne diese Reize an das Gehirn weiterleiten zu müssen, wie z.b. Kniesehnenreflex, Speichelfluss, Schlucken, Niesen, Husten, Erbrechen sowie Regulation von Atmung und Kreislauf, etc. Außerdem dient es als Leitungs- und Nervenbahnen zwischen dem Gehirn und den inneren Organen, den Muskeln und der Haut. Somit ist das Rückenmark zum größten Teil eine niedrige Schaltstelle der Reizweiterleitung.

Das Kleinhirn steuert Körperhaltung und Bewegungskoordination und ist bei Fischen, Vögeln und Säugern besonders gut entwickelt, weil diese Tiere schnelle und komplizierte Bewegungen ausführen müssen. Bei Menschen steuert das Kleinhirn hauptsächlich die Muskelspannung und das Gleichgewicht, um unsere Bewegungen gleichmäßig zu koordinieren.

Das Mittelhirn ist eine Schaltstelle für die Sehbahn und die Hörbahn auf dem Weg zum Großhirn.

Der Hypothalamus ist das wichtigste Steuerzentrum des vegetativen Nervensystems und der endokrinen Organe. Diese Schaltstelle hat großen Einfluss auf Körpertemperatur, Blutdruck, Nahrungs- und Wasseraufnahme, Schlaf und „innere Uhr", sowie Sexual- und Fortpflanzungsverhalten. Die Hauptaufgabe der Schaltstelle ist es, die Abgabe der Hormone aus der Hirnanhangsdrüse zu steuern und die innere Stabilität (Homöostase) zu gewährleisten.

Der Thalamus bildet den größten Teil des Zwischenhirns und ist die wichtigste Schaltstelle der ein- und ausgehenden Informationen von und zum Großhirn. Bei den Säugern stellt es das oberste Zentrum für die Informationsverarbeitung und Integration aller sensorischen Impulse dar. Im Thalamus laufen alle Signale und Sinneseindrücke der Sinnesorgane und inneren Organe zusammen und werden an die Gehirnrinde weitergegeben. Somit wird diese angeregt, diese Botschaft bewusst zu machen. Alle Sinneswahrnehmungen verlaufen durch die verschiedenen thalamischen Kerne. Ebenso werden alle Bewegungsinformationen aus der Großhirnrinde, dem Kleinhirn und den Basalganglien auch im Thalamus verarbeitet. Somit wird der Thalamus als "Tor zum Bewusstsein" bezeichnet.

9.10 Richtige und ausschlaggebende zentrale Schaltstelle

Man kann den Thalamus als eine Art „Ansammlung der sensomotorischen Impulse" des Körpers auffassen, der die Gehirnrinde darüber auf dem Laufenden hält, was sich in anderen Bereichen der Hirnanteile und des Körpers tut. Das ist offensichtlich die richtige und ausschlaggebende zentrale Schaltstelle der Informationsverarbeitung für das ganzheitliche Wohlbefinden. Allerdings kann die gesamte Sinneswahrnehmung im Thalamus gestört sein, wenn die Signalweiterleitung zur Großhirnrinde blockiert ist oder wenn die Großhirnrinde sich gerade mit den gesellschaftlichen Informationen beschäftigt.

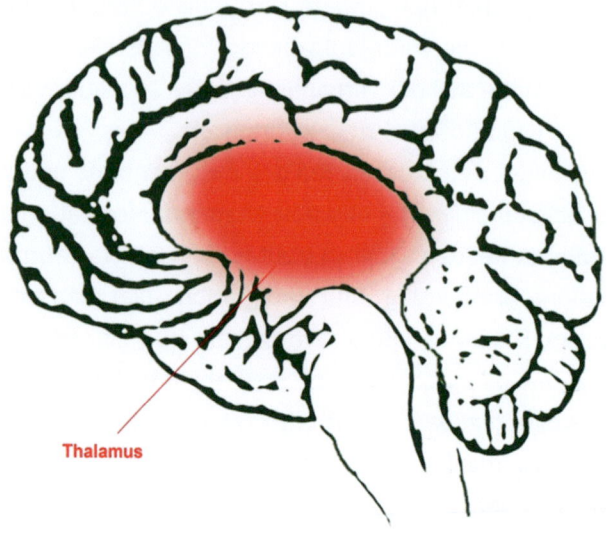

Thalamus

Die Großhirnrinde empfängt Informationen von der äußeren Umwelt, vor allem von der Gesellschaft. Im Gegensatz zu den Tieren hat sich die Gehirnrinde des Menschen konstant weiter entwickelt und befähigt uns, logisch zu denken, die Handlungen zu planen, schriftliche Informationen zu lernen, mit unseren Mitmenschen zu kommunizieren. Außerdem verleiht sie uns Erinnerungsvermögen. Durch diese Fähigkeiten ist der Mensch zur beherrschenden Gattung auf der Erde geworden. Mit den Eigenschaften der Großhirnrinde kämpft er gegen die Natur und macht sich die Natur untertan. Unter der Machtstellung dieses Diktators der obersten Schicht des Gehirns baut der Mensch Städte und Gesellschaft auf und schafft Zivilisation. Die Großhirnrinde beeinflusst und kontrolliert mit fortschreitender Evolution die anderen Gehirnteile und lässt den Körper sich den neuen sozialen Aufgaben der äußeren Welt anpassen. Die Aufgabe der Großhirnrinde ist es, alle Signale und Informationen aus dem äußeren Körpermilieu zu verarbeiten, um die Natur zu beherrschen und Gesellschaft weiter zu entwickeln. Dabei vergisst man, den inneren Bedürfnissen Aufmerksamkeit zu schenken und die Psyche und Physis zu harmonisieren.

Die Großhirnrinde (Neokortex) ist ca. 2 bis 6 Millimeter dick und empfängt Informationen von der äußeren Umwelt, vor allem von der Gesellschaft. Darunter liegt Subkortex.

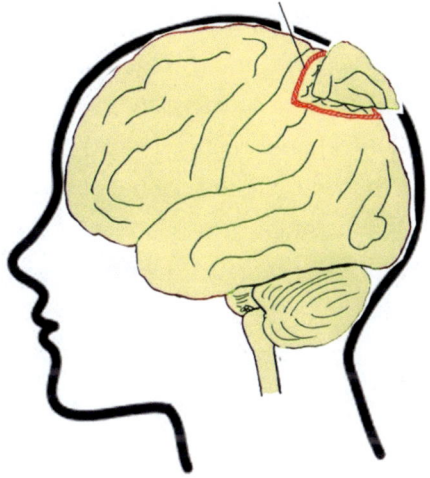

9.11 Unkluge Lebenseinstellungen

In der westlichen Kultur gibt es keine ausführlichen Erläuterungen über Harmonie zwischen Natur und Mensch, geschweige denn über die erfolgreichen und bewährten praktischen Erfahrungen. So haben wir moderne Menschen, die wir von der westlicher Kultur stark beeinflusst sind, keinen Anhaltspunkt, die Harmonie zwischen Natur und Mensch weiter zu beachten und zu schaffen. Obwohl alle Körperteile mit ihren vielen Einzelheiten, sowohl strukturell als auch funktionell, durch intensive medizinische Arbeiten wissenschaftlich erforscht sind, fehlt immer noch die ganzheitliche Einsicht über die harmonische Beziehung zwischen Natur und Mensch hinsichtlich der Zusammenarbeit von Psyche und Physis.

Vor allem übersehen wir den Zusammenhang zwischen einem sinnvollen Alltagsleben und der inneren Aktivitäten des Lebens. Wir moderne Menschen unterschätzen die große Bedeutung vom Thalamus, der die wichtigste Schaltstelle im Subkortex bzw. im Natur-Hirn darstellt, und überschätzen die Rolle und Aufgabe der Großhirnrinde.

Darüber hinaus begrenzen wir heutzutage gesundes und sinnvolles Leben durch unzureichendes Buchwissen und glauben daran, dass Gesundheit und Wohlbefinden lediglich vom Laborwert bestimmt wird. Andererseits machen wir uns keine große Vorstellung über Gesundheit und Wohlbefinden und glauben, dass ein glückliches und aktives Leben nur mit „Energie" oder mit irgendwelchen Wundermitteln zu tun hat.

Beides sind keine klugen Lebenseinstellungen. Viele Menschen gehen leider einen naturwidrigen Lebensweg und noch dazu in die falsche Richtung. Sie wissen nicht mehr, wo sie sind und was ein richtiger Ausweg ist. Mit diesen beiden unklugen Lebenseinstellungen könnten sich die Menschen noch weiter verlaufen.

„Menschen stehen mit der Natur im Einklang", ist in der chinesischen Kultur hingegen immer das zentrale Thema. Die chinesischen Weisen und Gelehrten haben sich seit tausenden Jahren mit diesem Thema konsequent und eingehend auseinandergesetzt. Von der Vor-Qin Periode (770 vor Chr.) bis zur Tang-Dynastie (618 bis 907

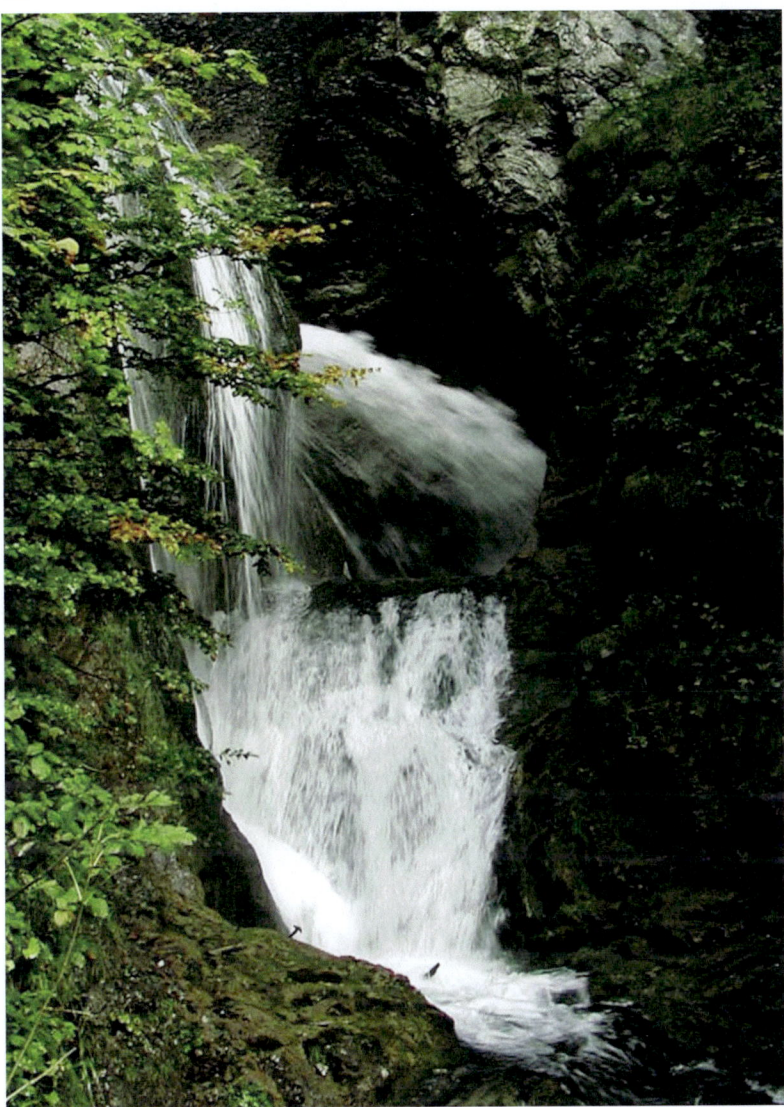

Trefflingfall in Niederösterreich
Der Wasserfall hat eine starke Anziehungskraft und wirkt sich positiv auf unsere Gemütslage aus. Die innere geheimnisvolle Stimme wird durch die Stromschnellen des Wasserfalls intensiv verstärkt.

nach Chr.) sind viele klassische philosophische oder medizinische Werke über die Harmonie zwischen Natur und Mensch geschrieben und viele tiefschürfenden Auslegungen dargestellt worden. Mit den Auseinandersetzungen und den Darlegungen sind die Dichter aus der Tang-Dynastie vertraut. Während der Tang-Dynastie sind die Berg-Wasser-Gedichte populär geworden. Diese Popularität drängte natürlich die Dichter, noch öfter in die Natur zu gehen, um die schöne Landschaft zu bewundern und sich für Gedichte inspirieren zu lassen. Inmitten der malerischen Berge und farbenprächtigen Bergseen hatten Dichter die Anziehungskraft der schönen Natur unmittelbar gespürt. Dadurch haben sie die große Bedeutung von der Harmonie zwischen Natur und Mensch zutiefst erkannt und begriffen. Aus diesem Grund interessierten sich die Dichter aus der Tang-Dynastie für den Zen-Buddhismus, in welchem die Auffassungsgabe großes Gewicht hat, und hofften, durch Gedankenaustausch und darüber Diskutieren, die Erkenntnis über den wahren Sinn des Lebens noch zu vertiefen.

9.12 Selbst-Isolierung des Geistes

Den Glanzpunkt im Gedicht stellen die letzten zwei Verse dar:

„Sie fragen, wie kann man die nie versiegende Quelle der Lebensaktivitäten finden?
Auch im Zen-Buddhismus sollte man im Herzen den Sinn für ein sinnvolles Leben wie das Bächlein haben."

Während des Gesprächs hat der hochgebildete Mönch Shen eine sehr wichtige Frage gestellt, nämlich wie kann man die nie versiegende Quelle der Lebensaktivitäten finden? Diese Frage bezieht sich in Wirklichkeit auf den wahren Sinn des Lebens. Im alten Buddhismus ist es der wahre Sinn des Lebens, dem Kreislauf von Reinkarnation[33] sowie vom Samsara[34] durch das Nirvana[35] zu entkommen. Im alten Buddhismus werden alle geistigen Aktivitäten als schließlich zum Leiden führende Faktoren betrachtet. Gier, Hass und Verblendung sind als drei Geistesgifte erkannt. Nur wenn man durch tiefe Meditation diese drei geistigen Störungen völlig zum Erlöschen gebracht hat, kann dies zur Überwindung des Leidens führen und sein Leben wieder zur Ruhe und Zufriedenheit bringen und letztlich dem Kreislauf der Reinkarnation entkommen.

Im Verlauf der langen Entwicklung des Buddhismus gab es zwar viele buddhistische Schulen und Richtungen, die zum Teil sehr verschiedene Methoden als Wege zur Befreiung des Leidens propagiert haben. Aber der grundlegende gedankliche Inhalt, nämlich alle Gedanken zu entleeren, um die absolute Ruhe zu schaffen, ist unverändert geblieben. Es ist in gewissem Maß für den Menschen von Vorteil, dass man mit dieser Selbst-Isolierung des Geistes alle negativen Einflüsse von außen blockieren kann. Allerdings sind zahlreiche innere psychosomatische Vorgänge und die unbedingte notwendige Reizbarkeit, die zu einem gesunden und aktiven Leben gehören, auch unterdrückt und außer Acht gelassen.

Aus lebenswissenschaftlicher Sicht ist man vom Vorteil dieser Selbst-Isolierung nicht ganz überzeugt, weil der Gewinn den Verlust nicht decken kann. Das Großhirn ist ein hoch entwickeltes Zentrum und

---

33, Unter Reinkarnation versteht man im Buddhismus die Wandlung der menschlichen Seele oder fortbestehende mentale Prozesse, um sich nach dem Tod „wiederum" in andere empfindende Wesen zu manifestieren.

34, Unter Samsara versteht man im Buddhismus einen ewigen Kreislauf von Wiedergeburten. Die Unterbrechung des unheilvollen Kreislaufs kann nur durch das völlige Verlöschen von drei Geistesgiften, nämlich Gier, Hass und Verblendung ermöglichen, um Nirvana zu erreichen.

35, Nirvana ist ein buddhistisches Konzept, womit man die weltlichen Begierden löschen und sich von Leiden befreien kann, von allen Bedingungen, die an der Welt haften, loslassen kann, um die tiefste seelische Ruhe zu erreichen.

besitzt die erstaunlichen Fähigkeiten wie Bewusstsein, logisches Denken, Gedächtnis, verschiedenartige Lernvorgänge und alle höheren Hirnleistungen. Im Großhirn treffen ununterbrochen alle Botschaften sowohl aus der Umwelt, als auch aus den untergeordneten Hirnzentren wie z.b. Subkortex, Rückenmark, etc. zur Informationsverarbeitung, Beurteilung, Entscheidung und Steuerung ein. Die präzisen Bewegungen des Körpers (motorische Impulse) und die zahlreichen Sinneseindrücke aus den verschiedenen Teilen des Körpers (sensorische Impulse) werden ständig wechselweise mit den Umweltreizen erfasst und verarbeitet. Außerdem sind in unserem Großhirn viele menschliche Eigenschaften wie Liebe, Mitgefühl, Warmherzigkeit und Hilfsbereitschaft, etc. angesiedelt. Daraus resultieren alle künstlerischen Leistungen wie Malerei, Dichtung, Musik, Literatur, etc. Diese höchste Leistungsfähigkeit eines Organs unterscheidet uns von den meisten niederen Tieren, dadurch findet das Menschwerden erst statt.

9.13 Bedeutung vom wahren Sinn des Lebens

Es ist für uns moderne Menschen kaum auszudenken, dass wir mit dieser Selbst-Isolierung und der Erlöschung oder Entleerung des Geistes ein sinnvolles und glückliches Leben führen und das ganzheitliche Wohlbefinden erreichen können. Die buddhistische Methode, wie man meditiert, um in einen absoluten Leer- oder Ruhezustand zu versinken, ist für uns eine gute Notmaßnahme in widrigen Umständen und auch nützlich für untragbare Lebensbedingungen. Aber diese Methode und Richtung sind nicht die grundlegenden Gegenmaßnahmen als Lösung für seelische Verarmung und zahlreiche psychosomatische Störungen. Man kann sagen, dass diese vom wahren Sinn des Lebens noch weit entfernt sind.

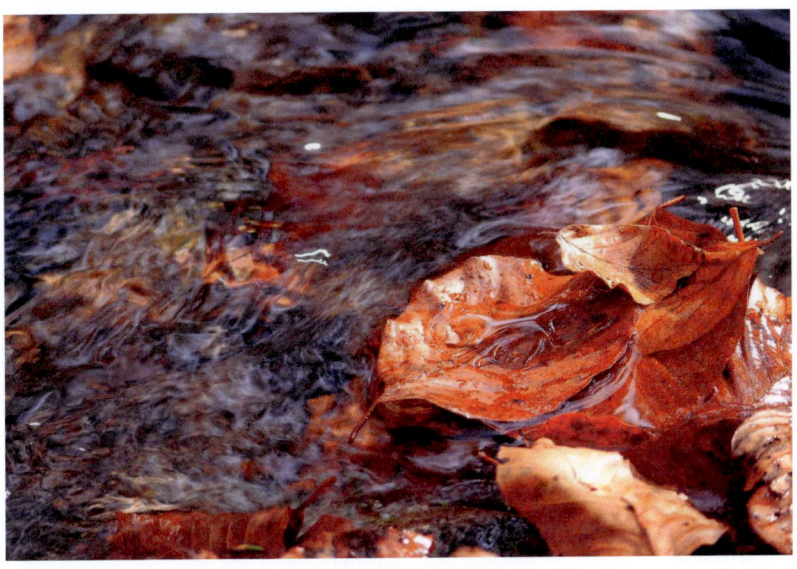

Die schöne Natur kann überall sein. Auch ein paar herbstliche Blätter auf den Bächen können einen liebreizenden Anblick bilden, der unser Herz erfreut und entzückt. Die wohlbehagliche Stimme des Bächleins erfüllt tiefliegende innere Bedürfnisse nach dem Mitschwingen mit der Natur.

Der wahre Sinn des Lebens bedeutet, die wichtigste und richtigste zentrale Schaltstelle herauszufinden, um die wesentlichen psychosomatischen Vorgänge zu fördern sowie die harmonische Beziehung zwischen Natur und Mensch hinsichtlich Psyche und Physis wiederherzustellen. Das ist das allerletzte Ziel und die fundamentale Aufgabe unseres Lebens. Ohne Durchführung dieser Aufgaben und ohne Erreichung des Zieles ist es unmöglich, die Übel, wie Krankheit, seelische Verarmung und zahlreiche psychosomatische Störungen sowie das Problem der Umweltverschmutzung, etc. bei der Wurzel zu packen. Das sinnvolle und glückliche Leben, die harmonische Familie, die Gesundheit und das ganzheitliche Wohlbefinden, etc. ist in Frage gestellt.

Es gibt natürlich unzählige unterschiedliche Antworten auf die Frage nach dem „Sinn des Lebens". Ganz oft wird diese Frage so gestellt, dass man sie nach einem bestimmten Zweck oder einer gewissen Nutzbarkeit ausrichtet, oder nach einem bestimmten Ziel, das erreicht werden soll. Dieses Ziel steht allerdings häufig mit religiösen oder philosophischen Überzeugungen in einem engen Zusammenhang. Deswegen stellen sich die meisten Menschen die Frage nicht nach dem Sinn des Lebens in der Regel im Alltag, solange die eigene Lebensführung nicht bedenklich oder hoffnungslos wird.

Der wahre Sinn des Lebens ist, das Zusammenspiel vom Natur- und Mensch-Hirn sowie die Zusammenarbeit von Psyche und Physis so harmonisch wie möglich zu fördern und solange es optimal anhält, zu erhalten. Das gilt sowohl für das eigene Alltagsleben und den eigenen gesundheitlichen Zustand, als auch für die menschlichen Beziehungen wie z.B. Partnerschaft und Familie, etc. Vor allem geht es um die wichtige Wechselwirkung zwischen Natur und Mensch. Einfach gesagt, der wahre Sinn des Lebens ist eine sinnvolle Aufgabe und eine erfolgreiche Leistung mit mehrfach positiven Auswirkungen, die gleichzeitig einem selbst, den Anderen und der Natur gut tun. Diese Aufgabe und Leistung sollten wir nicht vergessen, verpassen und verpatzen.

Das lyrische Wandern ist eine mit dichterischen Anweisungen durchgeführte sinnvolle und naturpure Freizeitbeschäftigung. Deren positive Auswirkungen wurden aufgrund von tausenden Jahren erfolgreichen Erfahrungen zusammengefasst. Darin sind zahlreiche Naturschauspiele feinsinnig mit Berg-Wasser-Gedichten in der bildhaften und ausdrucksvollen Sprache zu Papier gebracht. Daher ist die angenehme, anreizende, anregende, anmutige, anziehende schöne Natur als Quelle des Herzens untadelig dargestellt. Diese veranschaulichte Darstellung eröffnet unserer Psyche neue Horizonte.

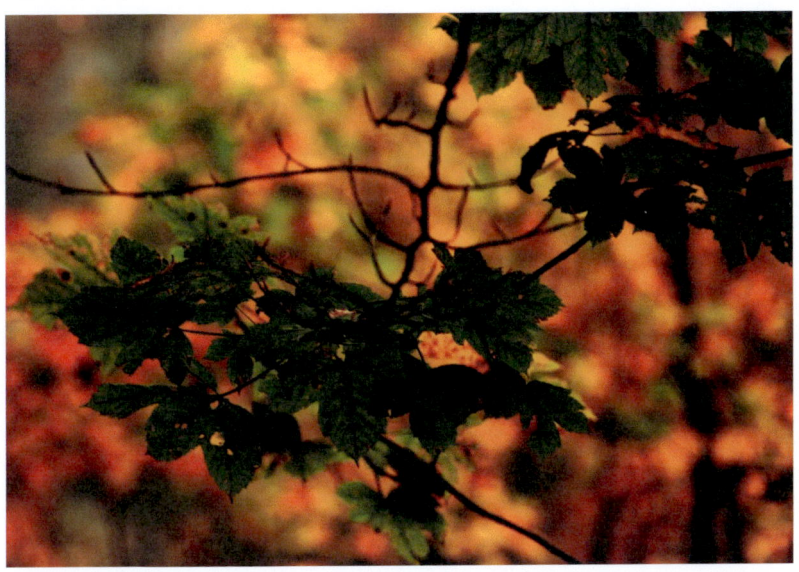

Die schöne Natur ist eine nie versiegende Quelle für die Harmonisierung von Psyche und Physis, auch eine einzigartige Bühne, auf der wir ein sinnvolles und glückliches Leben darstellen können.

Nach der Einsicht und den bewährten Erfahrungen der chinesischen Weisen und Gelehrten ist es unbedingt notwendig, das Natur-Hirn mit der schönen Natur zu verbinden. Weil es nur in der Natur die schöne Berg- und Seen/Bäche-Landschaften als adäquate Reize für die optimale Stimulation des Subkortex gibt. Dieser adäquate Reiz ist immer für uns da, wenn die Natur unberührt und ungestört ist, und wenn wir alle Natur-Sinne bewusst darauf richten und aktiv öffnen. Das ist der Sinn der „nie versiegenden Quelle der Lebensaktivitäten" im Vers.

Letztlich hat Dichter Li Duan den hochgebildeten Mönch Shen darüber informiert und auch darauf geantwortet, wenn man in seinem tiefen Herzen, egal ob buddhistisch oder andersdenkend, eine innere Beziehung zur schönen Natur wie z. B dem Bächlein hergestellt hat, dann wird er/sie den wahren Sinn des Lebens erfassen. Dadurch hat er/sie für seine Seele und sein Leben eine nie versiegende Quelle gefunden. Eine sehr erläuternde und beachtenswerte Einsicht.

9.14 Zusammenfassung

Die Quelle bezeichnet wörtlich die Stelle, an der Wasser aus der Erde kommt. Daher gilt sie im übertragenen Sinn als Ursprung, Herkunft oder Ausgangspunkt einer Sache. Der Begriff „Quelle des Herzens" ist sowohl wörtlich, als auch im übertragenen Sinne zu verstehen.

Erstens: Das Herz wörtlich, mit Bezug auf Seele, steht funktionell in einem engen Zusammenhang mit dem Hirnwasser bzw. der Gehirn-Rückenmark-Flüssigkeitszirkulation. Das Hirnwasser wird durch den

rauschenden und fließenden Bach, der nicht die Größe eines Flusses hat, am besten aktiviert. Ohne die optimale Flüssigkeit-Versorgung im Gehirn und Rückenmark ist ein sanftmütiges, gütiges, fröhliches, freundliches, warmes, reines und mitfühlendes Herz unmöglich. In diesem Sinn ist das Wasser die Quelle des Herzens und deshalb waren Bäche bei den chinesischen Dichtern sehr beliebt.

Zweitens: Das Herz im übertragenen Sinn mit Bezug auf die Zentren des Lebens (=Natur-Hirn), kann nur durch die schöne Natur belebt und vitalisiert werden. Ohne die adäquaten Reize der ästhetischen Natur ist ein gut funktionierendes, unversehrtes, harmonisches, kreatives, geistreiches, ideenreiches, originelles und künstlerisches Herz unmöglich. In diesem Sinn ist die schöne Natur die Quelle bzw. der Ausgangspunkt des Herzens. Daher ist ein erfülltes Herz mit der schönen Natur viel sinnvoller als ein entleertes Herz.

Nachwort

Das Wohlbefinden ist ein Zustand, in dem man sich körperlich und seelisch gut fühlt. Und nur wer sich ganzheitlich wohl befindet, ist ein vollkommener Mensch. Genauer gesagt bedeutet ganzheitliches Wohlbefinden ein glückseliges Leben mit viel innerer Freude, der harmonieorientierte Lebensweg und dazugehörende praktische Anwendungen, Lebensbewusstsein und Weisheit, eine gute Auffassungsgabe, die Ausführung der naturgemäßen Lebensaktivitäten, die inhaltsreiche und herrliche Gefühlswelt, die Schönheitsempfindung für die Natur, die bewährten Erfahrungen über Mitmenschen, die mit der Natur im Einklang stehen, das gute Gespür für die Beurteilung aller Informationen, usw.

Viele moderne Menschen glauben, sie hätten den Zustand des Wohlbefindens bereits erreicht, weil Ihnen nichts weh tut, sie ihren Körper nicht krank fühlen, die Seele nicht belastet ist, usw. Doch tatsächlich ist man weit davon entfernt. Weil dieser Zustand nur oberflächlich ist und außerdem viele mehrdimensionale geistige Interessen, aber auch harmonische körperliche Aktivitäten und eine optimale organische Verfassung nötig sind, um das wirkliche Wohlbefinden zu erreichen. D.h. obiges Normal-Empfinden ist nur eine allgemeine und eindimensionale Verfassung. Wir streben aber das Optimum an. Dazu sind jedoch viele körperliche und seelische Ebenen zu optimieren.

Ein paar Beispiele: In unserem Leben gibt es mehrere körperliche und seelische Systeme. Bei jedem Organ gibt es verschiedene periphere Nervenversorgungen und die dafür zuständige zentrale Steuerung. Dadurch entstehen mehrere unabhängige Organ-Nervenversorgungs-Zentren, die eine funktionelle Einheit bilden, aber untereinander in Verbindung stehen. Jedes System hat seine eigene Aufgabe, einen bestimmten Funktionsbereich, und einen entsprechenden adäquaten Reiz. Diese tiefliegende mehrfachen Organ-Nervenversorgungs-Zentren sind die wichtigsten körperlichen und seelischen Kopplungen und damit die untrennbare Komponente, um das ganzheitliche Wohlbefinden zu erreichen.

Ein kurzer Satz zur seelischen Komponente: Man sollte „Seele" nicht oberflächlich betrachten und nur als die geistige Aktivität innenhalb der Großhirnrinde definieren. Denn es gibt noch eine Fülle von anderen Schaltstellen, die ähnliche Funktionen wie die Großhirnrinde haben. Einige Beispiele: Wir haben noch das Natur-Hirn (Subkortex), das Organ-Hirn (zusammen mit Hypothalamus und Rückenmark, etc.) und sogar das Damm-Hirn (das enterische Nervensystem), usw. Diese funktionieren genauso wie die Großhirnrinde. Sie können sensorische Impulse empfangen, also fühlen, alle ankommenden Signale analysieren, verarbeiten und integrieren. Danach eine Entscheidung treffen, also denken. Und schließlich senden sie motorische Impulse ab und leiten eine Aktion, also z.B. ein Handeln, ein.

Diese psychosomatischen Vorgänge laufen in den meisten Fällen unbewusst ab. Deswegen merken wir sie nicht, aber sie sind da und spielen die ausschlaggebende Rolle in unserem Leben, weil sie unser Überleben sichern. Wir müssen nicht daran denken, einzuatmen oder zu verdauen, usw. All das passiert selbstständig, beinahe automatisch.

Ein kurzer Einblick in unseren Bewegungsapparat(körperliche Komponenten): Es gibt bei unserer Muskulatur ebenfalls mehrere nebeneinander stehende motorische Nervenversorgungen beim pyramidalen und extrapyramidalen System. Diese beiden Zentren steuern z.B. unsere grob- und feinmotorischen körperlichen Bewegungen. All diese unterschiedlichen Körper-Organ-Nervensystem- (Seele)

Kopplungen wurden während der Entwicklung des Menschen auf einander aufgebaut und stehen daher in einer komplizierten und ganzheitlichen wechselseitigen Beziehung, die optimiert werden muss.

Sie sehen also, das ist alles sehr kompliziert, aber wichtig. Daher werde ich zu diesem Thema in einem meiner nächsten Bücher mehr darüber berichten, um es Ihnen zu erleichtern, besser den Zustand des ganzheitlichen Wohlbefindens zu erreichen.

Freundlichst, Ihr Lin Cong

Register

S

T

Meine anderen Bücher

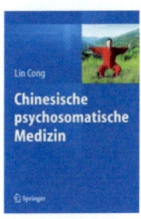

Lin Cong

Chinesische psychosomatische Medizin

SpringerWienNewYork 2015

Chinesische psychosomatische Medizin (CPM) strebt zielbewusst die Förderung und Optimierung der harmonieorientierten ganzheitlichen psychosomatischen Vorgänge an und bringt daher frische Antriebskraft in die Entwicklung der Medizin.

Im Buch hat Dr. Lin Cong die Besonderheiten der CPM präsentiert, die psychosomatischen Vorgänge verständlich und gründlich erläutert sowie die grundlegenden Ursachen der psychosomatischen Erkrankungen eingehend erklärt.

Häufige psychosomatische Beschwerden wie Depressionen, Burnout, Demenz, Zervikal- und Lumbal-Syndrom, Arteriosklerose und Bluthochdruck werden zur Diagnose in Typen eingeteilt und Behandlungsmöglichkeiten beschrieben. Dabei werden sowohl die Wirkungsweisen der speziellen Eigeninitiativ-Heilverfahren und die Kombinations-Möglichkeiten mit bewährten Therapie-Formen gegen aufgetretene Symptome angeboten, als auch Wege zur harmonieorientiert psychosomatischen Gesundheit aufgezeigt.

Im Buch ist es dem Autor gelungen, das über Jahrtausende anerkannte chinesische Wissen mit Hilfe von Erkenntnissen der modernen Medizin zu erklären. Damit schafft er es die medizinischen Gedanken zu vervollständigen und zu einem großen Ganzen zu kombinieren. Dazu erwarten die Leser/Leserinnen viele niveauvolle Darlegungen zur chinesischen psychischen Therapie, die erstmals in Buch-Form präsentiert wird.

Neuerscheinung, Aug. 2015, Springer Verlag

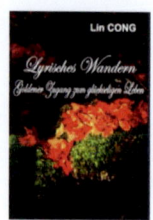

Lin Cong

Lyrisches Wandern – Zugang zur Glückseligkeit
Weitere Wege zur psychosomatischen Gesundheit
Erscheinungszeitraum 2016

Das glückselige Leben erreicht man, wenn man das Leben im Einklang mit der Natur führt. Das schafft man nur, in dem man bewusst und regelmäßig natürliche Erlebnisse sucht. Die Natur ist sowohl die Wiege der Menschheit als auch eine unersetzbare Energie-Quelle. Nehmen Sie deren liebreizende Anblicke und bezaubernde Naturschauspiele zum Erfüllen des Innenlebens und zum Beleben der Seele an. Die positiven Auswirkungen haben chinesische Gelehrte und Dichter im alten China anhand wertvoller persönlicher Erfahrungen ausführlich dargelegt. Diese lyrischen Aufzeichnungen sind nicht nur kostbares Kulturerbe, sondern ein wirksames Heilmittel für die heute immer schlimmer werdenden psychosomatischen Beschwerden.

Viele fragen sich, wie kann man den Weg zur Glückseligkeit finden?
Der Autor beschreibt Menschen mit positiven Stimmungen und zeigt damit Türen zur und Quellen der Glückseligkeit auf. Diese dienen ihm als Vorbilder, die es anzustreben gilt. Etwa Menschen mit wahrem Sinn für das Leben, mit Gemütsruhe, mit ausgeprägtem Gespür oder mit fröhlichem Innenlächeln. Dabei werden tiefsinnige Einsichten, bewährte Erfahrungen sowie Berg-Wasser-Gedichte verständlich präsentiert. Stimmungsvolle Natur-Abbildungen sind zur Unterstützung mit Ortsangaben angeführt und mit Erläuterungen der Bedeutung dargestellt.

Das Ziel des Buches ist es, das Natur-Hirn und das Innenleben zugänglich zu machen. Spüren wir schöne Natur, lassen uns inspirieren und beleben unsere ausgetrocknete Seele neu.

Erscheinungszeitraum 2016

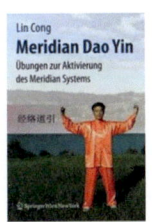

Lin Cong

Meridian Dao Yin

Übungen zur Aktivierung des Meridian Systems

SpringerWienNewYork 2008

Meridian Dao Yin sind spezielle Übungen, die das Meridian System effektiv aktivieren, mit mehrfachen positiven Auswirkungen auf Körper-Organe-Zentren. Diese effiziente Methode ist fast in Vergessenheit geraten. Erst seit einigen Jahren, durch langjährige Erforschung des Autors und seine Praxis in Dao-Kultivierung und der traditionellen chinesischen Medizin, wird das tausendjährige Wissen wieder aufgebaut.

Meridian Dao Yin hat es sich zur Aufgabe gemacht, die innere Kraft für körperliche und organische Regeneration zu stärken und die harmonische Zusammenarbeit zwischen Psyche und Physis wieder zu herstellen. Darüber hinaus wird das 3000 Jahre alte Wissen über Meridian System beschrieben und erklärt. Da hier noch ein hohes Informationsdefizit besteht.

Unsere Gesundheit ist die Basis für ein erfolgreiches und zufriedenes Leben. Die traditionelle chinesische Medizin sieht im Dao die Basis für unsere Gesundheit. Dieser Begriff wurde erstmals vor mehr als 2500 Jahren von Laozi als der beste Zustand des menschlichen Lebens geprägt. Laut Lazi ist er dann erreicht, wenn wir uns in innerer ganzheitlicher Harmonie, im Zustand von Gleichgewicht und Stabilität befinden und mit der Natur in Einklang stehen. In diesem Buch erhalten Sie wertvolles Hintergrundwissen zum Dao basierend auf Originalquellen.

Die körperlichen Übungen des Meridian Dao Yin – das Kleinod in der chinesischen Weisheit – werden erstmals umfassende von einem erfahrenen TCM Mediziner in Buchform präsentiert. Alle Übungen dienen der Meridian-Aktivierung und werden schrittweise und leicht nachvollziehbar vorgestellt. Wird das Meridiansystem durch Meridian Dao Yin angeregt, werden die Funktionen zwischen den Organen, des Körpers und der Seele gestärkt und harmonisiert.

2008, 231 Seiten, Preis 39,90 Euro, ISBN 978-3-211-72087-5

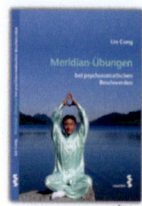

Lin Cong

Meridian-Übungen
Übungen bei psychosomatischen Beschwerden
Verlag Maudrich 2011, ISBN 978-3-85175-945-7

Diese wirkungsvollen und platzunabhängigen speziellen Meridian Dao Yin-Übungen dienen zur Aktivierung der Körper-Organe-Zentren. Diese hat der Autor hat durch langjährige Forschung im Bereich der chinesischen psychosomatischen Medizin entwickelt. Zum einfacheren Nach-Machen finden Sie 217 farbige Abbildungen.

Diese Übungen wirken sich ausgezeichnet auf Ihr Meridian-System aus und sind besonders für uns moderne Menschen geeignet. Zum besseren Verständnis der Wirkungsmechanismen und Anwendungsmöglichkeiten habe der Autor das Wesen des Meridian-Systems anhand moderner medizinischer Erkenntnisse auch für Laien verständlich erklärt. Eine besonders nützliche Kombination an Heilverfahren für uns moderne Menschen, die wir für das Erreichen der psychosomatischen Gesundheit und die Beseitigung der psychosomatischen Beschwerden dringend brauchen.

2011, 328 Seiten, Preis 38 Euro, ISBN 978-3-85175-945-7